全国高职高专护理专业“十三五”精品规划教材
（供护理、助产等相关专业使用）

U0815766

传染病护理学

主　编　熊江艳　赵丽洁

副主编　汪漫江　田先丽　樊玲

编　委　（按姓氏笔画排序）

田先丽（贵阳中医学院第一附属医院）
白　娜（湖北省十堰市太和医院）
冷　毅（贵阳中医学院第一附属医院）
汪漫江（遵义医药高等专科学校）
陈华英（昆明医科大学第一附属医院）
赵丽洁（安阳职业技术学院）
殷立士（重庆市中医院）
喻　璨（昆明医科大学第一附属医院）
熊江艳（贵阳中医学院）
樊　玲（重庆市中医院）

上海交通大学出版社
SHANGHAI JIAO TONG UNIVERSITY PRESS

内 容 提 要

本书共8章，内容包括总论、病毒感染性疾病、细菌感染性疾病、立克次体感染性疾病、螺旋体感染性疾病、原虫感染性疾病、蠕虫感染性疾病及近年新发或流行的传染病。本书内容丰富，实用性强，具有思想性、科学性、先进性、启发性和实践性。

本书可作为高职高专护理专业教材，也可作为医学相关专业及相关行业从业者的学习用书。

图书在版编目（CIP）数据

传染病护理学 / 熊江艳，赵丽洁主编.—上海：上海交通大学出版社，2018
ISBN 978-7-313-18466-5

Ⅰ.①传…　Ⅱ.①熊…　①赵…　Ⅲ.①传染病－护理学－高等学校－教材　Ⅳ.①R473.5

中国版本图书馆CIP数据核字(2017)第305685号

传染病护理学

主　　编：熊江艳　赵丽洁
出版发行：上海交通大学出版社　　地　　址：上海市番禺路951号
邮政编码：200030　　电　　话：021-64071208
出 版 人：谈　毅
印　　制：北京紫瑞利印刷有限公司　　经　　销：全国新华书店
开　　本：787mm × 1092mm　1/16　　印　　张：13
字　　数：303千字
版　　次：2018年1月第1版　　印　　次：2018年1月第1次印刷
书　　号：ISBN 978-7-313-18466-5/R
定　　价：39.00元

编审委员会 Editing Committee

出版说明

Publisher's Note

随着科学技术的进步和社会经济的发展，人们生活水平不断提高，对健康提出了更高的要求。同时随着医学模式的转变，医药卫生服务改革的不断深入，护理行业也面临着机遇与挑战，对护理人才的职业技能及素质提出了更高的要求。近年来，我国护理教育发展迅速，护理职业教育面临着前所未有的机遇与挑战，已进入一个新的发展时期。

为了适应护理职业教育及护理学科发展的需要，更好地贯彻落实全国教育工作会议精神和《国家中长期教育改革和发展规划纲要（2010—2020年）》要求，反映当前高等职业教育护理教学改革的最新成果，提高护理专业人才培养质量，我们在广泛调研的基础上，策划并出版了全国高职高专护理专业“十三五”精品规划教材。

本套教材的编写指导思想为：以适应社会对护理人才需求为出发点，秉承“以健康为中心”的护理理念，“以就业为导向，以学生为主体，以能力为本位”的职业教育理念，紧紧围绕高职高专护理专业培养目标，密切联系临床护理实践，突出职业能力培养，适应护理职业岗位要求和个人发展要求。

本套教材的特点及优势如下。

（1）突出护理学专业的特点，强调对“人”的整体护理观，结合护理学教学改革和专业建设的最新成果，在教材中渗透了环境保护、人文知识和健康教育等相关内容。

（2）体现“三基五性”原则，内容“必需，够用”，重点突出，浅显易懂，突出时代性与创新性，注重与国家护士执业资格考试和职称考试相结合，突出护理人才培养的针对性、灵活性和开放性。

（3）版式新颖，体例活泼，采用双色或四色印刷。章前设置“学习目标”，章中有“案例导入”“知识链接”等，章后有“目标检测”，培养学生的学习能力和解决问题能力，拓展学生成长与发展的空间。

教材是传递知识的重要载体，本套教材的出版凝聚了许多护理教育专家及优秀临床护理工作者的心血，融入了护理教学改革的新成果，希望本套教材的出版能为护理职业教育的发展增砖添瓦！

《全国高职高专护理专业“十三五”精品规划教材》

编委会

前言

Foreword

传染病学是研究传染病在人体内发生、发展、转归的原因和规律，以及传染病的早期诊断方法和治疗方法，从而促使病人恢复健康，进而控制传染病在人群中传播的科学。近年来，随着医药科技的迅速发展，传染病疾病谱也在不断发生变化。为适应当前传染病教育教学及高职高专院校的需求，在参照诸多教材及文献资料的基础上，我们根据国家教育部规定的大学专科培养目标及护理专业教学大纲确定了本书编写内容，使传染病知识与护理学知识更好地结合。

本书共分8章，第一章为总论，介绍传染病的基础知识及常见症状、体征的护理；第二至七章介绍《中华人民共和国传染病防治法》规定的传染病，参照近年来传染病疾病谱，重点介绍常见病、多发病；第八章介绍近年新发或流行的传染病。本书附录收录了传染病相关法律、法规及常用知识表格。本书在介绍疾病时按照概述、病原学特点、流行病学特点、发病机制及病理、临床表现、实验室及其他检查、诊断要点、治疗要点、主要护理诊断、护理措施、健康教育的结构来编写。章后附有目标检测，题型模式参照护士执业资格考试的形式，以供学生课后巩固知识，培养其分析问题、解决问题的能力。

本书内容简洁明了，理论性及实用性强，既能反映传染病的新进展，又能有效地结合护理程序融入护理学科内容。参与本书编写的有来自高校并具备多年教学经验的教师，也有来自临床一线具备丰富临床知识的教师，从而能够更好地将理论与临床实践结合起来。

本书在编写过程中得到了众多同仁的大力支持和帮助，在此表示诚挚感谢。由于时间仓促，且传染病发病情况每年不尽相同，编者水平有限，书中难免有不妥之处，恳请各位同仁批评指正。

编　者

目录

Contents

第一章 总　论

学习目标

知识目标：了解传染病的特征、流行过程及影响因素，了解传染病的诊断、治疗；熟悉传染病的感染、免疫及预防；掌握传染病的隔离、消毒，常见症状、体征及护理。

技能目标：能够描述传染病的相关概念，对传染病常见症状及体征能够运用护理程序进行护理。

第一节　绪　论

传染病(communicable diseases)是由病原微生物和寄生虫感染人体后产生的具有传染性的疾病。病原微生物又称病原体，是指可以侵犯人体，引起感染甚至传染病的微生物。病原微生物的种类包括朊粒、病毒、真菌、细菌、螺旋体、支原体、立克次体、衣原体，以细菌和病毒的危害性最大。

一、传染病护理学的概念

传染病护理学是一门研究传染病护理理论与实践的学科。传染病护理是传染病防治工作的重要组成部分，不仅关系到患者能否早日康复，而且对终止传染病在人群中的传播也具有十分重要意义。本书旨在指导学生掌握常见传染病及传染病护理基本知识和基本技能，并能够在社区开展传染病防治知识宣传教育。

二、传染病的特征、流行过程及影响因素

(一)传染病的特征

传染病区别于其他疾病的4个基本特征分别为以下。

1. 具有病原体(pathogen)　每种传染病都是由特异性病原体所引起，如肾综合征出血热的病原体是汉坦病毒、伤寒的病原体是伤寒沙门菌、疟疾的病原体是疟原虫。病原体中以病毒和细菌最常见。临床上病原体的检查对明确诊断有重要意义。目前部分传染病的病

原体仍未被识别。

2. 具有传染性(infectivity)　这是传染病与其他感染性疾病的主要区别。病原体由宿主体内排出，经一定途径传染给另一个宿主，这种特性称为传染性。各种传染病都具有一定的传染性，但不同传染病的传染性强弱不等，即使是同一种传染病，当处于不同病期时，其传染性也各不相同。传染病患者具有传染性的时期称为传染期，该时期是决定患者隔离期限的重要依据。

3. 具有流行病学特征(epidemiologic feature)　传染病的流行过程在自然因素和社会因素的影响下，表现出各种特征。

(1)流行性：在一定条件下，传染病能在人群中广泛传播蔓延的特性。流动性按其强度可分为：①散发：指某传染病在某地常年一般发病水平。②流行：指某传染病的发病率显著高于当地常年发病率(一般为3～10倍)。③大流行：指某传染病在一定时间内迅速蔓延，波及范围广泛，超出国界或洲界。④暴发：指传染病的发病时间分布高度集中于一短时间(通常为该病的潜伏期)之内，多由同一传染源或共同的传播途径所引起。

(2)季节性：某些传染病的发生和流行受季节的影响，在每年一定季节出现发病率升高的现象。如冬春季节，呼吸道传染病发病率升高；夏秋季节，消化道传染病发病率升高。虫媒传染病有明显的季节性，与媒介节肢动物活跃的季节相一致。

(3)地方性：由于受地理气候等自然因素或人们生活习惯等社会因素的影响，某些传染病仅局限在一定地方内发生，这种传染病称为地方性传染病，如血吸虫病多发生在长江以南有钉螺生长的地区。以野生动物为主要传染源的疾病，称为自然疫源性传染病，如鼠疫、钩端螺旋体病。存在这种疾病的地区称为自然疫源地，进入这个地区就有被感染的可能性。自然疫源性传染病也属于地方性传染病。

此外，传染病在不同人群(如年龄、性别、职业)中的分布也不同，如肾综合征出血热多见于男性青壮年农民和工人，钩端螺旋体病多见于男性农民、渔民与屠宰工人等。在传染病学中，对某种传染病缺乏特异性免疫力的人称为易感者。由于一定时间后，人群免疫力水平下降、易感者积累等，某些传染病若干年出现一次较大的流行，称为周期性，它属于流行病学特征。

4. 感染后免疫(postinfection immunity)　人体感染病原体后，无论显性或隐性感染，均能产生针对该病原体及其产物(如毒素)的特异性免疫。感染后免疫属于主动免疫，通过抗体转移而获得的免疫属于被动免疫。不同病原体的感染后免疫持续时间的长短和强弱不同。一般来说，病毒性传染病(如麻疹、脊髓灰质炎)的感染后免疫时间最长，往往可以保持终身。但有例外，如流行性感冒。细菌、螺旋体、原虫性传染病感染后免疫时间较短，仅为数月至数年；如伤寒。蠕虫感染后一般不产生保护性免疫，因而往往发生重复感染。

(二)传染病的流行过程及影响因素

1. 传染病的流行过程　传染病的流行过程是指传染病在人群中发生、发展和转归的过程。构成流行过程的3个基本条件是传染源、传播途径和易感人群，这三个条件相互联系、同时存在。

(1)传染源(source of infection)：指病原体已在体内生长繁殖并将其排出体外的人或动物。

①患者：是重要的传染源，患者可借其排泄物或呕吐物而促进病原体的播散，不同临床类型的患者作为传染源在不同传染病中的流行病学意义不同。其中，轻型患者数量多、症状不典型而不易被发现；慢性患者可长期污染环境。

②隐性感染者：由于无任何症状、体征而不易被发现，如脊髓灰质炎是重要传染源。

③病原携带者：尤其是慢性病原携带者，能排出病原体而成为传染源，由于不出现症状而不易被识别，对某些传染病(如伤寒、细菌性痢疾)的流行病学有重要意义。

④受感染的动物：某些传染病可由动物体内排出病原体，导致人类发病，如鼠疫、狂犬病等，称为动物源性传染病。

(2)传播途径(route of transmission)：指病原体离开传染源后，到达另一个易感染者所经过的途径。传播途径由外界环境中的各种因素组成。

①空气、飞沫、尘埃：主要见于以呼吸道为进入门户的传染病，如流行性脑脊髓膜炎、麻疹等。当患者讲话、咳嗽、打喷嚏时，可使从鼻咽部排出含有病原体的飞沫漂浮在周围空气中。坠落地上的飞沫和痰液，在外层干燥后会形成蛋白膜而随尘埃飞扬于空气中，易感者通过呼吸而被感染。

②水、食物：主要见于以消化道为进入门户的传染病。易感者因食用被病原体污染的水源、食物而感染，或进食患病动物的肉、乳、蛋类等而受到感染。另外，某些传染病还可通过与疫水接触，病原体经皮肤或黏膜侵入人体导致感染，如钩端螺旋体病、血吸虫病等。

③生活用具：又称日常生活接触传播，传染源的分泌物或排泄物通过污染日常生活用具(如餐具、洗漱用具、玩具)等传播疾病，可传播消化道传染病(如痢疾)、呼吸道传染病(如白喉)。

④媒介昆虫：其传播分为生物性传播和机械性传播。前者通过吸血节肢动物(如蚊子、跳蚤、蛉、恙虫等)在患病动物和人之间叮咬、吸吮血液传播疾病，如蚊子传播流行性乙型脑炎、跳蚤传播斑疹伤寒；后者通过昆虫媒介机械携带病原体，污染食物、水源，使易感者感染，如苍蝇、蟑螂传播伤寒、痢疾等。

⑤血液、血液制品、体液：见于乙型病毒性肝炎、丙型病毒性肝炎、艾滋病等。

⑥土壤：当病原体的芽胞(如破伤风、炭疽)或幼虫(如钩虫)、虫卵(如蛔虫)污染土壤时，土壤就成为这些传染病的传播途径。

(3)易感人群(susceptible person)：在某一特定人群中的比例决定该人群的易感性。人群对某种传染病易感性的高低明显影响该传染病的发生和传播。易感人群越多，人群易感性越高，传染病越容易流行。普遍推行人工自动免疫，可把人群易感性降到最低，使流行不再发生，如流感前的预防接种。

2. 传染病流行的影响因素

(1)自然因素：主要包括地理、气候和生态环境等，通过作用于流行过程的3个环节，对传染病的发生、发展起重要作用。寄生虫病和虫媒传染病受自然因素影响尤其明显。传染病的地区性和季节性与自然因素关系密切，如长江流域湖沼地区有适合钉螺生长的地理、气候环境，从而形成了血吸虫病的地区性分布特点；寒冷可减弱呼吸道抵抗力，故呼吸道传染病多发生于冬春季节；炎热的夏季使人体胃酸分泌减少，有利于消化道传染病的发生。某些自然生态环境为传染病在野生动物之间的传播创造了良好条件，人类进入这些地区也可受到感染。

(2)社会因素：包括社会制度，经济、文化水平，生产、生活条件，风俗习惯，宗教信仰等，对传染病的流行过程有重要的影响。其中，社会制度起主导作用。中华人民共和国成立后，我国贯彻以预防为主的方针，全面开展卫生防疫工作，如倡导爱国卫生运动、大力推行计划免疫等，使某些传染病被消灭(如天花)或得到控制(如霍乱、血吸虫病等)。

第二节　传染病的感染与免疫

一、传染病感染的概念及类型

(一)感染的概念

感染是病原体侵入机体后与人体相互作用、相互斗争的过程，此过程与病原体的作用及人体的免疫应答作用有关。由于病原体和人体宿主之间适应程度不同，双方斗争的结果也各不相同，因而产生了感染过程的不同表现。

(二)感染的类型

1. 病原体被清除　在病原体进入之后，人体通过非特异性免疫或特异性免疫将病原体消灭或排除，不产生病理变化，也不引起任何临床症状。

2. 隐性感染(coven infection)　又称亚临床感染或不显性感染，是指病原体进入人体后，仅引起机体发生特异性免疫应答，病理变化轻微，临床上无任何症状、体征，只有通过免疫学检查才能被发现。大多数传染病以隐性感染最常见。隐性感染后可获得对该传染病的特异性免疫力，使病原体被清除。少数转变为病原携带状态，成为病原携带者。

3. 显性感染(overt infection)　又称临床感染，是指病原体进入人体后，不但引起机体发生免疫应答，而且通过病原体本身的作用或机体的变态反应，使机体发生组织损伤，导致病理改变，出现临床特有的症状、体征。显性感染后机体可获得特异性免疫力。

4. 病原携带状态(carrier state)　指病原体侵入人体后，在人体内生长繁殖并不断排出体外，成为重要的传染源，而人体不出现任何症状、体征。按携带的病原体不同可分为带病毒者、带菌者与带虫者。按其携带病原的持续时间可分为急性病原携带状态和慢性病原携带状态，小于3个月者称急性病原携带者，大于3个月者则称慢性病原携带者。按其发生在显性感染临床症状出现的时间，分别称为潜伏期病原携带者和恢复期病原携带者；若发生于隐性感染之后，则称为无症状病原携带者。

5. 潜伏性感染(latent infection)　病原体进入机体后，寄生在机体的某个部位，机体的免疫功能使病原体局限而不引起机体发病，但又不能将病原体完全清除，病原体潜伏于机体内。当机体免疫功能下降时，可导致机体发病，常见于结核病、疟疾等。

潜伏性感染期间，病原体一般不排出体外，故不会成为传染源，这是与病原携带状态不同之处。

上述 5 种感染的表现形式可在一定条件下相互转化，在不同的传染病中各有侧重。一般来说，隐性感染最常见，病原携带状态次之，显性感染比例最小。

(三)感染过程中病原体的致病作用

1. 侵袭力(invasiveness)　指病原体侵入机体并在体内扩散的能力。有些病原体可直接侵入机体或借其分泌的酶类破坏组织，有些细菌的表面成分可抑制机体的吞噬作用而促使病原体扩散。

2. 毒力(virulence)　包括外毒素、内毒素及毒力因子。

3. 数量　就同一种病原体而言，入侵的数量常与其致病能力成正比，但在不同传染病中，能引起某传染病发生的最低病原体的数量差别较大，如伤寒需 10 万个菌体，而痢疾仅需 10 个菌体就能致病。

4. 变异　病原体可因遗传或环境等因素而发生变异，通过抗原变异而逃避机体的特异性免疫，从而不断引起疾病发生或使疾病慢性化。

二、传染病感染的途径

传染病感染的途径与病原体传播的途径关系密切，一般有经空气、水、食物、接触、虫媒、土壤等传播，也有经血液、医源性传播等。一般经空气传播的传染病容易引起大规模流行，如流行性感冒、严重急性呼吸综合征等。

三、传染病感染过程中的各种表现

(一)传染病感染发展的阶段性

传染病感染过程病程的发展呈阶段性，一般临床可分为 4 期，即潜伏期、前驱期、症状明显期、恢复期，尤其以急性传染病最明显。部分传染病出现复发或再燃。

1. 潜伏期(incubation period)　从病原体侵入人体到出现临床症状为止的一段时间称为潜伏期。各种传染病的潜伏期长短不一，同一种传染病的潜伏期可有一个相对不变的限定时间(最短、最长)，并呈常态分布。通常相当于病原体在体内繁殖、转移、定位，引起组织损伤和功能改变，导致临床症状出现之前的整个过程。了解潜伏期有助于传染病的诊断、确定检疫期限和协助流行病学的调查。

2. 前驱期(prodromal period)　从起病到该病出现明显症状为止的一段时间称为前驱期。该期症状属于非特异性的全身反应，为许多传染病所共有，多表现为头痛、发热、乏力、肌肉酸痛、食欲不振等，持续时间为 1～3 天。起病急骤者可无此期表现。多数传染病在前驱期已有较强传染性。

3. 症状明显期(period of apparent manifestation)　某些传染病在经过前驱期后，病情逐渐加重而达到顶峰，出现某种传染病所特有的症状、体征，如典型热型、皮疹、肝及脾大和脑膜刺激征等。症状明显期又可分为上升期、极期和缓解期。症状明显期传染性较强且易产生并发症。

4. 恢复期(convalescent period)　人体免疫力增加到一定程度，体内病理生理过程基本终止，患者的症状、体征逐渐消失，食欲和体力逐渐恢复，血清中抗体效价亦逐渐上升到最高水平，临床上称为恢复期。恢复期患者体内可能还有残余病理或生化改变，病原体还未完全清除，患者的传染性还可持续一段时间。恢复期结束后，机体功能仍长期未能恢复正常者称为后遗症，多见于中枢神经系统传染病，如流行性乙型脑炎、流行性脑脊髓膜炎等。

5. 复发(relapse)与再燃(recrudescence)　有些传染病患者进入恢复期后，已稳定退热一段时间，由于潜伏于体内的病原体再度繁殖至一定程度，使初发病的症状再度出现，称为复发。当病情进入恢复期时，体温尚未稳定恢复至正常，又再次发热，称为再燃，可能与血液中病原体未被完全清除有关。

(二)临床类型

根据传染病临床过程的长短可分为急性、亚急性、慢性；根据病情轻重可分为轻型、中型、重型、暴发型；根据临床特征可分为典型及非典型，典型相当于中型或普通型，非典型则可轻可重。临床分型对治疗、隔离、护理等具有指导意义。

(三)毒血症状

病原体及其各种代谢产物包括细菌毒素可以引起发热以外的多种症状，如皮疹、全身不适、头痛、关节痛等中毒症状，严重者可有意识障碍、呼吸循环衰竭等表现。单核-吞噬细胞系统可出现充血、增生等反应，临床表现为肝、脾、淋巴结肿大。这些毒血症状是多种传染病常见的共同表现。

四、传染病感染过程中机体的免疫应答作用

免疫应答包括非特异性免疫应答和特异性免疫应答。免疫应答可以是保护机体免受病原体侵入、破坏的保护性免疫应答，也可以是促进病理生理过程及组织损伤的变态反应。病原体侵入机体后是否发病，取决于病原体的致病能力和机体免疫应答的综合作用。

(一)非特异性免疫

非特异性免疫(non-specific immunity)是机体对进入体内异物的一种清除机制，通过遗传获得，无抗原特异性，又称为先天性免疫。

1. 天然屏障　外部屏障，如皮肤、黏膜及其分泌物；内部屏障，如血-脑脊液屏障、胎盘屏障等。

2. 吞噬作用　单核-吞噬细胞系统具有非特异性吞噬功能，可清除体液中的颗粒状病原体。

3. 体液因子　包括补体、溶菌酶和各种细胞因子，如白细胞介素、肿瘤坏死因子等，可直接或通过免疫调节作用清除病原体。

(二)特异性免疫

通过对抗原识别后产生的针对该抗原的特异性免疫(specific immunity)应答，是通过后天获得的一种主动免疫，包括由B淋巴细胞介导的体液免疫和由T淋巴细胞介导的细胞免疫。

第三节 传染病的诊断、治疗及预防

一、传染病的诊断

早期明确传染病的诊断不仅有利于患者及时得到有效的治疗，还有利于早期采取隔离、消毒、预防等措施，对防止传染病的传播具有重要意义。传染病的诊断应综合分析临床资料、流行病学资料、实验室及其他检查。

1. 临床资料 需要全面、准确、详尽地询问病史，进行系统、细致的身体评估，对确定临床诊断极为重要。应注意对诊断有价值的体征，如玫瑰疹、腓肠肌压痛等。

2. 流行病学资料 流行病学资料在传染病诊断中占有重要地位，包括年龄、职业、籍贯、发病节气、居住环境、旅游地点、密切接触史与预防接种史等。

3. 实验室及其他检查 实验室检查对某些传染病和寄生虫病的诊断有非常重要的意义，尤其是病原学检查，可为诊断提供直接依据。血清免疫学检查也是确诊某些传染病的重要条件。

(1)一般实验室检查：包括血液、粪、尿常规检查和生化检查。血液常规检查中，以白细胞计数和分类的用途最广。一般来说，细菌性感染时白细胞总数增加，如化脓性细菌感染(流行性脑脊髓膜炎、败血症、猩红热等；但也有例外，如伤寒、布氏杆菌病等的白细胞总数不高，甚至会减少。病毒性感染时白细胞大多数会减少或正常，但是流行性乙型脑炎、狂犬病等的白细胞会增高。原虫感染时白细胞总数也常常减少，蠕虫感染时嗜酸性粒细胞通常会增多。嗜酸性粒细胞减少常见于伤寒、流行性脑脊髓膜炎等。尿常规检出大量蛋白尿有助于流行性出血热的诊断。粪常规检查有助于感染性腹泻和蠕虫感染的诊断。生化检查有助于病毒性肝炎、肾综合征出血热的诊断。

(2)病原学检查：传染病的病原体可通过直接检出和分离培养。直接检出可以通过显微镜或肉眼检出，如从血液或骨髓涂片中检出疟原虫，从血液涂片中检出微丝蚴及回归热螺旋体，从大便涂片中检出各种寄生虫卵及阿米巴原虫等。大多数细菌、真菌、螺旋体等病原体需要人工培养基分离培养，如伤寒沙门菌、霍乱弧菌、钩端螺旋体、隐球菌等。病毒分离则需要应用组织细胞培养或动物接种。用以分离病原体的检测标本有血液、体液、尿液、粪便、皮疹、脑脊液、痰液、骨髓等。为提高临床病原体的检出率，应在病程早期即应用抗微生物药物治疗前采集标本，并及时送检且要注意标本的保存及运输。

(3)分子生物学检测：通过分子杂交方法或聚合酶链反应(PCR)可检出特异性的病原体核酸，如检测肝炎病毒的DNA和RNA。

(4)免疫学检查：最常用的方法是应用已知抗原或抗体去检测血清或体液中相应的抗体或抗原。免疫学检测可用于诊断、判断患者的免疫功能状态，调查该病的流行病学情况和人群免疫水平，是目前发展最快的检测技术。常用的方法有：特异性抗体检测，如凝集反应用于检测伤寒、副伤寒抗体(肥达反应)，补体结合反应常用于检测病毒感染；特异性抗原检测，用于在病原体直接分离培养不成功的情况下；病原体特异性抗原检测，可提供病原体存在的直接证据，其诊断意义比抗体检测出现更早，更可靠；免疫标记技术，包括酶标记技术、免疫荧光技术、放射免疫测定、非放射标记技术等。此外，免疫学检查还有皮肤实验，如肺结核的结核菌素实验等。

(5)其他检查：影像学检查如X线检查、CT和MRI检查、超声检查等，可用于肺结核、病毒性肝炎、肝硬化等传染病的检查；结肠镜可用于慢性细菌性痢疾、血吸虫病、阿米巴痢疾等传染病的检查；活组织检查可用于慢性肝炎、卡波西肉瘤等传染病的检查。

二、传染病的治疗

传染病的治疗目的不仅在于促进患者的康复，还在于控制传染源，防止其进一步的传播。

1. 一般治疗　根据不同的疾病过程给予适当的营养物质，保证足够的热量，维持水、电解质及酸碱平衡，以提高机体的防御能力和免疫功能。

2. 特异性病原体治疗　目的在于清除病原体，达到控制和消除传染源的作用，是治疗传染病的关键措施。

根据病原体不同，常用的治疗有以下3种。

(1)抗生素治疗：在传染病治疗中应用最为广泛，主要针对细菌感染性传染病，临床运用应严格掌握适应证，最好根据细菌培养和药物敏感试验的结果选用。用量要适中，疗程要充足，并密切观察药物的不良反应。

(2)抗毒素治疗：是应用细菌毒素免疫动物而获得的，中和患者血液和组织液内的毒素，以达到治疗的目的，如破伤风抗毒素、白喉抗毒素等。由于抗毒素是异性蛋白，可发生过敏反应，因此，在使用前需详细询问患者的过敏史和做皮肤敏感试验。

(3)化学制剂治疗：用于治疗细菌感染及寄生虫病，如用诺氟沙星治疗肠道细菌感染、用吡喹酮治疗多种寄生虫病。

3. 中医中药疗法　对调整患者各个系统功能起到重要作用，很多中药如板蓝根、鱼腥草、黄连等具有抗微生物作用。青蒿素具有抗疟原虫作用。针灸在治疗瘫痪后遗症方面也有较好的疗效。

4. 对症支持治疗　不但可以减轻患者的痛苦，还能调节各个系统功能，以达到降低机体消耗，保护重要器官，使损伤程度降到最低。如高热时采取各种物理方法进行降温、抽搐时采用镇静治疗、脑水肿时采用脱水治疗等。

三、传染病的预防

做好传染病的预防工作，对减少传染病的发生及流行，最终达到控制和消灭传染病有着重要意义。预防工作应针对传染病流行过程的3个环节进行，根据各种传染病的特点采取相应的预防措施。

(一)管理传染源

1. 患者的管理　对患者应尽量做到五早：早发现、早诊断、早报告、早隔离、早治疗。建立健全医疗卫生防疫机构，开展传染病卫生宣传教育，提高人群对传染病的识别能力，对早期发现、早期诊断传染病有重要意义。一旦发现传染病患者或疑似患者，应立即进行隔离治疗。隔离期限依传染病的传染期或化验结果而定，应在临床症状消失后做 2～3 次病原学检查(每次间隔 2～3 天)，结果均为阴性时方可解除隔离。

传染病的报告制度是早期发现传染病的重要措施，每个医疗防疫人员必须严格遵守。根据《中华人民共和国传染病防治法》将法定传染病分为：①甲类传染病：为强制管理传染病，包括鼠疫、霍乱。②乙类传染病：传染性非典型性肺炎、艾滋病(艾滋病病毒感染者)、病毒性肝炎、脊髓灰质炎、人感染高致病性禽流感、麻疹、流行性出血热、狂犬病、流行性乙型脑炎、登革热、炭疽、细菌性和阿米巴性痢疾、肺结核、伤寒和副伤寒、流行性脑脊髓膜炎、百日咳、白喉、新生儿破伤风、猩红热、布氏菌病、淋病、梅毒、钩端螺旋体病、血吸虫病、疟疾、人感染 H7N9 禽流感。③丙类传染病：流行性感冒、流行性腮腺炎、风疹、急性出血性结膜炎、麻风、流行性和地方性斑疹伤寒、黑热病、包虫病、丝虫病，除霍乱、细菌性和阿米巴性痢疾、伤寒和副伤寒以外的感染性腹泻病，手足口病。④国家卫生和计划生育委员会决定列入乙类、丙类传染病管理的其他传染病和按照甲类管理开展应急监测报告的其他传染病。国务院卫生行政部门根据传染病的暴发、流行情况和危害程度，可以决定增加、减少或者调整乙类、丙类传染病病种并予以公布。报告时限：责任报告单位和责任疫情报告人发现甲类传染病和乙类传染病中的肺炭疽、传染性非典型肺炎等按照甲类管理的传染病患者或疑似患者时，或发现其他传染病和不明原因疾病暴发时，应于 2 小时内将传染病报告卡通过网络上报。对其他乙类、丙类传染病患者、疑似患者和规定报告的传染病病原携带者，在诊断后，应于 24 小时内通过网络上报。不具备网络直报条件的医疗机构应及时向属地乡镇卫生院、城市社区卫生服务中心或县级疾病预防控制机构报告，并于 24 小时内寄送出传染病报告卡至代报单位。

2. 对接触者的管理　接触者是指曾经和传染源发生过接触的人，可能受到感染而处于疾病的潜伏期，有可能是传染源。对接触者采取的措施称为检疫。检疫期限由最后接触之日算起，至该病最长潜伏期。可对接触者分别采取医学观察、留验或卫生处理，也可根据具体情况进行紧急免疫接种或药物预防。

医学观察是指对接触者的日常活动不加以限制，但每天须进行必要的诊查，以了解有无早期发病的征象，主要用于乙类传染病。

留验又称隔离观察，是对接触者的日常活动加以限制，并在指定场所进行医学观察，确诊后立即进行隔离治疗。对集体单位的留验又称集体检疫。留验主要用于甲类传染病。

3. 对病原携带者的管理　应做到早期发现。凡是传染病接触者，有传染病史者，流行区居民和服务性行业、托幼机构、供水行业的工作人员，应定期普查，检出病原携带者。对病原携带者须做好登记、加强管理，指导督促其养成良好卫生、生活习惯，并随访观察；必要时调整工作岗位，并进行隔离治疗。

4. 对动物传染源的管理　应根据动物的病种和经济价值，予以隔离、治疗或杀灭。如属有经济价值而又非烈性传染病的动物，应分群放牧或分开饲养，并给予治疗。如无经济价值或危害性大的动物，如鼠类、狂犬应予以杀灭、焚毁。在流行地区对动物如家畜、家禽进行预防接种，可降低发病率。

(二)切断传播途径

根据各种传染病的传播途径采取措施，如消化道传染病，应着重加强饮食卫生、个人卫生及粪便管理，保护水源，消灭苍蝇、蟑螂、老鼠等。对呼吸道传染病，应着重进行空气消毒，提倡外出时戴口罩，流行期间避免去公共场所。教育群众不随地吐痰，咳嗽和打喷嚏时要用手帕捂住口、鼻。对虫媒传染病，应大力开展爱国卫生运动，采用药物等措施进行防虫、驱虫、杀虫。加强血源和血制品的管理、防止医源性传播是预防血源性传染病的有效手段。消毒是切断传播途径的重要措施。

(三)保护易感人群

1. 增强非特异性免疫力　非特异性免疫是机体对进入体内异物的一种清除机制，是生物个体生来就有的，能遗传给后代，不涉及免疫识别和免疫反应的增加。主要包括各种屏障作用、血液中吞噬细胞和粒细胞的吞噬作用，以及补体、溶菌酶对病原体清除作用。在病原体及毒素的作用下，非特异性免疫力又是产生特异性免疫力的基础。增强非特异性免疫力的主要措施包括加强体育锻炼、调节饮食、养成良好的卫生生活习惯、改善居住条件、协调人际关系、保持心情愉快等。

2. 增强特异性免疫力　人体可通过隐性感染、显性感染或预防接种获得对该种传染病的特异性免疫力，其中预防接种起关键作用。

(1)人工自动免疫：将减毒或灭活的病原体、纯化的抗原和类毒素制成菌(疫)苗接种到人体内，使人体于接种后的1～4周产生抗体。免疫力可保持数月至数年。

①计划免疫和儿童基础免疫方案：计划免疫是根据规定的免疫程序，对易感人群有计划地进行有关生物制品的预防接种，以提高人群的免疫水平。目前，我国已经纳入儿童计划免疫的疫苗有卡介苗、脊髓灰质炎疫苗、百白破联合疫苗(百日咳、白喉、破伤风)、麻疹疫苗和乙型肝炎疫苗5种，可预防相应的7种传染病，使儿童获得恒定的免疫，实现基本消灭脊髓灰质炎、白喉、百日咳，把结核病、麻疹、破伤风、乙型肝炎的发病率控制在最低水平的目标。

此外，某些重点人群，如免疫水平低、人口稠密、流动性大和发病率高的地区，以及由于职业关系受感染威胁大的人群，均可作为预防接种的重点。

②预防接种的实施：a. 准备工作：接种前须制订计划，确定接种对象、人数和时间，准备好必要的物资器械，做好宣传工作，以取得群众的密切配合。生物制品应仔细检查，注意有无破损、变质、过期以及沉淀物或异物等情况，并登记批号。b. 接种对象：须根据各类生物制品所确定的接种对象进行接种。在接种前应对接种对象做详细体检，严格掌握禁忌证。发热和急性传染病、肝肾疾病、糖尿病、原发性高血压、妊娠期以及月经期应暂缓接种。c. 接种方法：接种时应严格遵照说明书的规定，掌握好接种方法、剂量、次数和时间间隔，注意无菌操作。

③被接种者可出现严重反应：a. 局部反应：接种后局部出现红、肿、热、痛。红、肿，直径在2～5 cm为弱反应，2.5～5.0 cm为中反应，大于5.0 cm为强反应。强反应常伴局部淋巴结肿痛。b. 全身反应：主要表现为发热、头痛、全身不适、食欲不振、恶心、呕吐等症状体征。局部反应和全身反应轻微者，经适当休息后可恢复，无须特殊处理；反应严重者，体温高达39 ℃以上时，应予以对症处理。c. 异常反应：主要为晕厥和过敏性休克，一般少见。晕厥多在空腹、疲劳及精神紧张状态下发生，故注射前应做好宣传解释，解除其紧张心理。一旦出现心慌、虚弱感、胃部不适或恶心、手心发麻等表现，应立即让患者平卧，保持安静，喂给糖水或温开水，针刺人中、十宣等穴位，一般不需服药。若有面色苍白、手足冰凉、出冷汗、恶心呕吐、血压下降等过敏性休克表现，应迅速报告医生，同时可静脉注

射高渗葡萄糖或皮下注射 1∶1 000 肾上腺素 0.5～1.0 mL（儿童 0.01 ～0.03 mL/kg）。

各种生物制品均可引起特有的异常反应，如麻疹疫苗可引起发热和皮疹，百白破混合制剂可引起过敏性休克、皮疹和神经系统并发症，脊髓灰质炎减毒活疫苗有引起麻痹的潜在危险，这些异常反应虽罕见，但在大规模接种时仍需警惕。

(2)人工被动免疫：将制备好的含抗体的血清或抗毒素注入易感者体内，使机体迅速获得免疫力。免疫持续时间仅为 2～3 周。常用于治疗或对接触者的紧急预防。常用制剂有抗毒血清、人血丙种球蛋白、胎盘球蛋白和特异性高价免疫球蛋白等。

3. 药物预防　对某些尚无特异性免疫方法或免疫效果不理想的传染病，在流行期间可给易感者口服预防药物，对降低发病率和控制流行有一定作用。如口服磺胺药预防流行性脑脊髓膜炎，口服乙胺嘧啶预防疟疾等。

第四节　传染病的隔离、消毒与护理

一、传染病的隔离

(一)隔离的定义

隔离是指把处于传染期的传染病患者、病原携带者安置于指定地点，与健康人和非传染病患者分开，防止病原体扩散和传播。隔离是预防和管理传染病的重要措施。

(二)隔离的原则与方法

1. 单独隔离传染源　避免与周围人群不必要的接触，接触时做好防护措施。严格执行陪伴和探视制度。

2. 根据不同传播途径，采取不同隔离措施。

3. 隔离的传染病患者或疑似传染病患者产生的医疗废物，应严格执行医疗废物管理条例，防止病原体扩散和传播。

4. 解除隔离原则　已满隔离期者、连续多次病原检测阴性者，确定被隔离者不再排出病原体，即可解除隔离。

(三)隔离的种类

1. 严密隔离(黄色标志)　由强毒力病原体感染所致的、有高度传染性和致死性的传染病，防止经空气和接触途径传播，如肺鼠疫、霍乱、肺炭疽、传染性非典型肺炎、人感染高致病性禽流感等疾病。隔离要求：①患者应住单人病室，最好为负压隔离病房。无条件时同类感染患者可同住一室，采用专门的空气处理系统和通风设备以防止空气传播。严禁使用中央空调，门口挂上“严密隔离”标记，传染期间患者不得离开病室，禁止探视、陪伴。②凡进入病室的医务人员必须戴帽子、戴口罩、穿隔离衣及隔离鞋，接触患者、污染敷料时应戴手套，并做好消毒措施。③患者的分泌物、排泄物、污染物品和敷料应及时进行严格消毒处理；室内物品须经严格消毒后方可拿出室外。④病室空气和地面每天进行消毒，如喷洒消毒液或紫外线照射，患者出院或死亡后，应进行严格终末消毒。

2. 呼吸道隔离（蓝色标志） 适用于由呼吸道分泌物引起的、经空气和飞沫传播的呼吸道传染病，如麻疹、流行性脑脊髓膜炎、流行性腮腺炎和白喉等。隔离要求：①相同病种患者可同住一室，床间距至少保持 2 m，必要时隔屏风；患者一般不能外出，如必须外出，应戴口罩；②接近患者时应戴口罩，必要时穿隔离衣、戴手套；③患者的口鼻、呼吸道分泌物应先消毒后弃去，痰具每天进行消毒。④病室每天通风至少 3 次，空气紫外线消毒或喷洒消毒液每天 2 次。

3. 消化道隔离（棕色标志） 适用于经粪-口途径传播的消化道传染病，如伤寒、细菌性痢疾、阿米巴痢疾、霍乱、甲型肝炎等。隔离要求：①相同病种患者可同住一室，不同病种患者同住一室时，患者之间必须实施床边隔离；②接触患者时穿隔离衣，护理不同病种患者要更换隔离衣，接触患者或污染物品后以及护理下一个患者前应严格洗手和消毒双手；③患者的生活用具应专人专用，用后要消毒，患者的呕吐物及排泄物应随时消毒，然后弃去；④室内保持无苍蝇、无蟑螂。

4. 接触隔离（橙色标志） 适用于对感染高度易感性及重要流行病学意义，但不要求严密隔离的疾病，如狂犬病、破伤风等。隔离要求：①接触患者时戴口罩、穿隔离衣、戴手套；②接触患者或污染物品后以及护理下一个患者前要洗手；③患者用过的物品和敷料要严格进行消毒。

5. 血液/体液隔离（红色标志） 防止直接或间接接触感染的血液及体液引起的传染，如乙型肝炎、丙型肝炎、艾滋病、梅毒、疟疾、回归热等。隔离要求：①接触患者或其血液/体液时要戴手套、穿隔离衣；②工作中注意避免损伤皮肤，使用一次性注射器、输液器时，用过的针头、注射器按医疗废物管理条例放入防水、防刺穿的利器盒中，密封后送无害化处理；③污染的物品应装袋、标记并送出销毁或消毒处理；④血液污染室内物品表面时，要立即用次氯酸钠溶液清洗消毒。

6. 昆虫隔离 防止通过蚊子、蚤、虱、蜱、恙螨等昆虫叮咬传播的疾病，如流行性乙型脑炎、疟疾等。隔离要求：①室内有完善的防蚊设施，如蚊帐、纱门和纱窗；②病房内及周边环境定期灭蚊；③患者入院时要做好灭虱、灭蚤的卫生处理工作。

二、传染病的消毒

（一）消毒的定义

消毒是通过物理、化学或生物学方法，消除或杀灭环境中病原微生物的一系列方法，是切断传播途径，阻止病原体传播，控制传染病发生、蔓延的重要措施。

（二）消毒的种类

1. 疫源地消毒 对目前存在或曾经存在传染源的地区进行消毒，目的在于消灭由传染源排到外界环境中的病原体。疫源地消毒包括终末消毒和随时消毒。终末消毒是指当患者痊愈或死亡后对其原居地进行的最后一次彻底消毒，包括对患者所处环境、所接触物品和排泄物的消毒，还包括患者出院前的自身消毒或死亡后对尸体的消毒处理。随时消毒是指对传染源的排泄物、分泌物及其污染物品及时进行消毒。

2. 预防性消毒 虽未发现传染源，但对可能受到病原体污染的场所、物品和人体进行的消毒。如对饮用水源、餐具、食物的消毒，也包括对病房、手术室和医护人员手的消毒。

(三)消毒的方法

常用的消毒方法包括物理消毒法和化学消毒法。物理消毒法中热力灭菌法包括煮沸消毒、高压蒸汽灭菌、巴氏消毒法和干热灭菌法，其中高压蒸汽灭菌是医院最常采用的消毒灭菌法。医院也常采用非电离辐射和电离辐射消毒灭菌法，如紫外线、微波、γ 射线等。化学消毒法常用的化学消毒剂包括含氯消毒剂、氧化消毒剂、醛类消毒剂、杂环类气体消毒剂、碘类消毒剂、醇类消毒剂及其他消毒剂。

(四)消毒的效果监测

消毒的效果监测是评价其消毒效果是否可靠的手段，是消毒工作中的重要环节。主要方法包括物理测试法、化学指示剂测试法、生物指示剂测试法、自然菌采样测定法和无菌检查法。

三、传染病常见症状、体征的护理

(一)发热

感染因素和非感染因素均可引起发热。感染性发热是传染病最常见、最突出的症状，在急性传染病中有特别重要的临床意义。传染病的发热过程可分为 3 个时期：①体温上升期(effervescence)：是指患者在病程中体温上升的时期。若体温逐渐上升，患者可出现畏寒，见于伤寒、细菌性痢疾；若体温骤然上升至 39 ℃以上，患者可有寒战，见于疟疾和登革热等。②极期(fastigium)：是指体温上升至一定高度，然后持续一段较长时间的时期，如典型伤寒的极期。③体温下降期(defervescence)：是指升高的体温缓慢或骤然下降的时期。有些传染病体温缓慢下降，几天后才降至正常，如伤寒。有些传染病体温可在一天之内降至正常，此时常伴有大量出汗，如疟疾、败血症、恙虫病等。

热型是传染病的重要特征之一，具有鉴别诊断的意义。热型可通过每天定时测量体温、进行记录并绘制体温曲线得到。常见热型有：①稽留热(sustained fever)：表现为体温升高达 39 ℃以上，且 24 小时体温变化相差不超过 1 ℃，见于伤寒、斑疹伤寒等传染病的极期。②弛张热(remittent fever)：发热特点为 24 小时体温相差超过 1 ℃，但最低点未达正常水平，常见于败血症、伤寒(缓解期)、肾综合征出血热等传染病。③间歇热(interniittem fever)：发热表现为 24 小时内体温波动于高热与正常体温之间，如疟疾、败血症的发热。④回归热(relapsing fever)：高热持续数日后自行消退，但数日后又再出现高热，如布氏菌病的发热。若在病程中重复多次出现发热并持续数月之久，称为波状热(imdiilam fever)。⑤不规则热 (irregular fever)：体温曲线无一定规律的热型，如流行性感冒和败血症等。其他热型如马鞍热(saddle type fever)等。

1. 护理评估

(1)病史：注意患者发病的地区、季节、接触史等流行病学特点。重点观察发热时间、起病急缓、热型特点、持续时间、伴随症状及热退情况。发热是否伴有皮疹、黄疸、腹泻、食欲不振、恶心、呕吐、头痛、肌肉酸痛，甚至谵妄、抽搐等，不同的伴随症状有助于鉴别诊断。

(2)身体评估：进行全面的体格检查，评估患者的生命体征。重点检查患者的面容是否潮红，观察皮肤的颜色、弹性，有无伤口、焦痂、溃疡，有无皮疹，全身浅表淋巴结及肝、脾有无肿大，其他重要脏器如心、肺、肾、中枢神经系统的检查是否异常，有无抽搐和惊厥。

(3)实验室及其他检查：对感染性发热的患者进行血常规检查、粪便常规检查和病原学检查尤为重要。另外，结合病史还可以进行脑脊液检查、血清学检查，必要时进行活体组织病理检查、X 线检查、B 超检查、CT 检查等。

2. 常见护理诊断

体温过高：与病原体感染后释放内、外源性致热原作用于体温中枢，导致体温中枢功能紊乱有关。

3. 护理措施及依据

(1)严密监测病情变化：严密监测患者的生命体征，重点观察体温的变化。注意发热的过程、热型、持续时间、伴随症状。根据病情确定体温测量的间隔时间。实施物理或化学降温后，评价降温的效果，观察降温过程中患者有无虚脱等不适现象。

(2)采取有效降温措施：通常应用物理降温方法，如用冰帽、冰袋冷敷头部或大动脉走行处，可有效降低头部温度，适用于中枢神经系统传染性疾病；对高热、烦躁、四肢肢端灼热的患者可用25%～50%的酒精擦浴；对高热伴寒战、四肢肢端厥冷的患者采用32～35 ℃的温水擦浴；冷(温)盐水灌肠适用于中毒性痢疾患者；高热惊厥患者可遵医嘱采用冬眠疗法或亚冬眠疗法。降温时应注意：①冷敷时避免持续长时间冰敷在同一部位，以防局部冻伤；②注意外周循环情况，有脉搏细数、面色苍白、四肢厥冷的患者，禁用冷敷和酒精擦浴；③对全身发疹或有出血倾向的患者禁忌用温水或酒精擦浴降温；④应用药物降温时，注意不可在短时间内将体温降得过低，以免出汗太多导致虚脱；⑤应用冬眠疗法降温前，应先补充血容量。用药过程中避免搬动患者，观察生命体征，特别注意血压的变化，并保持患者呼吸道通畅。

(3)加强基础护理：发热患者应注意休息，高热患者应绝对卧床休息，以减少耗氧量。保持病室适宜的温度、湿度，定期通风换气，保持空气清新和流通。

(4)补充营养和水分：每天应保证足够的热量和液体的摄入。可给予高热量、高蛋白、高维生素、易消化的流质或半流质，保证 2 000 mL/d 液体的摄入，以维持水、电解质的平衡。必要时遵医嘱给予静脉输液，以补充丢失的水分。

(5)口腔、皮肤护理：发热患者易并发口腔感染，应指导并协助患者在餐前、餐后、睡前漱口。病情严重或昏迷的患者，应给予特殊口腔护理。高热患者大量出汗后，应及时用温水擦拭，更换浸湿的床单、被褥和衣裤，以保持皮肤的清洁、干燥，使患者舒适，防止皮肤继发感染。病情严重或昏迷的患者，应协助改变体位，防止产生压疮。

4. 护理评价

(1)患者及家属能说出发热的相关知识。

(2)体温逐渐恢复正常，未发生并发症。

(二)皮疹

许多传染病在发热的同时还伴有皮疹(rash)，称为发疹性传染病(eruptive infectious

diseases)。发疹包括皮疹(外疹，exanthem)和黏膜疹(内疹，enanthem)两大类。皮疹出现的时间、分布、出疹的先后顺序、形态等对发疹性传染病的诊断和鉴别起重要作用。如水痘、风疹的皮疹出现于发病后的第1天，猩红热出现于第2天，麻疹出现于第4天，斑疹伤寒出现于第5天，伤寒出现于第6天。上述传染病在发疹时间上也有例外。水痘的皮疹主要集中在躯干，呈向心性分布；麻疹和猩红热的出疹顺序相似，均从颈部、耳后开始，自上而下迅速遍及全身，但麻疹首先出现特征性的黏膜斑，而猩红热在皮肤皱褶处皮疹密集，因压迫摩擦出血而呈紫红色线状，称为“帕氏线”。

皮疹的形态可分为四大类：①斑丘疹(maculopapule)：斑疹单纯的皮肤颜色改变，多见于斑疹伤寒、猩红热；丘疹为凸出于皮肤的红色皮疹，见于麻疹，伤寒的玫瑰疹也属于丘疹；斑疹和丘疹均为充血疹，压之褪色，两者同时存在时即为斑丘疹，见于麻疹、风疹、伤寒等疾病。②出血疹：压之不褪色，表现为瘀点和瘀斑，见于败血症、登革热、流行性脑脊髓膜炎、肾综合征出血热等传染病。③疱疹：突出皮肤表面，皮疹内含有液体，见于水痘、单纯疱疹等病毒性传染病。疱疹液呈脓性称为脓疱(pustule)。④荨麻疹(urticaria)：结节状凸出于皮肤表面的皮疹，多见于病毒性肝炎、血清病等。

1. 护理评估

(1)病史：仔细询问皮疹出现的时间、顺序、部位、形态、持续时间、进展情况，有无伴随发热、乏力、食欲不振、恶心、呕吐等不适症状。出疹后患者的自觉症状变化情况，是否出现并发症。

(2)身体评估：评估患者的生命体征、神志及全身情况。注意全身皮肤、黏膜有无红肿，浅表淋巴结有无肿大，心肺、腹部查体情况有无异常。观察皮疹的形态、大小有无变化，有无融合或出现溃疡、合并感染。

(3)实验室及其他检查：进行血液、尿液、粪便常规检查，必要时进行病原学检测，注意血清学检查中抗原、抗体的检测结果。

2. 常见护理诊断

(1)皮肤完整性受损：与病原体和(或)其代谢产物引起皮肤，黏膜损伤、毛细血管炎症有关。

(2)目标：患者的皮疹消退，受损组织恢复正常，未发生继发感染。

3. 护理措施及依据

(1)观察出疹情况：注意出疹的进展情况和消退情况，皮疹消退后有无脱屑、脱皮、结痂、色素沉着等变化。

(2)环境和休息：患者应卧床休息，保持环境安静整洁，每天通风，避免强光刺激及对流风直吹。

(3)局部皮肤护理：保持局部皮肤清洁干燥，每天用温水清洗皮肤，禁用肥皂水和酒精擦洗。衣被保持清洁、平整、干燥、柔软，勤换洗。翻身时动作轻柔，避免拖、拉、扯、拽等动作，以免损伤皮肤。患者的指甲剪短，婴幼儿可包裹手部，避免抓破皮肤。脱皮不完全时，可用消毒剪刀修剪，不可用手撕扯，以免加重损伤导致出血、感染。局部皮肤瘙痒较重者，可用炉甘石洗剂、2%甲紫、5%碘苷(疱疹净)涂擦患处。对出现大面积瘀斑、坏死的皮肤，局部用海绵垫、气垫圈加以保护，防止大小便浸渍，避免发生溃疡和继发感染。瘀斑破溃后，用无菌生理盐水清洗局部，辅以红外线灯照射，还可涂抗生素软膏，再以无菌敷料覆盖。

(4)口腔黏膜疹的护理：每天常规用温水或复方硼砂含漱液漱口。进食后用清水漱口，以保持口腔清洁，黏膜湿润。出现溃疡者，用3%过氧化氢溶液清洗口腔后，涂以冰硼散。

(5)眼部护理：观察有无结膜充血、水肿，可用4%硼酸水或生理盐水清洗眼睛，滴0.25%氯霉素眼药水或抗生素眼膏以防继发感染。

4. 护理评价　患者的皮疹完全消退，受损组织恢复正常，未发生继发感染。

(三)腹泻

腹泻是指排便次数较平时增加，且粪质稀薄，容量及水分增加，并含有异常成分，如黏液、脓血、未消化的食物、脱落的肠黏膜等。腹泻是某些传染病的主要症状，如霍乱、细菌性痢疾、阿米巴痢疾、伤寒等。某些传染病在病程中可出现腹泻，如艾滋病、伤寒、血吸虫病等。

不同的传染病腹泻次数、大便性状、每次大便的量及伴随症状均有所不同。如霍乱为急性起病，先有腹泻后呕吐，大便次数多，每次排便量大，呈典型的米泔水样，无发热及腹痛。细菌性痢疾的典型表现为腹痛、腹泻、脓血便，伴有发热及里急后重。

急性腹泻可在短时间内丢失大量水分及电解质，从而引起水、电解质紊乱和代谢性酸中毒，严重时还可以造成低血容量性休克。由于排便频繁和粪便刺激，可造成肛门及肛门周围皮肤糜烂。长时间腹泻，可导致营养障碍，出现体重下降、维生素缺乏等表现。

1. 护理评估

(1)病史：现病史评估患者起病缓急、病程，每天大便次数、量、形状、颜色、气味及有无异常成分；进食及进水情况，有无脱水表现；有无伴随发热、腹痛、里急后重、恶心、呕吐、体重减轻等；评估腹泻的原因及诱因，发病后的治疗、用药情况等。既往史评估患者有无慢性腹泻疾病。询问患者有无腹泻患者接触史，环境及个人卫生等，了解腹泻地区、季节等。

(2)身体评估：患者的生命体征、体重、神志状态、营养状况、皮肤弹性、腹部有无压痛、肠鸣音、肛门周围皮肤情况等。

(3)实验室及其他检查：血常规、粪便常规、粪便培养、血清电解质、二氧化碳结合力等，必要时做钡灌肠X线或纤维结肠镜检查。

2. 常见护理诊断

(1)腹泻：与病原体引起肠道感染有关。

(2)有体液不足的危险：与大量腹泻引起缺水有关。

3. 护理措施及依据

(1)休息与活动：腹泻频繁，全身症状明显者需卧床休息，并避免精神紧张、烦躁，必要时应用镇静剂，有利于减轻腹泻症状。腹泻症状不重者可适当活动。

(2)饮食护理：腹泻频繁并伴有呕吐者可暂时禁食，并给以静脉补液，病情好转后给予少渣、少纤维素、高蛋白、高热量易消化的流质或半流质。忌食生冷及刺激性食物，少量多餐，以后逐渐增加饮食量。

(3)病情观察：密切观察生命体征、营养状况及排便情况，准确记录出入量、体重变化。观察伴随症状有无改善，有无脱水及电解质紊乱的表现，有无四肢无力、腹胀、肠鸣音减弱、心律失常等低钾表现，肛门周围皮肤有无糜烂等。

(4)保持水、电解质平衡：根据每天吐泻情况，遵医嘱补充水、电解质及营养物质，以免发生水、电解质及酸解平衡紊乱。能经口服者给予口服，不能口服者采用静脉补液。

(5)肛门周围皮肤护理：对排便频繁，便后用软纸擦拭，用温水清洗肛周，注意保护肛门及其周围皮肤，保持肛周皮肤干燥，局部可涂抹灭菌的凡士林膏。有脱肛者可用手隔消毒纱布轻柔局部，以助肠管回纳。

(6)用药护理：根据肠道感染的病原体，使用抗生素进行治疗，如喹诺酮类药物，使用时应注意药物剂量、使用方法、服药时间、疗效及副作用等。喹诺酮类药物可引起恶心、呕吐、食欲不振等胃肠道反应，可告知患者与食物同服以减轻不良反应。对症治疗可选用解痉止痛剂如阿托品，注意观察阿托品引起的不良反应，如口渴、心动过速、视力模糊等。应用止泻剂如活性炭、复方樟脑酊、复方苯乙哌啶等，注意观察患者排便情况，腹泻得以控制应及时停药。

(7)标本采集：腹泻患者常需要留取粪便做常规检查及粪便培养，采集标本时容器应清洁，标本应新鲜，取黏液脓血部分及时送检，以提高粪便检查的阳性率。

4. 护理评价　患者大便形态已恢复正常，伴随症状消失，未发生脱水及营养障碍。

(四)意识障碍

意识障碍是指患者的自我感知和客观环境的识别能力发生不同程度的丧失，是高级神经系统功能紊乱所产生的严重症状之一。在某些传染病病程中，容易出现意识障碍，如流行性乙型脑炎、流行性脑脊髓膜炎、重症肝炎、伤寒等。

根据意识障碍的程度可以分为：嗜睡、意识模糊、昏睡或昏迷。此外，还有一种以神经兴奋性增高为主的意识障碍，称为谵妄。昏迷是意识障碍中最严重的一种，按其程度可以分为轻度昏迷、中度昏迷及深度昏迷。①轻度昏迷：意识大部分丧失，无自主活动，对声、光刺激无反应。对疼痛刺激尚可出现痛苦表情或肢体退缩等防御反应。角膜反射、瞳孔对光反射、眼球运动、吞咽反射等可存在，生命体征无变化。②中度昏迷：对周围事物及各种刺激均无反应，对剧烈刺激可出现防御反应。角膜反射减弱，瞳孔对光反射迟钝，眼球无转动。③深度昏迷：全身肌肉松弛，对各种刺激全无反应，深、浅反射均消失，大小便失禁，血压、脉搏、呼吸等生命体征出现不同程度异常。

1. 护理评估

(1)病史：需向患者家属及知情者了解病史。重点询问意识障碍发生的时间、过程、起病缓急，有无服用药物、毒物、酗酒等。有无伴随症状，如发热、头痛、恶心、呕吐、腹泻、抽搐、肢体运动障碍和大小便失禁等。了解患者发病的地区、季节、接触史、既往病史等流行病学资料。

(2)身体评估：进行全面的体格检查，评估患者的生命体征、意识状况、皮肤有无黄疸、皮疹；瞳孔大小、形状、对光反射；心、肺情况，肝、脾大小，有无腹水的征象；进行肢体运动、神经系统检查，如神经反射、脑膜刺激征、病理反射等。

(3)实验室及其他检查：进行血液、尿液、粪便常规检查，血液生化检查了解肝肾功能、电解质等，进行血培养、脑脊液、血清学等检查。进行脑电图、B超、CT和MRI检查等。

2. 常见护理诊断

急性意识障碍：与传染病引起脑实质病变、抽搐、惊厥有关。

3. 护理措施及依据

(1)休息与活动：患者卧床休息，病室安静，光线柔和，防止声、光刺激。昏迷患者根据病情可以取头高脚低位，头偏向一侧，保持呼吸道通畅。

(2)病情观察：密切观察生命体征、意识状况，瞳孔大小、对光反射、角膜反射等。及时发现脑疝、惊厥等征象，并报告医师协助处理。

(3)维持水、电解质及酸碱平衡失调及营养需要：昏迷患者早期禁食，遵医嘱给予静脉补液及营养物质。颅内压增高者，输液不可过多过快。昏迷时间较长者给予鼻饲饮食。

(4)对症护理：脑水肿者遵医嘱给予脱水剂，如使用20%的甘露醇静脉滴注，需在20分钟内滴完。保持呼吸道通畅，呼吸道被分泌物或呕吐物堵塞者，及时吸出，给予吸氧，以改善脑缺氧。高热者给予物理降温，高热伴抽搐者，遵医嘱给予亚冬眠疗法，抽搐期间避免搬动患者。

(5)生活护理：①皮肤护理：做好预防压疮护理，保持床单位清洁、干燥、平整，2～3小时翻身1次，用湿热毛巾擦拭并按摩骨突出，促进受压部位的血液循环，避免托、拉、拽损伤皮肤。观察皮肤有无压疮发生，如发生压疮，及时进行压疮护理。②口腔护理：昏迷患者每天清洗口腔2次，张口呼吸者可用双层湿纱布盖住口鼻，避免口鼻及呼吸道黏膜干燥。口唇涂擦润唇膏。若发现口腔及上呼吸道有感染应及时处理。③眼睛护理：眼睑闭合不全者，每天清洗眼睛1～2次，并用生理盐水湿纱布或眼罩保护，必要时涂眼膏保护角膜。④尿道护理：昏迷患者一般需要留置导尿，4小时放尿1次，每天进行会阴护理，定期更换尿管及集尿袋。大便后肛门及周围皮肤用温水擦拭，保持清洁干燥。⑤安全护理：注意患者安全，防止坠床，必要时使用床栏或约束带约束。

4. 护理评价　生命体征及重要脏器功能维持正常，未发生并发症。

目标检测

1. 属于预防传染病保护易感人群的措施是(　　)。

A. 封锁疫区　　B. 计划免疫　　C. 环境消毒
D. 限制集会　　E. 停工停课

2. 下列传染病的临床特征中，哪一种是最常见的？(　　)

A. 显性感染　　B. 病原体被清除　　C. 隐性感染
D. 病原携带状态　　E. 潜伏性感染

3.《中华人民共和国传染病防治法》将传染病分为3类，下列哪一组属于法定的甲类传染病？(　　)

A. 鼠疫、H1N1型流感　　B. 鼠疫、乙型肝炎　　C. 乙型肝炎、艾滋病
D. 鼠疫、霍乱　　E. 肺炭疽、霍乱

4. 确定传染病检疫期最重要的依据是(　　)。

A. 病原体　　B. 传播途径　　C. 潜伏期
D. 感染的人群　　E. 临床病程

5. 患儿，女，2岁。高热1天后全身出现红色斑丘疹，随后相继出现疱疹，疱疹破溃后形成结痂。护理中应采取的隔离措施应最先考虑(　　)。

A. 呼吸道隔离　　B. 消化道隔离　　C. 血液-体液隔离
D. 保护性隔离　　E. 虫媒隔离

6. 患儿，女，4岁。感染水痘-带状疱疹病毒，发热38.8 ℃。现躯干及头面部皮肤出现多个疱疹，3～5 mm大小，周围有红晕，疱液透明，伴瘙痒。
下列护理措施不正确的是(　　)。
A. 保持皮肤清洁干燥，穿着柔软棉质的衣服
B. 皮肤瘙痒可涂炉甘石洗剂
C. 皮肤瘙痒可涂地塞米松软膏止痒
D. 若疱疹破溃，为防止感染，可涂抗生素软膏
E. 禁用肥皂水、酒精等刺激皮肤

第二章 病毒感染性疾病

学习目标

1. 知识目标：了解病毒感染性疾病的病原学、流行病学、发病机制及病理改变、实验室及其他检查、诊断要点；熟悉病毒感染性疾病的并发症、治疗要点；掌握病毒感染性疾病的临床表现、常见护理诊断、措施及依据，以及健康指导。

2. 技能目标：能够对患者进行正确的护理及健康指导。

第一节 病毒性肝炎

一、概述

病毒性肝炎(viral hepatitis)简称肝炎，是由多种嗜肝病毒引起的以肝脏病变为主的全身性疾病。目前已确定的肝炎病毒有甲型、乙型、丙型、丁型及戊型，各型虽病原不同，但临床表现基本相似。临床上以疲乏、食欲减退、肝大、肝功能异常为主要表现，部分病例可出现黄疸。甲型及戊型主要表现为急性肝炎，而乙型、丙型及丁型可转化为慢性肝炎并可发展为肝硬化，且与肝癌的发生有密切关系。

二、病原学

随着对肝炎研究的进展，除上述已确定的病毒外，近年来还发现了新的肝炎病毒，如庚型肝炎病毒、输血传播病毒等。

1. 甲型肝炎病毒(HAV)　属于小 RNA 病毒科的嗜肝病毒属。感染后在肝细胞内复制。HAV 对外界抵抗力较强，耐酸碱，能耐 56 ℃ 30 分钟，室温下可生存 1 周，60 ℃ 12 小时部分灭活；煮沸 5 分钟全部灭活。紫外线 (1.1 W，0.9 cm 深)1 分钟、1.5～2.5 mg/L 余氯 15 分钟或 3%甲醛 5 分钟可灭活。

2. 乙型肝炎病毒(HBV)　属于嗜肝 DNA 病毒科。HBV 的抵抗力很强，能耐 60 ℃ 4 小时及一般浓度的消毒剂，煮沸 10 分钟、65 ℃10 小时或高压蒸汽消毒可以灭活。HBV

基因组易突变，影响血清学指标的检测，并与肝炎慢性化、重型肝炎、原发性肝癌的发生密切相关。

3. 丙型肝炎病毒(HCV)　属于黄病毒科丙型肝炎病毒属。目前可将 HCV 分为 6 个不同基因型，同一基因型中可再分为不同亚型。我国以 1b 型为主，基因分型有助于指导抗病毒治疗。氯仿(10%～20%，体积比)、甲醛(1∶1 000) 6 小时及 60 ℃10 小时可使 HCV 灭活。

4. 丁型肝炎病毒(HDV)　是一种缺损 RNA 病毒，必须有 HBV 或其他嗜肝 DNA 病毒辅助才能复制、表达。

5. 戊型肝炎病毒(HEV)　属于杯状病毒科。通过胆道排出。HEV 对高热、氯仿、氯化铯敏感。

三、流行病学

1. 传染源　急、慢性患者，亚临床感染者和病毒携带者是本病的传染源。

(1)甲型、戊型肝炎：传染源为急性肝炎患者和亚临床感染者。患者在发病前 2 周和起病后 1 周，从粪便中排出病毒的数量最多，传染性最强；亚临床感染者由于数量多，又不易识别，是最重要的传染源。

(2)乙型、丙型、丁型肝炎：3 种肝炎都有急、慢性患者和病毒携带者，其传染性贯穿于整个病程。急性患者的传染性可从起病前数周开始，并持续整个急性期。慢性患者和乙肝病毒携带者是乙型肝炎最主要的传染源，其中以血中 HBeAg、HBV DNA 阳性的患者传染性最大。急性丙型肝炎以无黄疸者多见，且 50%以上可转变为慢性，故慢性患者是丙型肝炎的主要传染源。HCV 携带者在我国相对比 HBV 携带者少，但某些地区献血员中 HCV 携带率可高达 10%～20%，亦是丙型肝炎重要的传染源之一。丁型肝炎患者发生于 HBV 感染，也以慢性患者和携带者为主要传染源。

2. 传播途径

(1)粪-口传播：是甲型和戊型肝炎的主要传播途径。其传播方式有：①日常生活接触传播：为最常见的传播方式，主要通过污染的手、生活用品、玩具等污染食物或直接与口接触传播。②水源传播：水源污染可引起暴发流行，此为戊型肝炎暴发流行的主要传播方式。③食物传播：如毛蚶、生蚝等贝壳类食物等受粪便污染，主要引起甲型肝炎暴发流行。④媒介的传播：苍蝇和蟑螂造成的食物污染。

(2)体液和血液传播：是乙型、丙型、丁型肝炎的主要传播途径。其传播方式有：①血液传播：是主要的传播方式，包括不洁注射(如静脉药物依赖者共用注射器)，针刺、输注含肝炎病毒的血液和血制品，共用牙刷、剃刀等。HDV 传播与 HBV 相似。HCV 感染主要通过输血(或血制品)，占输血后肝炎的 90%，但近年来，血液传播方式随着血制品进行丙型肝炎筛查已明显下降。②生活密切接触传播：生活上的密切接触是次要的传播方式，主要与各种体液和分泌物的接触有关，如唾液、精液和阴道分泌物等均可存在 HBV、HCV，性接触传播不容忽视。多个性伴侣及同性恋者属于高发人群。③医源性传播：可见于牙科器械、血液透析或医疗物品污染等，随着一次性注射用品的普及，医源性传播呈下降趋势。

(3)母婴传播：由母亲传给婴儿，也是 HBV 感染的一种重要传播途径，主要经胎盘、产道分娩、哺乳和喂养等方式传播。

3. 易感性与免疫力　各型肝炎之间无交叉免疫。

(1)甲型肝炎：初次接触 HAV 的儿童最易感染，故以学龄前儿童发病率最高，其次为青年人。成人甲型肝炎抗体阳性率达 90%，感染后免疫力可持续终身。

(2)乙型肝炎：新生儿普遍易感，发病多见于婴幼儿及青少年。感染后亦可产生牢固的免疫力，我国 30 岁以上的成人抗-HBs 阳性率达半数。

(3)丙型肝炎：各个年龄组均普遍易感。

(4)丁型肝炎：普遍易感。目前仍未发现对 HDV 的保护性抗体。

(5)戊型肝炎：普遍易感，尤以孕妇易感性较高。各年龄均可发病，感染后免疫力不持久。

4. 流行特征

(1)散发性发病：甲型肝炎与戊型肝炎主要是日常生活接触所致，故以散发性发病为主(占散发性肝炎的 90%)。乙型肝炎也以散发性发病为主，具有家庭聚集现象，此特征与母婴传播及日常生活接触有关。散发性丙型肝炎与密切生活接触有关。

(2)流行暴发：主要是水源和食物污染传播所致，常见于甲型肝炎和戊型肝炎。

(3)季节分布：我国甲型肝炎以秋冬季为发病高峰期，戊型肝炎多发生于雨季，乙型、丙型、丁型肝炎无明显季节性。

(4)地理分布：我国是乙型肝炎的高发区，一般人群无症状 HBsAg 携带者占 10%～15%。丁型肝炎以南美洲、中东地区等为高发区，我国以西南地区感染率最高，约为 3%。戊型肝炎主要流行于亚洲和非洲，可呈地方性流行。

四、发病机制与病理

(一)发病机制

1. 甲型肝炎　HAV 侵入人体后引起短暂的病毒血症，继而侵入肝脏，在肝细胞内增殖，不直接引起细胞病变，肝细胞损伤机制可能是通过免疫介导引起的，如细胞毒性 T 细胞对感染病毒的肝细胞的攻击。

2. 乙型肝炎　HBV 通过注射或破损皮肤、黏膜进入机体后，迅速通过血液到达肝脏和其他器官，引起肝脏及肝外相应组织的病理改变和免疫功能改变，多数以肝脏病变最为突出。HBV 并不直接引起明显的肝细胞损伤，肝细胞损伤主要由病毒诱发的免疫反应引起，即机体的免疫反应在清除 HBV 的过程中造成肝细胞的损伤，而乙型肝炎的慢性化则可能与免疫耐受有关。此外，还可能与感染者年龄、遗传因素有关。

3. 丙型肝炎　HCV 引起肝细胞损伤的机制与 HCV 的直接致病作用及免疫损伤有关。HCV 的直接致病作用可能是急性丙型肝炎中肝细胞损伤的主要原因，而慢性丙型肝炎则以免疫损伤为主要原因。丙型肝炎慢性化的可能机制：①HCV 易变异，从而逃避机体免疫。②HCV 在血液中的水平很低，容易产生免疫耐受。③HCV 具有泛嗜性，不易被清除。④免疫细胞可被 HCV 感染，导致免疫紊乱。

4. 丁型肝炎　其发病机制与乙型肝炎类似，但一般认为 HDV 对肝细胞有直接致病性。

5. 戊型肝炎　研究报道不多，推测与甲型肝炎类似。

除甲型肝炎和戊型肝炎无慢性肝炎的病理改变以外，各型肝炎的病理改变基本相同。

其基本病变为肝细胞肿胀、气球样变性或嗜酸性变性，可有点灶状或融合性坏死或凋亡小体，炎细胞浸润及库普弗细胞增生肥大。慢性病例可见肝纤维增生形成纤维间隔，导致肝小叶结构紊乱或破坏。重型肝炎可见肝细胞大量坏死。

(二)病理改变

1. 黄疸　以肝细胞性黄疸为主。

2. 肝性脑病　多见于重型肝炎和晚期肝硬化。

3. 出血　功能严重受损时，引起出血的主要原因有：①肝脏合成凝血因子减少：某些凝血因子如Ⅰ、Ⅱ、Ⅴ、Ⅶ、Ⅸ、Ⅹ因子在肝内合成，肝功能衰竭时，导致上述凝血因子缺乏；②重型肝炎出现应激性溃疡；③肝硬化伴脾功能亢进导致血小板减少；④DIC 导致凝血因子减少和血小板消耗增多。

4. 腹水　主要见于重型肝炎和失代偿期肝硬化。早期主要与钠潴留有关，后期与门静脉高压、低蛋白血症及淋巴回流障碍有关。

5. 肝肾综合征　急性肾功能不全，主要见于重型肝炎和晚期肝硬化，由于肝脏解毒功能下降，并发感染导致内毒素血症、肾血管收缩、肾缺血等导致肾小球滤过率下降，多为功能性，但亦可发展为急性肾小管坏死。

五、临床表现

甲型肝炎的潜伏期为 5～45 天，乙型肝炎为 30～180 天，丙型肝炎为 15～150 天，丁型肝炎为 28～140 天，戊型肝炎为 10～70 天。甲型和戊型肝炎主要表现为急性肝炎，乙型、丙型、丁型肝炎除了表现为急性肝炎外，慢性肝炎更常见。5 种肝炎病毒之间可出现重叠感染或协同感染，从而导致病情加重。

(一)急性肝炎

急性肝炎分为两型：急性黄疸型肝炎和急性无黄疸型肝炎。

1. 急性黄疸型肝炎　典型的临床表现有阶段性，可分 3 期。

(1)黄疸前期：平均时间为 5～7 天。临床表现为：①病毒血症；②消化系统症状；③其他症状：部分乙型肝炎病例可出现荨麻疹、斑丘疹、血管神经性水肿和关节痛等。

(2)黄疸期：时间可持续 2～6 周。尿色加深如浓茶样，巩膜和皮肤黄染。黄疸可逐渐加深，约 2 周达到高峰。部分患者可有短暂的粪便颜色变浅、皮肤瘙痒、心动过缓等肝内阻塞性黄疸的表现。体检常见肝大，质地软，有轻度压痛及叩击痛。部分患者有轻度脾大。

(3)恢复期：平均持续时间为 4 周。上述症状消失，黄疸逐渐消退，肝脾回缩，肝功能逐渐恢复正常。

2. 急性无黄疸型肝炎　较黄疸型肝炎多见。主要表现为消化道症状，多较黄疸型肝炎轻。因不易被发现而成为重要的传染源。

(二)慢性肝炎

病程超过半年者，称为慢性肝炎。见于乙型、丙型、丁型肝炎。症状类似急性肝炎，如疲乏、全身不适、食欲减退、厌油、腹胀等。体检可见慢性肝病体征：面色灰暗、蜘蛛痣、肝掌或肝、脾大。实验室检查血清丙氨酸氨基转移酶(ALT)反复或持续升高，清蛋白(A)降低，球蛋白(G)增高，A/G 比值异常；血清胆红素升高。根据病情轻重可分为轻度、中度、重度。乙型肝炎又可根据 HBeAg 阳性与否，分为 HBeAg 阳性及 HBeAg 阴性慢性乙型肝炎。

(三)重型肝炎

重型肝炎是一种最为严重的临床类型，各型肝炎均可引起重型肝炎。

1. 临床表现　重型肝炎的主要临床表现为肝衰竭，其他临床表现有：①黄疸迅速加深，血清胆红素高于 171 μmol/L；②肝脏进行性缩小，出现肝臭；③有出血倾向，凝血酶原活动度(PTA)低于 40%；④迅速出现腹水、中毒性鼓肠；⑤精神神经系统症状(肝性脑病)：早期可出现计算能力下降、定向障碍、精神行为异常、烦躁不安、嗜睡、扑翼样震颤等，晚期可发生昏迷、深反射消失；⑥肝肾综合征：出现少尿，甚至无尿，电解质酸碱平衡紊乱，血尿素氮升高等。

2. 重型肝炎分型

(1)急性重型肝炎：起病较急，早期即出现上述重型肝炎的临床表现。尤其是病后 10 天内出现Ⅱ度以上肝性脑病、肝脏明显缩小、肝臭等。

(2)亚急性重型肝炎：急性黄疸型肝炎起病 10 天以上出现上述重型肝炎的临床表现。肝性脑病多出现在疾病的后期，腹水往往较明显。此型病程可长达数月，易发展成坏死后性肝硬化。

(3)慢性重型肝炎：在慢性肝炎或肝炎后肝硬化基础上发生的重型肝炎。此型主要以同时具有慢性肝病的症状、体征和实验室检查的改变及重型肝炎的临床表现为特点。此型肝炎最为常见。

3. 重型肝炎发生的诱因　病后未适当休息；并发各种感染，常见胆系感染、原发性腹膜炎等；长期大量嗜酒或在病后嗜酒；服用对肝脏有损害的药物，如异烟肼、利福平等；合并妊娠。

4. 淤胆型肝炎　以肝内胆汁淤积为主要表现的一种特殊临床类型，又称毛细胆管炎型肝炎。其病程较长，可达 2～4 个月或更长时间。黄疸较深且具有以下两个特点：

(1)三分离：黄疸深，但消化道症状轻，ALT 升高不明显，PTA 下降不明显。

(2)梗阻性：在黄疸加深的同时，伴全身皮肤瘙痒，粪便颜色变浅或灰白色；血清碱性磷酸酶(ALP)、谷氨酰转肽酶(γ-GT)和胆固醇显著升高，尿胆红素增加，尿胆原明显减少或消失。淤胆型肝炎应注意与肝外阻塞型黄疸相鉴别。

5. 肝炎后肝硬化　在肝炎基础上发展为肝硬化，表现为肝功能异常及门静脉高压症。

六、实验室及其他检查

(一)血清酶的检测

ALT 在肝功能检测中最为常用，是判定肝细胞损害的重要指标。急性黄疸型肝炎常明显升高；慢性肝炎可持续或反复升高；重型肝炎时因大量肝细胞坏死，ALT 随黄疸迅速加深反而下降，称为胆-酶分离。ALT 升高时，天门冬氨酸氨基转移酶（AST)也升高。其他血清酶类，如 ALP、γ-GT 在肝炎时亦可升高。

(二)血清蛋白的检测

血清蛋白由肝脏合成，球蛋白则由浆细胞和单核-吞噬细胞系统合成。当肝功能损害并持续时间较长，因肝脏合成功能不足，可致血清蛋白合成减少；而肝解毒功能下降使较多抗原性物质进入血流，刺激免疫系统，产生大量的免疫球蛋白。因此，慢性肝病可出现血清蛋白下降、球蛋白升高和 A/G 比值下降。

(三)血清和尿胆红素检测

血清胆红素检查包括总胆红素、直接胆红素和间接胆红素检查。黄疸型肝炎尿胆原和尿胆红素明显增加。淤胆型肝炎时，尿胆红素增加，而尿胆原减少或阴性，以直接胆红素升高为主；黄疸型肝炎时，直接和间接胆红素均升高。

(四)凝血酶原活动度(PTA)检查

PTA 与肝损伤程度成反比，可用于重型肝炎临床诊断及预后的判断。重型肝炎 PTA＜40%，PTA 越低，则预后越差。

(五)血氨浓度检测

若并发肝性脑病，可有血氨升高。

(六)肝炎病毒病原学(标记物)检测

1. 甲型肝炎　①血清抗-HAV-IgM：是 HAV 近期感染的指标，是确诊甲型肝炎最主要的标记物。②血清抗-HAV-IgG：为保护性抗体，见于甲型肝炎疫苗接种后或既往感染 HAV 的患者。

2. 乙型肝炎

(1)表面抗原(HBsAg)与表面抗体(抗-HBs)：HBsAg 阳性见于 HBV 感染者。HBV 感染后 3 周血液中首先出现 HBsAg。除血液外，HBsAg 还存在于唾液、尿液、精液等各种体液和分泌物中。HBsAg 阴性并不能完全排除 HBV 的现症感染，因为可能有 S 基因突变株存在。抗-HBs 阳性主要见于预防接种乙型肝炎疫苗后或过去感染 HBV 并产生免疫力的恢复者。

(2)HBeAg 与抗-HBe：HBeAg 一般只出现在 HBsAg 阳性的血清中。因此 HBeAg 阳性提示 HBV 复制活跃，传染性较强。抗-HBe 在 HBeAg 消失后出现。抗-HBe阳性临床上有两种可能性：一是 HBV 复制的减少或停止，此时患者的病情趋于稳定，ALT 多正常且传染性较弱；二是 HBV 前 C 区基因发生变异，此时 HBV 仍然复制活跃，有较强的传染性，甚至病情加重。

(3)核心抗原(HBcAg)与其抗体(抗-HBc)：HBcAg 主要存在于受感染的肝细胞核内，检测到 HBcAg，表明 HBV 可复制。抗-HBc 出现于 HBsAg 出现后的 3～5 周。当 HBsAg 已消失，抗-HBs 尚未出现，只检出抗-HBc，此阶段称为窗口期。IgM 型抗-HBc 存在于急性期或慢性乙型肝炎急性发作期；IgG 型抗-HBc 是过去感染的标志，可保持多年。

(4)乙型肝炎病毒脱氧核糖核酸(HBV DNA)和脱氧核糖核酸聚合酶(DNA-P)：均位于 HBV 的核心部分，是反映 HBV 感染最直接、最特异和最灵敏的指标。两者阳性提示 HBV 的存在、复制，传染性强。HBV DNA 定量检测有助于抗病毒治疗病例选择及判断疗效。

3. 丙型肝炎

(1)丙型肝炎病毒核糖核酸(HCV RNA)：在病程早期即可出现，而于治愈后很快消失，因此可作为抗病毒治疗病例选择及判断疗效的重要指标。

(2)丙型肝炎病毒抗体(抗-HCV)：是 HCV 感染的标记而不是保护性抗体。抗-HCV-

IgM 见于丙型肝炎急性期，治愈后可消失。高效价的抗-HCV-IgG 常提示 HCV 的现症感染，而低效价的抗-HCV-IgG 可见于丙型肝炎恢复期，甚至治愈后仍可持续存在。

4. 丁型肝炎　血清或肝组织中的 HDAg 和(或)HDV RNA 阳性有确诊意义。急性 HDV 感染时，HDAg 仅在血中出现数天，继之出现抗-HDV-IgM，持续时间也较短。而抗-HDV-IgG 效价增高见于慢性丁型肝炎。

5. 戊型肝炎　常可检测到抗-HEV-IgM 及抗-HEV-IgG。由于抗-HEV-IgG 持续时间不超过 1 年，两者均可作为近期感染的指标。但因检测方法仍不理想，需结合临床进行判断。

七、诊断要点

有进食未熟的海产品，尤其是贝壳类食物等，或饮用受污染的水和食用其他不洁食物史，对甲型、戊型肝炎有诊断意义。有不洁注射史、手术史及输血和血制品史、肝炎密切接触史等，对乙型、丙型、丁型肝炎有诊断意义。临床表现为食欲减退、恶心、呕吐等消化道症状，黄疸、肝脾大、肝功能损害者应考虑本病。确诊有赖于肝炎病原学的检查。

八、治疗要点

病毒性肝炎目前仍无特效治疗方法。治疗原则为综合性治疗，以休息、营养为主；辅以适当药物治疗；避免使用损害肝脏的药物。

(一)急性肝炎

1. 一般支持疗法　参阅本节相关护理措施。

2. 护肝药物　病情轻者口服维生素、葡醛内酯(肝泰乐)等。进食少或胃肠症状明显者，如出现呕吐、腹泻，可静脉补充葡萄糖及维生素 C 等。

3. 抗病毒治疗　急性甲型、戊型肝炎为自限性疾病，不需要抗病毒治疗。成人乙型肝炎多数可以恢复，故不需抗病毒治疗。急性丙型肝炎应早期应用干扰素，其近期疗效可达 70%。

4. 中医中药治疗　中医认为黄疸肝炎由湿热引起，可用清热利湿辨证施治。

(二)慢性肝炎

除了适当休息和营养外，还需要保肝、抗病毒和对症治疗等。根据慢性肝炎临床分度进行治疗。

1. 一般保肝药物和支持疗法　补充 B 族维生素，如复合维生素 B；促进解毒功能的药物，如还原型谷胱苷肽(TAD)、葡醛内酯等；促进能量代谢的药物，如肌苷、ATP、辅酶 A 等；促进蛋白代谢的药物，如肝安；改善微循环的药物：可通过改善微循环起退黄作用，如山莨菪碱、低分子右旋糖酐；输注清蛋白或血浆。

2. 降转氨酶的药物　具有非特异性的降转氨酶作用，可选用五味子类药物，如北五味子核仁干粉、联苯双脂滴丸、垂盆草冲剂。

3. 免疫调控药物　特异性免疫增强剂可试用抗-HBV 免疫 RNA；非特异性免疫增强剂可选用胸腺素、猪苓多糖等。

4. 抗病毒药物

(1)干扰素：能抑制 HBV DNA 及 HCV RNA 的复制，干扰素一般用于 10～65 岁的患者，有严重心、肾功能不全者禁用。

(2)核苷类药物：对 HBV DNA 复制有强力抑制作用，无明显不良反应，如拉米夫定、阿德福韦、恩替卡韦亦已用于慢性乙型肝炎抗病毒治疗。

(3)中草药：山豆根制剂如肝炎灵注射液等。

5. 中医中药治疗　丹参、赤芍、毛冬青等活血化瘀药物，丹参等抗纤维化治疗药物。

(三)重型肝炎

1. 一般治疗及支持疗法　强调卧床休息；减少饮食中的蛋白，以减少肠道内氨的来源；静脉输注血清蛋白、血浆；保持水和电解质平衡，防止和纠正低血钾。静滴葡萄糖，补充维生素 B、维生素 C、维生素 K。

2. 促进肝细胞再生　可选用肝细胞生长因子或胰高血糖素-胰岛素疗法等。

3. 并发症的防治　出血的防治；肝性脑病的防治；继发感染的防治；肝肾综合征的防治。

4. 人工肝支持系统和肝移植。

5. 中医中药治疗　可用茵栀黄注射液辅助治疗，其内含有茵陈、大黄、郁金、栀子、黄芩、毛冬青等。

九、预防

1. 疾病预防指导　甲型和戊型肝炎应预防消化道传播，重点在于加强粪便管理，保护水源，严格消毒饮用水，加强食品卫生和餐具消毒。乙型、丙型、丁型肝炎预防重点在于防止通过血液和体液传播。对供血者进行严格筛查，做好血源监测。凡接受输血、大手术及应用血制品的患者，定期检测肝功能及肝炎病毒标记物，以便早期发现由血液和血制品所致的各型肝炎。推广一次性注射用品，重复使用的医疗器械要严格消毒灭菌。生活用具应专人专用。接触患者后用肥皂和流动水洗手。

2. 预防接种　甲型肝炎的易感者可接种甲型肝炎疫苗，对接触者可接种人血清免疫球蛋白以防发病。母亲 HBsAg 阳性者，新生儿应在出生后立即注射高滴度抗-HBV-IgG (HBIG)及乙型肝炎疫苗。医务人员、保育员以及与 HBsAg 阳性者密切接触者，亦应考虑给予乙型肝炎疫苗接种。完成疫苗接种程序后 1～3 个月，如抗-HBs≥10 IU/L，则显示已有保护作用。

十、护理

(一)主要护理诊断

1. 活动无耐力　与肝功能受损、能量代谢障碍有关。

2. 营养失调：低于机体的需要量　与食欲下降、呕吐、腹泻、消化和吸收功能障碍有关。

3. 潜在并发症：出血、干扰素治疗的不良反应。

(二)护理措施

1. 活动无耐力

(1)休息与活动：急性肝炎、慢性肝炎活动期、重型肝炎应卧床休息，以降低机体代谢率，增加肝脏的血流量，有利于肝细胞修复。待症状好转、黄疸减轻、肝功能改善后，逐渐增加活动量，以不感疲劳为度。肝功能正常1～3个月后可恢复日常活动及工作，但仍应避免过度劳累和重体力劳动。

(2)生活护理：病情严重者需协助其做好进餐、沐浴、如厕等生活护理。

2. 营养失调

(1)介绍合理饮食的重要性：向患者及家属解释肝脏是营养代谢的重要器官。肝功能受损时，糖原合成减少，蛋白质、脂肪代谢障碍。合理的饮食可以改善患者的营养状况，促进肝细胞再生和修复，有利于肝功能恢复。

(2)饮食原则：①肝炎急性期：患者常有食欲不振、厌油、恶心、呕吐等症状，此时不宜强调"高营养"或强迫进食，宜进食清淡、易消化、富含维生素的流质饮食。如进食量太少，不能满足生理需要，可遵医嘱静脉补充葡萄糖、脂肪乳和维生素。②黄疸消退期：食欲好转后，可逐渐增加饮食，少食多餐，应避免暴饮暴食。注意调节饮食的色、香、味，保证营养摄入。慢性期患者饮食原则为：卧床或休息者能量摄入以84～105 kJ/(kg·d)为宜，中度活动者(上班)能量摄入量以126～147 kJ/(kg·d)为宜。蛋白质1.5～2.0 g/(kg·d)，以优质蛋白为主，如牛奶、瘦猪肉、鱼肉等；碳水化合物300～400 g/d，以保证足够热量；脂肪以耐受为限，为50～60 g/d，多选用植物油；多食水果、蔬菜等富含维生素的食物。③肝炎后肝硬化、重型肝炎：血氨偏高时的限制或禁食蛋白质，待病情好转后再逐渐增加摄入量，并且选择植物蛋白。④各型肝炎患者的饮食禁忌：不宜长期摄入高糖高热量饮食，尤其有糖尿病倾向和肥胖者，以防诱发糖尿病和脂肪肝。腹胀者可减少产气食品(牛奶、豆制品)的摄入。各型肝炎患者均应禁饮酒，乙醇中的杂醇油和亚硝胺可使脂肪变性和致癌。

(3)观察胃肠道症状：观察患者的食欲，有无恶心、呕吐、反酸等症状，观察消化道症状与饮食关系，及时对饮食进行调整。如果患者消化道症状较重，特别是伴有中毒性肠麻痹所致的进行性腹胀，则提示病情较重。

(4)评估患者营养情况：每周测量体重，维持体重在病前水平或略有增加。评估每天的进食量，监测有关的指标如红细胞计数、血红蛋白水平等。

3. 潜在并发症　干扰素治疗的不良反应和出血。

(1)干扰素用药前宣教：使用干扰素进行抗病毒治疗时，应该在用药前向患者说明干扰素治疗的目的、意义和可能出现的不良反应，以及反应可能持续的时间，使患者有心理准备，便于坚持治疗。

(2)干扰素用药期间护理：干扰素的不良反应与干扰素剂量有密切的关系。常见的不良反应及处理措施有：①发热反应：一般在注射干扰素的最初3～5次发生，以第1次注射后的2～3小时发热最明显，低热至高热不等，可伴有头痛、肌肉及骨骼酸痛、疲倦无力等。发热反应随治疗次数增加而逐渐减轻。应嘱患者多饮水，卧床休息，必要时对症处理。②胃肠道反应：部分患者可出现恶心、呕吐、食欲减退、腹泻等胃肠道症状，给予一般对症处理，严重者应停药。③脱发：有1/3～1/2的患者在疗程的中、后期出现脱发，但停药后可恢复。④肝功能损害：极少数患者发生肝功能损害，出现黄疸、ALT增高等，可酌情继续给予治疗或停药。⑤神经精神症状：极少数患者在疗程的后期可出现忧郁、焦虑等神经精神症状，严重者应减药量或者停药。⑥周围血常规改变：白细胞计数降低较常见，若白细胞在 $3.0\times10^9/L$ 以上应坚持治疗，可遵医嘱给予升白细胞药物。当白细胞 $<3.0\times10^9/L$ 或中性粒细胞 $<1.5\times10^9/L$、血小板 $<40\times10^9/L$ 时，可减少干扰素的剂量甚至停药。干扰素对红细胞计数的影响一般不明显。

(3)定期复查：应用干扰素抗病毒治疗时，嘱患者一定要在医生的指导下用药，不要自行决定停药或加量，用药不当易引起病毒变异或药物不良反应增加。嘱患者定期复查肝功能、血常规及测量病毒的血清学指标，以指导调整治疗方案。

十一、健康指导

慢性乙型和丙型肝炎可反复发作，诱因常为过度劳累、暴饮暴食、酗酒、不合理用药、感染、不良情绪等。应向患者及家属宣传病毒性肝炎的家庭护理和自我保健知识。慢性患者和无症状携带者应做到以下几点：

(1)正确对待疾病，保持乐观的情绪。过分焦虑、忧虑、愤怒等不良情绪会造成免疫功能减退，不利于肝脏功能恢复。

(2)生活规律，劳逸结合，恢复期患者可参加散步、体操等轻微体育活动，待体力完全恢复后参加正常工作。

(3)加强营养，适当增加蛋白质摄入，但要避免长期高热量、高脂肪饮食。戒烟酒。

(4)不滥用药物，如吗啡、苯巴比妥类、磺胺类及氯丙嗪等药物，以免加重肝损害。

(5)实施适当的家庭隔离，如患者的食具、用具和洗漱用品应专用，患者的排泄物、分泌物可用3%漂白粉消毒后弃去。患者应自觉注意卫生，养成良好卫生的习惯，防止唾液、血液及其他排泄物污染环境。患者家中的密切接触者，可进行预防接种。

(6)要定期复查，急性肝炎患者出院后第 1 个月复查 1 次，以后每 1～2 个月复查 1 次，半年后每 3 个月复查 1 次，定期复查 1～2 年。慢性肝炎患者出院后遵医嘱定期复查肝功能、病毒的血清学指标、肝脏 B 超和与肝纤维化有关的指标，以指导调整治疗方案。

(7)慢性乙型和丙型肝炎患者、无症状 HBV 和 HCV 携带者应进一步检测各项传染性指标，HBsAg、HBeAg、HBV DNA 和 HCV RNA 阳性者应禁止献血和从事托幼、餐饮业工作。

第二节　艾滋病

一、概述

艾滋病称为获得性免疫缺陷综合征(acquired immune deficiency syndrome，AIDS)，是由人类免疫缺陷病毒(human immuno deficiency virus，HIV)所引起的慢性致命性传染病。主要通过性接触和血液传播。HIV 特异性侵犯并破坏辅助性 T 细胞($CD4^+$ T 细胞)，并使机体多种免疫细胞受损，最终并发各种严重的机会性感染和恶性肿瘤。

二、病原学

HIV属于反转录病毒科慢病毒亚科，目前已知的HIV有两型，即HIV-1和HIV-2，两者均为单链RNA病毒，可引起艾滋病。HIV的显著特征是高度的变异性，有助于HIV逃避宿主的免疫监视，同时也为HIV感染的预防、诊断和治疗设置了巨大的障碍。HIV具有广泛的细胞和组织嗜性，其分布遍及骨骼、胸腺、脑、心、肺、肠、眼、肾、皮肤和性腺等器官。病毒侵入人体后能刺激机体产生抗体，但中和抗体很少，病毒和抗体可同时存在，故仍有传染性。HIV在外界的抵抗力不强，对热较为敏感，56 ℃30分钟、25%以上乙醇、0.2%次氯酸钠和漂白粉能将其灭活。但病毒对0.1%甲醛、紫外线、γ射线不敏感。

三、流行病学

(一)流行概况

HIV感染及艾滋病的发病地区正在发生改变，由原来的以北美洲、西欧为主转向亚洲、非洲、拉丁美洲人口众多的地区流行蔓延。全国艾滋病疫情仍呈低流行状态，但感染率呈上升趋势，局部地区和重点人群已经呈现高流行；疫情正在从高危人群向一般人群扩散。

(二)传染源

患者和HIV无症状病毒携带者是本病的传染源，后者尤为重要。病毒主要存在于血液、精液、子宫和阴道分泌物中，其他体液如唾液、眼泪和乳汁也具有传染性。

(三)传播途径

1. 性接触传染　为艾滋病的主要传播途径，同性恋、异性恋均可传播。

2. 注射及血源途径　药物依赖者共用针头，或输注含病毒的血液及血制品。

3. 母婴传播　感染HIV的孕妇可通过胎盘、分娩过程及产后血性分泌物和哺乳传给婴儿。

4. 其他途径　应用HIV感染者的器官移植或人工授精，被污染的针头刺伤或破损皮肤意外受到感染。

(四)高危人群

男性同性恋者、多个性伴侣者、静脉药物依赖者和血制品使用者为本病的高危人群。

四、发病机制及病理改变

HIV侵入人体后，可通过直接侵犯辅助性T细胞及单核-吞噬细胞或间接作用于B细胞和NK细胞等，使多种免疫细胞受损，细胞免疫及体液免疫均受到不同程度的损害而致免疫功能严重缺陷，易发生各种严重的机会性感染和肿瘤。

HIV感染的主要病理变化呈多样性、非特异性病变。

1. 机会性感染　由于免疫缺陷，组织中病原体繁殖多，而炎症反应少。

2. 免疫器官病变　包括淋巴结病变及胸腺病变。前者又有反应性病变如滤泡增殖性淋巴结肿及肿瘤性病变，如卡波西肉瘤或其他淋巴瘤。胸腺病变可见萎缩、退行性和炎性病变。

3. 中枢神经系统病变　神经胶质细胞灶性坏死，血管周围炎性浸润，脱髓鞘改变。

五、临床表现

本病潜伏期长，一般认为2～10年可发展为艾滋病。临床表现十分复杂，多与机会性感染或肿瘤有关。感染早期可有急性感染的表现。然后在相当长的时间内(可长达10年)无任何症状，或仅有全身淋巴结肿大，常因机会性感染及肿瘤而发展为艾滋病。

(一)艾滋病的分期

1. 急性感染期(Ⅰ期)　感染HIV后，部分患者出现血清病样症状，包括轻微发热、全身不适、头痛、畏食、肌肉关节疼痛以及淋巴结肿大等。在被感染2～6周后，血清HIV抗体可呈阳性反应。症状持续3～14天后可自行消失。

2. 无症状感染期(Ⅱ期)　由原发感染或急性感染症状消失后延伸而来，无任何症状。血清学检查可检出HIV以及HIV核心蛋白和包膜蛋白的抗体。此期持续2～10年或更长。

3. 持续性全身淋巴结肿大期(Ⅲ期)　表现为除腹股沟淋巴结以外，全身其他部位（如颈、枕、腋下等)2处或2处以上淋巴结肿大。淋巴结一般持续肿大3个月以上，无自觉症状。

4. 艾滋病期(Ⅳ期)　是HIV感染的最终阶段。此期临床表现复杂，因免疫功能严重缺陷，易发生机会性感染及恶性肿瘤，可累及全身各个系统及器官，且常有多种感染和肿瘤并存，出现各种严重的综合病症。常有5种表现：①体质性疾病：发热、乏力不适、盗汗、体重下降、厌食、慢性腹泻、肝脾大等。②神经系统症状：头痛、癫痫、下肢瘫痪、进行性痴呆。③机会性感染：原虫、真菌、结核分枝杆菌和病毒感染。④继发肿瘤：常见卡波西肉瘤。⑤继发其他疾病，如慢性淋巴性间质性肺炎等。

(二)各系统的临床表现

1. 肺部　以肺孢子菌肺炎最为常见，其是本病机会性感染死亡的主要原因，表现为间质性肺炎。

2. 消化系统　假丝酵母菌(又称念珠菌)、疱疹病毒和巨细胞病毒引起口腔和食管炎症或溃疡最为常见，表现为吞咽疼痛和胸骨后烧灼感。

3. 中枢神经系统　临床表现为：①机会性感染；②机会性肿瘤；③HIV直接感染中枢神经系统：引起艾滋病痴呆综合征、无菌性脑炎。

4. 皮肤黏膜　肿瘤性病变，如卡波西肉瘤可引起紫红色或深蓝色浸润或结节。机会性感染可有白念珠菌或疱疹病毒所致口腔感染等。外阴疱疹病毒感染、尖锐湿疣均较为常见。

5. 眼部　巨细胞病毒、弓形体引起视网膜炎，眼部卡波西肉瘤等。

六、实验室及其他检查

1. 血常规检查　可有不同程度的贫血，白细胞计数降低，血小板减少，红细胞沉降率加快。

2. 免疫学检查　T细胞绝对值下降，$CD4^{+}$ T细胞计数下降，CD4/CD8＜1.0。

3. 血清学检查　检查包括：①HIV-1抗体检查：p24和gp120抗体，用ELISA检测连续两次阳性，经免疫印迹法或固相放射免疫沉淀法证实阳性可确诊；②HIV 抗原检查：可用 ELISA 法检测 p24 抗原，用免疫印迹法或 RT-PCR 法检测 HIV RNA。定量检测既有助于诊断，又可判断治疗效果及预后。

4. 病毒分离　可从血浆、单核细胞和脑脊液中分离，但操作复杂，仅用于科研。

七、诊断要点

急性感染期可根据高危因素及血清病样表现做出诊断。慢性感染期结合高危人群、严重机会性感染或机会性肿瘤、CD4/CD8 细胞倒置应考虑诊断本病。高危人群伴有以下两项或两项以上者为疑似病例：

(1)近期体重下降 10%以上。

(2)慢性咳嗽或腹泻 1 个月以上。

(3)间歇或持续发热 1 个月以上。

(4)全身淋巴结肿大。

(5)反复出现带状疱疹或慢性播散性单纯疱疹。

(6)口咽念珠菌感染。HIV 抗体或抗原的检查及 HIV RNA 的检测有助于明确诊断。

八、治疗要点

目前认为早期抗病毒是治疗的关键，它既可缓解病情，又能预防和延缓艾滋病相关疾病的出现，减少机会性感染和肿瘤的发生。

1. 抗病毒治疗　至今无特效药，现有药物只能抑制病毒复制。目前抗 HIV 的药物可分为三大类：①核苷类似物反转录酶抑制剂，包括齐多夫定、双脱氧胞苷；②非核苷类似物反转录酶抑制剂，如奈非雷平；③蛋白酶抑制剂，包括利托那韦、沙奎那韦、英地那韦等。HIV 在抗病毒治疗过程中易发生突变，从而产生耐药性，因而主张联合用药。通常采用三联或四联，即 3 类药物的联合或使用两种不同的核苷类似物反转录酶抑制剂加上一种（或两种)蛋白酶抑制剂，配伍组成复方让患者服用。

2. 并发症治疗　①肺孢子菌肺炎：可用复方磺胺甲噁唑；②卡波西肉瘤：可用齐多夫定与 a-干扰素联合治疗，或应用博来霉素、长春新碱、多柔比星(阿霉素)联合治疗；③隐孢子菌感染和弓形体病：可用螺旋霉素或克林霉素；④巨细胞病毒感染：可用更昔洛韦或阿昔洛韦(无环鸟苷)；⑤隐球菌性脑膜炎：应用氟康唑或两性霉素 B。

3. 支持及对症治疗　输血、补充维生素及营养物质，明显消瘦者可给予乙酸甲地孕酮改善食欲。

4. 预防性治疗　结核菌素试验阳性者，异烟肼治疗 1 个月。$CD4^{+}$ T 细胞<0.2×10/L 者可用复方磺胺甲噁唑预防肺孢子菌肺炎。针刺或实验室意外感染应在 2 小时内用齐多夫定等治疗，疗程 4～6 周。

九、预防

广泛开展宣传教育和综合治理，应通过传媒、社区教育等多种途径使群众了解艾滋病的病因和感染途径，采取自我防护措施进行预防，尤其是应加强性道德的教育；保障安全的血液供应，提倡义务献血，禁止商业性采血；严格血液及血制品的管理，严格检测献血者、精液及组织、器官供者的 HIV 抗体；注射、手术、拔牙等应严格无菌操作，推广使用一次性注射用品，不共用针头、注射器；加强静脉药物依赖者注射用具的管理；对医疗器械如胃镜、肠镜、血液透析器械应严格消毒，防止医源性感染；加强对高危人群的艾滋病疫情监测，严格取缔卖淫和嫖娼活动；加强国境检疫，禁止艾滋病抗体阳性者入境。

十、护理

(一)主要护理诊断

1. 有感染的危险　与免疫功能受损有关。

2. 营养失调：低于机体需要量　与食欲缺乏、慢性腹泻及艾滋病期并发各种机会性感染和肿瘤消耗有关。

3. 恐惧　与艾滋病预后不良、疾病的折磨、担心受到歧视有关。

(二)护理措施

1. 有感染的危险

(1)隔离：艾滋病患者应在执行血液/体液隔离的同时实施保护性隔离。

(2)病情观察：密切观察有无肺部、胃肠道、中枢神经系统、皮肤黏膜等机会性感染的发生，以便早发现、早治疗。

(3)休息与活动：在急性感染期和艾滋病期应卧床休息，以减轻症状；无症状感染期可以正常工作，但应避免劳累。

(4)加强个人卫生：加强口腔护理和皮肤清洁，防止继发感染或减轻口腔、外阴真菌、病毒等感染引起的不适。长期腹泻的患者要注意肛周皮肤的护理。每次排便后用温水清洗局部，再用吸水性良好的软布或纸巾吸干，可涂抹润肤油保护皮肤。

(5)严重的骨髓抑制作用，早期可表现为巨幼细胞性贫血，晚期可有中性粒细胞和血小板减少，亦可出现恶心、头痛和肌炎等症状。应查血型、做好输血准备，并定期检查血常规。中性粒细胞 $<5\times10^9/L$ 时，应报告医生。

2. 营养失调

(1)营养监测：评估患者的营养状况，包括皮下脂肪、皮肤弹性、体重以及血红蛋白等；评估患者的食欲，了解饮食习惯、进食能力等。

(2)饮食护理：应给予高热量、高蛋白、高维生素、易消化饮食，以保证营养供给，增强机体抗病能力。同时根据患者的饮食习惯，注意食物的色香味，少食多餐，设法促进患者食欲。若有呕吐，在饭前 30 分钟给予止吐药。若有腹泻，能进食者应给予少渣、少纤维素、高蛋白、高热量、易消化的流质或半流质；鼓励患者多饮水或汤汁、果汁等；忌食生冷及刺激性食物。不能进食或吞咽困难者给予鼻饲。必要时静脉补充所需营养和水分。

3. 恐惧

(1)心理护理：多与患者沟通，运用倾听技巧，了解患者的心理状态。由于艾滋病缺乏特效治疗，预后不良，加之疾病的折磨，患者易有焦虑、抑郁、恐惧等心理障碍，部分患者可出现报复、自杀等行为。护士要真正关心体谅患者，并注意保护患者的隐私。

(2)社会支持：了解患者的社会支持资源状况及患者对资源的利用度，鼓励亲属、朋友给患者提供生活和精神上的帮助，解除患者孤独感、恐惧感。目前许多药物正在积极研制中，鼓励患者珍爱生命、遵守性道德，充分利用可及的社会资源及信息，积极地融入社会。

十一、健康指导

对患者进行指导教育，使之充分认识本病的基本知识、传播方式、预防措施及保护他人和自我健康监控的方法。对HIV感染者实施管理，包括：①定期或不定期的访视及医学观察；②患者的血液、排泄物和分泌物应用0.2%次氯酸钠或漂白粉等消毒液进行消毒；③严禁献血、献器官、献精液，性生活应使用避孕套；④出现症状、并发感染或恶性肿瘤者，应住院治疗；⑤已感染HIV的育龄妇女应避免妊娠、生育，以防母婴传播。HIV感染的哺乳期妇女不可母乳喂养婴儿，应采用人工喂养。

第三节　流行性感冒

一、概述

流行性感冒(influenza)简称流感，是由流感病毒引起的急性呼吸道传染病。临床主要表现为骤起高热，全身酸痛、乏力，多伴有相对较轻的呼吸道症状。流感潜伏期短、传染性强、传播速度快，特别是甲型流感病毒易发生变异，曾引起过5次世界大流行和若干次小流行。

二、病原学

流感病毒属正黏液病毒科有包膜的RNA病毒，所含的核蛋白是可溶性抗原，具有特异性，且抗原性稳定。根据其抗原性，可将流感病毒分为甲、乙、丙3型，3型病毒具有相似的生化和生物学特征；根据其外膜的H和N抗原结构不同，同型病毒又分若干亚型：H可分为15个亚型，N可分为9个亚型。

流感病毒的最大特点是极易发生变异，尤其是甲型流感病毒。甲型流感病毒大约每隔十几年发生一次大变异。乙型流感病毒间同样有大变异与小变异，但未划分成亚型转变。丙型流感病毒尚未发现抗原变异。流感病毒不耐热、酸和乙醚，对甲醛、乙醇与紫外线等均敏感。

三、流行病学

1. 传染源　患者和隐性感染者是本病的主要传染源。自潜伏期末到发病后5天内均可有病毒由鼻涕、口涎、痰液等分泌物排出，传染期约1周，以病初2～3天传染性最强。甲型流感可感染多种动物，因此，动物亦可能成为重要的储存宿主和中间宿主。

2. 传播途径　经呼吸道空气飞沫传播。病毒以咳嗽、打喷嚏、讲话所致的飞沫传播为主，也有可能通过病毒污染的茶具、食具、毛巾等间接传播。传播速度和广度与人口密度有关。

3. 人群易感性　人群普遍易感。感染后对同一抗原型可获得不同程度的免疫力，同型免疫力通常不超过 1 年，不同亚型间无交叉免疫性。病毒变异后，人群重新易感，故可反复发病。

4. 流行特征　流感常突然发生，并迅速传播蔓延，发病率高和流行过程短是流感的流行特征。流行往往沿交通线路传播，从大城市向中小城市、农村扩散。流行以冬春季为多。大流行主要由甲型流感病毒引起，当甲型流感病毒出现新亚型时，人群普遍易感而发生大流行。一般每 10～15 年可发生一次大流行，每 2～3 年可发生一次小流行。乙型流感多呈局部流行或散发，亦发生可大流行。丙型一般只引起散发。

大流行的原因与 4 种因素有关：①流感的潜伏期短，仅 1～2 天；②流感病毒具有较强传染性，易发生变异；③以呼吸道空气飞沫传播为主要传播方式；④感染后免疫力持续时间短且各型及各亚型之间无交叉免疫性。

四、发病机制及病理

流感病毒复制导致细胞病变是发病的主要机制。受病毒感染的上皮细胞发生变性、坏死与脱落，露出基底细胞层。其临床表现为局部炎症，但病毒引起全身急性感染中毒反应更为突出，如发热、全身酸痛和白细胞减少等，但一般不形成病毒血症。其单纯流感过程，主要病变损害部位为呼吸道上部和中部气管。

当病毒侵袭全部呼吸道，整个呼吸道发生病变，导致流感病毒性肺炎。在老年人、婴幼儿以及患有慢性心、肺、肾等疾患或接受免疫抑制剂治疗者较易发生。其病理特征为全肺暗红色，黏膜充血，纤毛上皮细胞脱落，黏膜下有灶性出血、水肿和轻度白细胞浸润。肺泡内有纤维蛋白与水肿液，其中混有中性粒细胞。肺泡出血，肺泡间质增厚，肺泡与肺泡管中可有透明膜形成。

五、临床表现

潜伏期为 1～3 天，最短数小时，最长可达 4 天。各型流感病毒所致症状基本表现一致，但可有轻重不同。

（一）单纯型流感

此型最常见。急起高热，全身症状较重，呼吸道症状较轻。有显著头痛、肌肉痛、乏力、咽干及食欲减退等。部分患者有鼻塞、流涕、干咳等症状。查体可见急性发热面容，面颊潮红，眼结膜及咽部充血。肺部可闻及干啰音。发热多于 1～2 天达高峰，3～4 天退热，单纯型流感又可分为普通型和轻型。轻症者类似其他病毒性上呼吸道感染，1～2 天即可痊愈，易被忽视。

（二）肺炎型流感（流感病毒性肺炎）

起病时与单纯流感相似，但于发病 1～2 天病情迅速加重。出现高热、全身衰竭、烦躁不安、剧烈咳嗽、血性痰液、呼吸急促、发绀。双肺听诊呼吸音低，布满湿啰音、哮鸣音，但无肺实变体征。X 线胸片显示双肺絮状阴影，散在分布，近肺门处较多，周围较少。痰培养无致病菌生长，痰易分离出流感病毒。抗菌治疗无效，多于5～10天死于呼吸与循环衰竭，此为原发性流感病毒性肺炎，亦称重型流感肺炎。病程1～2周后进入恢复期。此为轻型流感病毒性肺炎，预后较好。

(三)并发症

1. 继发性细菌性呼吸道感染　如急性鼻窦炎或急性化脓性扁桃体炎。

2. 继发性细菌性气管炎和支气管炎。

3. 继发性细菌性肺炎　有两种类型：①单纯型流感继发细菌性肺炎：流感2～4天后病情加重，高热、剧咳、痰呈脓性，呼吸困难、发绀、肺部啰音或有肺实变征。白细胞计数和中性粒细胞显著升高，痰培养可有致病菌生长，常见的病原体为肺炎链球菌、葡萄球菌或流感嗜血杆菌。②肺炎型流感继发细菌性肺炎(混合性病毒细菌肺炎)：病情更重，常可导致死亡。

4. 肺外并发症　较少见，主要有雷氏综合征、中毒性休克、心肌炎及心包炎等。

六、实验室及其他检查

1. 血常规检查　白细胞计数正常或减少，分类正常或淋巴细胞相对增多，嗜酸性粒细胞消失。如继发细菌性感染，可有白细胞显著增多。

2. 病原学检查　①鼻黏膜印片检查抗原；②病毒分离；③核酸检测。

3. 血清学检查　取病后3天内和2～4周后双份血清做补体结合试验或血凝抑制试验，抗体滴度有4倍或以上升高者，可以确诊。但需时较长，仅作为回顾性诊断。

七、诊断要点

冬春季节在同一地区，1～2天即有大量上呼吸道感染患者发病的集体发病史或接触史或某地区有本病流行等流行病学资料；临床表现为起病急骤，有持续高热、肌肉关节酸痛等较重全身中毒症状，而呼吸道表现如鼻塞、流涕、咽痛等症状出现较迟、较轻。结合查体及X线检查进行诊断。实验室检查见白细胞计数正常或减少，分类正常或淋巴细胞相对增多。鼻黏膜印片检查，在上皮细胞内查见包涵体或荧光抗体染色病毒抗原阳性有助于快速诊断。双份血清做补体结合试验或血凝抑制试验，效价递升4倍或以上者或病毒分离阳性可以确诊。

八、治疗要点

1. 一般治疗　强调卧床休息和支持治疗。

2. 对症治疗　高热者可用解热镇痛药物，酌情选用安乃近、苯巴比妥(鲁米那)等。

3. 抗生素的应用　应积极防治继发性细菌感染。以下情况时可考虑应用磺胺或抗生素：①继发细菌感染；②有风湿病史者；③抵抗力差的幼儿、老人，尤其是慢性心、肺疾病患者。

4. 抗病毒治疗　应早期用药，如利巴韦林(病毒唑)，对各型流感均有疗效，不良反应少；金刚烷胺和甲基金刚烷甲胺，只对甲型流感病毒有效；奥司他韦(达菲)，可抑制病毒复制；中草药治疗流感的方法较多，效果较好，如金银花、连翘、黄芪等已证实可以提升免疫力，同时杀灭病毒和细菌。

九、预防

1. 预防疾病指导 平时要注意锻炼身体，增强机体的抵抗力。流感流行季节要根据天气变化增减衣服。在流感流行时，应尽可能减少公众集会和集体娱乐活动，尤其是室内活动，以防疫情扩散。房间要经常通风换气，保持清洁。

2. 预防接种 接种疫苗是预防流感的基本措施，应在每年流感流行前的秋季进行，应用与现行流行株一致的灭活流感疫苗接种，可获得 60%～90%的保护效果。老人、儿童、免疫受抑制的患者，以及所有易于出现并发症的人群是流感疫苗最适合的接种对象。每年应根据流行病学调查结果，补充或更换疫苗的抗原组成，以获得稳定的保护效果。流感疫苗有一定的全身和局部不良反应，接种后应注意观察和处理。发热或急性感染期最好推迟接种。对疫苗中的成分或鸡蛋过敏者、格林-巴利综合征患者、妊娠 3 个月以内的孕妇、严重过敏体质者为禁忌证。12 岁以下儿童不能使用全病毒灭活疫苗。

十、护理

(一)主要护理诊断

1. 体温过高 与病毒感染有关。

2. 气体交换受损 与病毒性肺炎或合并细菌性肺炎有关。

(二)护理措施

1. 体温过高

(1)用药护理：儿童应避免应用阿司匹林，以免诱发严重的雷氏综合征。金刚烷胺有一定的中枢神经系统不良反应，如头晕、嗜睡、失眠和共济失调等，老年及有血管硬化者慎用，孕妇及有癫痫史者禁用。应密切观察用药后的疗效和不良反应。

(2)其他护理措施参见第一章第一节“体温过高”的护理。

2. 气体交换受损

(1)病情观察：观察患者的生命体征，有无高热不退、呼吸急促、发绀、血氧饱和度下降；观察有无咳嗽、咳痰，咳嗽的性质、时间、诱因、节律、音色；痰液的性状、量等。协助采集血液、痰液或呼吸道分泌物标本，以明确诊断或发现继发性细菌感染。

(2)休息和活动：急性期应卧床休息，协助患者做好生活护理。

(3)营养与饮食：发热期应多饮水，给予易消化、营养丰富的富含维生素的流质或半流质饮食。伴呕吐或腹泻严重者，应适当增加静脉营养的供给。

(4)对症护理：患者有咳嗽、咳痰、胸闷、气急、发绀等肺炎症状时，应协助其取半卧位，予以吸氧，必要时吸痰，并报告医生及时处理。

十一、健康指导

1. 对患者的指导 室内每天进行空气消毒或开窗通风换气，患者使用过的食具应煮沸，衣物、手帕等可用含氯消毒液消毒或阳光下暴晒 2 小时。患者住过的房间应用过氧乙酸熏蒸或其他方法做终末消毒。

2. 隔离指导　当疑为流感暴发时，应及时向当地疾病控制部门报告。按呼吸道隔离要求，隔离患者1周或至主要症状消失。隔离期应避免外出，如外出需戴口罩。

附：人感染高致病性禽流感

一、概述

人感染高致病性禽流感是由禽甲型流感病毒某些亚型中的一些毒株如H5N1、H7N7等引起的人类急性呼吸道传染病。近年来，H5N1型禽流感病毒在全球蔓延，不断引起人类发病，并且推测这一病毒可能通过基因重配或突变演变为能引起人类流感大流行的病毒，因此成为全球关注的焦点。根据《中华人民共和国传染病防治法》的相关规定，将人感染高致病性禽流感纳入法定乙类传染病管理。

二、病原学

禽流感病毒属正黏病毒科甲型流感病毒属，其中的H2和H7亚株(以H5N1和H7N7为代表)能引起严重的禽类疾病，称为高致病性禽流感。目前感染人类的禽流感病毒亚型主要为H5N1、H9N2、H7N7，其中H5N1亚型的患者病情重，病死率高。

禽流感病毒对乙醚、氯仿、丙酮等有机溶剂均敏感。常用消毒剂如氧化剂、稀酸、卤素化合物(如漂白粉和碘剂)等容易将其灭活。禽流感病毒对热比较敏感，65 ℃加热30分钟或煮沸(100 ℃)2分钟以上可灭活。病毒对低温抵抗力较强，在有甘油保护的情况下可保持活力1年以上。病毒在阳光直射下40～48小时即可灭活，如用紫外线直接照射，可迅速破坏其传染性。

三、流行病学

1. 传染源　人感染高致病性禽流感的传染源主要为患禽流感或携带禽流感病毒的鸡、鸭、鹅等禽类，特别是鸡；野禽在禽流感的自然传播中扮演了重要角色。患者是否为人感染高致病性禽流感的传染源尚待进一步确定。

2. 传播途径　病毒可通过呼吸道和消化道传染给人，人直接接触受禽流感病毒感染的家禽及其粪便或被带有相当数量病毒污染的物品也可以被感染，如患病家禽的粪便、羽毛、呼吸道分泌物、血液等。也可通过眼结膜和破损皮肤引起感染。目前尚无人与人之间传播的确切证据。

3. 人群易感性　人群普遍易感。尽管任何年龄均可被感染，但在已发现的感染病例中，12岁以下儿童所占比例较高，病情较重。从事家禽养殖业者、在发病前1周内去过家禽饲养、销售及宰杀等场所者以及接触禽流感病毒的实验室工作人员为高危人群。

四、发病机制

人禽流感的发病机制与流感的发病机制基本一致。

五、临床表现

潜伏期一般在7天以内，通常为2～4天。

不同亚型的禽流感病毒感染人后可引起不同的临床症状。感染H9N2亚型的患者通常仅有轻微的上呼吸道感染症状。感染H7N7亚型的患者表现为结膜炎。重症患者一般均为H5N1亚型病毒感染。患者呈急性起病，早期酷似普通型流感，主要为发热，体温大多持续在39 ℃以上，热程为1～7天，多为3～4天，可伴有流涕、鼻塞、咳嗽、咽痛、头痛、肌肉酸痛和全身不适。常在发病1～5天后出现呼吸急促及明显的肺炎表现。重症患者病情进展迅速，发病1周内出现呼吸窘迫、肺实变体征，随即发展为呼吸衰竭。大多数病例即使接受辅助通气治疗，最终仍然死亡。还可出现肺炎、肺出血、胸腔积液、全血细胞减少、肾衰竭、败血症、感染性休克及瑞氏综合征等并发症。

六、实验室及其他检查

1. 血常规检查　外周血白细胞总数一般正常或降低，重症患者多有白细胞总数及淋巴细胞下降。

2. 病毒抗原及基因检测　病毒抗原及基因检测和病毒分离发现禽流感病毒。

3. 病毒分离　从患者呼吸道标本(如鼻咽分泌物、口腔含漱液、气管呼出物或呼吸道上皮细胞)中分离出流感病毒。

4. 血清学检查　病毒抗体滴度有4倍或以上升高，有助于回顾性诊断。

5. 胸部影像学检查　重症患者胸部X线检查可显示单侧或双侧肺炎，少数可伴有胸腔积液等。

七、诊断要点

根据流行病学史、临床表现及实验室检查结果，排除其他疾病后，可以做出诊断。

八、治疗要点

治疗原则与普通流感基本相同。

1. 对疑似和确诊患者进行隔离治疗。

2. 抗流感病毒的治疗应在发病48小时内，治疗方法详见“流行性感冒”。

3. 重症患者处理要点　①营养支持；②加强血氧检测和呼吸支持；③防治继发细菌感染；④防治其他并发症，如短期给予肾上腺皮质激素改善毒血症状及呼吸窘迫。

九、预防

1. 监测及控制传染源　医学观察期限暂定为7天(自最后接触病禽、死禽或确诊病例、疑似病例之日算起)，观察期间不限制医学观察对象活动，但观察对象活动范围需在动物禽流感疫区范围内(疫点周围半径3 km)。

2. 切断传播途径　告知人禽流感的临床特点、传播途径及相关防治知识。观察期间，由当地卫生行政部门指定的医疗卫生人员每天对密切接触者测试1次体温，了解其身体健康状况。对出现临床表现(体温>38 ℃伴咳嗽或咽痛等症状)者，应进行流行病学调查，并进行诊断治疗。当出现禽流感疫情在人与人之间传播时，对密切接触者应实施隔离，进行医学观察。

3. 保护易感人群　目前疫苗还在研制中。对密切接触者可用抗流感药物或按中医药辨证施治。

十、护理

参见“流行性感冒”的常用护理诊断及措施。

十一、健康指导

1. 加强疾病的监控　动物防疫部门一旦发现疑似禽流感疫情，应立即通报当地疾病预防控制机构，指导职业暴露人员做好防护工作。

2. 预防疾病指导　根据禽流感职业暴露人员防护指导原则的规定，对禽流感疑似或确诊病例的密切接触者及病、死禽的密切接触者进行医学观察和流行病学调查的人员必须戴16层棉纱口罩(使用4小时后，消毒更换)、穿工作服、戴工作帽和乳胶手套。此外，对疫点周围 3 km 范围内的家禽实施宰杀和无害化处理，进行预防性消毒的人员还应戴防护眼镜、穿长筒橡胶鞋、戴橡胶手套。每次实施防治处理后，应立即进行手的清洗和消毒。加强检测标本和实验室禽流感病毒毒株的管理，严格执行操作规范，防止实验室的感染及传播。对病、死禽密切接触者及现场处理疫情的工作人员，可预防性投服神经氨酸酶抑制剂类药物。公众应避免与禽、鸟类及其排泄物接触，尤其是与病、死禽类的接触。不吃未经煮熟的禽肉及蛋类食品。勤洗手，养成良好的个人卫生习惯。

第四节　流行性乙型脑炎

一、概述

流行性乙型脑炎(epidemic encephalitis B)简称乙脑，又称日本乙型脑炎，是由乙型脑炎病毒引起，以脑实质炎症为主要病变的中枢神经系统急性传染病。蚊虫为其主要传播媒介，流行于夏秋季。其临床特征为高热、意识障碍、抽搐、呼吸衰竭。病死率高达 20%～50%，重症患者可留有后遗症。

二、病原学

乙型脑炎病毒(简称乙脑病毒)属虫媒病毒 B 组，披盖病毒科黄病毒属。核心为单股正链 RNA，可在体外细胞培养中生长。病毒的抵抗力不强，不耐热，对乙醚、酸等均很敏感，但耐低温和干燥。感染后可产生补体结合抗体、中和抗体及血凝抑制抗体，这些抗体的检测可用于临床诊断和流行病学调查。

三、流行病学

1. 传染源　乙脑是人畜共患的自然疫源性疾病，动物(家畜如猪、牛，家禽如鸭、鸡等)或人受感染后出现病毒血症，是本病的传染源。其中猪是本病最主要的传染源。

2. 传播途径　本病通过蚊虫叮咬而传播。蚊虫感染后可携带病毒越冬或经卵传代，成为乙脑病毒的长期储存宿主。

3. 人群易感性　人群普遍易感，以隐性感染最为常见，感染后可获持久免疫力。

4. 流行特征　本病流行于亚洲东部的热带、亚热带及温带地区。我国多数地区有本病流行。患者多为 10 岁以下儿童，尤以 2～6 岁儿童发病率最高，但广泛接种疫苗后，成人和老年人发病率相对增高。本病呈高度散发性，家庭成员中同时发病者罕见。

四、发病机制及病理

感染的蚊虫在叮咬人或动物时，病毒即侵入机体。在单核-吞噬细胞内繁殖，继而进入血液循环引起病毒血症。病毒通过血-脑屏障进入中枢神经系统，引起脑炎。发病机制与病毒对神经组织的直接侵袭及诱发免疫性损伤有关。乙脑的病变范围较广，脑及脊髓均可受累，尤以大脑皮质、间脑和中脑最为严重。主要病理改变有：神经细胞病变、炎细胞浸润和胶质细胞增生，形成"血管套""噬神经细胞现象"等特征。

五、临床表现

潜伏期为 4～21 天，一般为 10～14 天。典型的临床经过分为 3 期，部分患者可有后遗症期及并发症。

1. 初期　起病急，体温在 1～2 天升至 39～40 ℃，伴头痛、恶心、呕吐及嗜睡。可有颈部强直及抽搐，此期持续 1～3 天。

2. 极期　病程为 4～10 天，初期症状加重，此期主要表现为脑实质受损的症状，包括：①高热：体温高达 40 ℃以上，热程通常持续 7～10 天。发热越高，热程越长，病情越重。②意识障碍：可有不同程度的意识障碍，常持续 1 周，重者可长达 4 周。③惊厥或抽搐：可有局部小抽搐、肢体阵挛性抽搐、全身抽搐或强直性痉挛，持续数分钟至数十分钟，均伴有意识障碍。④呼吸衰竭：多发生在重症病例。其中以脑实质病变为主要原因。高热、惊厥及呼吸衰竭是乙脑极期的严重症状，三者相互影响，其中呼吸衰竭常为致死的主要原因。⑤颅内高压症：患者颅内压增高，表现为剧烈头痛、呕吐、血压升高和脉搏变慢。⑥神经系统症状和体征：神经系统症状多在病程 10 天内出现，是乙脑患者最危险的时期。主要表现为：a. 深、浅反射改变；b. 大脑锥体束受损表现；c. 不同程度的脑膜刺激征；d. 其他：根据其病变损害部位不同，可出现相应的神经症状。

3. 恢复期　此期体温逐渐下降，上述精神神经症状逐日好转，一般于 2 周左右可完全恢复。重症患者可有恢复期症状，如反应迟钝、痴呆、四肢强直性瘫痪等，多于半年内恢复。

4. 后遗症期　少数重症患者半年后仍有精神神经症状，称为后遗症。主要有意识障碍、痴呆、失语及肢体瘫痪、癫痫等。如予以积极治疗可有不同程度的恢复。癫痫后遗症可持续终身。

5. 并发症　发生率约为 10%，以支气管肺炎最常见，多因昏迷使呼吸道分泌物不易咳出或应用人工呼吸器后引起。其次为肺不张、败血症、尿路感染、压疮等。重型患者可因应激性溃疡而发生上消化道大出血。

六、实验室及其他检查

1. 血常规检查　血常规白细胞数增高，常为$(10\sim20)\times10^9/L$。其中，中性粒细胞达 80%以上，有别于大多数病毒感染。

2. 脑脊液检查　脑脊液为无菌性脑膜炎改变，压力增高，外观无色透明或微浊，白细胞计数轻度增加，多为$(50\sim500)\times10^6/L$，分类早期以中性粒细胞稍多，氯化物正常，糖正常或偏高。

3. 血清学检查　①特异性 IgM 抗体测定可用作早期诊断。②补体结合试验多用作回顾性诊断或流行病学调查。

4. 病原学检查　①病毒分离：从病程的第 1 周内死亡者的脑组织中可分离出乙脑病毒，脑脊液和血液中不易分离到病毒。②病毒核酸检测：用于研究工作。

七、诊断要点

根据下列几点表现可做出临床诊断：夏秋季发病，患者为10岁以下儿童等流行病学资料；临床表现为急起高热、头痛、呕吐、意识障碍、抽搐、呼吸衰竭、病理反射及脑膜刺激征阳性；实验室检查白细胞计数及中性粒细胞比例均增高，脑脊液呈无菌性脑膜炎改变。血清学检查尤其是乙脑IgM抗体阳性可助确诊。

八、治疗要点

目前尚无特效抗病毒药，可试用a-干扰素。治疗主要为对症措施。处理好高热、抽搐和呼吸衰竭等危重症状是乙脑患者抢救成功的关键。

1. 对症治疗

(1)高热：以物理降温为主，可用小剂量阿司匹林或肌注安乃近。持续高热伴反复抽搐者可加用亚冬眠疗法。

(2)惊厥或抽搐：处理措施包括去除病因及镇静止痉。①脑水肿所致者以脱水治疗为主；②高热所致者以降温为主；③呼吸道痰阻者，应及时吸痰，并给予吸氧，必要时进行气管切开；④低血钠性脑病及低血钙者，应纠正电解质紊乱及代谢性酸中毒；⑤脑实质炎症应及时予以镇静止痉。首选地西泮，必要时可用异戊巴比妥钠(阿米妥钠)，预防抽搐可用巴比妥钠。

(3)呼吸衰竭：应根据引起呼吸衰竭的原因给予相应的治疗：如脑水肿所致呼吸衰竭者用脱水剂治疗；中枢性呼吸衰竭可用呼吸兴奋剂，如洛贝林(山梗菜碱)、尼可刹米等；呼吸道分泌物梗阻所致者，应注意吸痰、体位引流、雾化吸入化痰药物等。吸氧及必要时使用人工呼吸器辅助呼吸是维持有效呼吸功能、减少死亡率及后遗症的重要措施之一。还可选用血管扩张剂如山莨菪碱或东莨菪碱，以改善脑内微循环、解痉以及兴奋呼吸中枢。

(4)颅内压增高：应早期足量给予脱水治疗，常用20%甘露醇或25%山梨醇1～2 g/kg，重者2～4 g/kg或更大剂量，每4～6小时1次，快速静滴。还可用呋塞米、肾上腺糖皮质激素。

2. 中医中药治疗　白虎汤、清瘟败毒散等。成药可选用安宫牛黄丸等。

3. 恢复期及后遗症处理　应注意进行功能训练包括吞咽功能、语言功能和肢体功能，可行理疗、针灸、体疗、高压氧治疗等。

九、预防

加强对家畜管理，尤其是对幼猪的管理，搞好牲畜饲养场所的环境卫生。可在流行季节前对猪进行疫苗接种，能有效控制乙脑在人群中的流行。大力开展防蚊、灭蚊工作，消灭蚊虫孳生地。流行季节使用驱蚊剂、蚊帐等防止蚊虫叮咬。对10岁以下的儿童和初进入流行区的人员进行疫苗接种。

十、护理

(一)主要护理诊断

1. 体温过高　与病毒血症及脑部炎症有关。

2. 气体交换受损　与呼吸衰竭有关。

3. 躯体移动障碍　与意识障碍、感觉运动缺失、瘫痪、长期卧床有关。

4. 有皮肤完整性受损的危险　与昏迷、长期卧床有关。

(二)护理措施

1. 体温过高　参见第一章第一节“体温过高”的护理。

2. 意识障碍

(1)休息与环境：患者应卧床休息。病房应有防蚊设备和灭蚊措施。环境安静、光线柔和，防止声音、强光刺激患者。有计划地集中安排各种检查、治疗、护理操作，有利于患者休息并避免操作刺激诱发惊厥或抽搐。

(2)病情观察：注意患者的意识状态，瞳孔大小、对光反射；血压改变；呼吸频率、节律、幅度的改变，以早期发现脑疝的临床表现。观察惊厥发作先兆，如烦躁不安、口角抽动、指(趾)抽动、两眼凝视、肌张力增高等，以及发作次数、发作持续时间、抽搐的部位和方式。准确记录出入量。

(3)对症护理和配合治疗：根据意识障碍不同的原因，给予相应的护理措施：①脑水肿所致者，以脱水为主，使用20%甘露醇静滴或静注时，应注意30分钟脱水完毕。②呼吸道分泌物堵塞者，应取仰卧位，头偏向一侧，松解衣服和领口，如有义齿应取下，清除口鼻分泌物，以保持呼吸道通畅。吸氧，氧流量4～5 L/min，以改善脑缺氧。如舌后坠阻塞呼吸道可用缠有纱布的舌钳拉出后坠舌体并使用简易口咽通气管，必要时行气管切开。呼吸衰竭的患者配合给予呼吸兴奋剂时，注意观察用药反应。③高热所致者以物理降温为主，高热伴抽搐者应用亚冬眠治疗期间，应避免搬动患者。此外，室内温度应维持在30 ℃以下。④脑实质炎症使用地西泮等镇静药，治疗时应注意药物对呼吸的抑制作用。

(4)生活护理：做好眼、鼻、口腔的清洁护理，每天用漱口液清洁口腔2次，口唇涂以液状石蜡，以防干裂。定时翻身、拍背，骶尾部等受压处应经常按摩，以改善局部血液循环，防止压疮。有吞咽困难或昏迷者，以鼻饲或静脉补充足够水分和营养。早期以清淡流质饮食为宜，恢复期患者注意增加营养，防止继发感染。注意患者安全，防止坠床，必要时用床栏或约束带约束。

十一、健康指导

大力宣传乙脑的防治知识。在乙脑流行季节如发现有高热、头痛、意识障碍者，应考虑乙脑的可能性，立即送院诊治。康复期患者有肢体瘫痪者，应注意协助使其肢体保持功能位，并进行按摩和被动运动，防止肌肉挛缩和功能障碍。恢复期患者仍有瘫痪、失语、痴呆等神经精神症状者，应鼓励患者坚持康复训练和治疗。教会家属切实可行的护理措施及康复疗法，如针灸、按摩、语言训练等，使残疾降到最低程度。

第五节　狂 犬 病

一、概述

狂犬病(rabies)又名恐水症，是由狂犬病毒引起，以侵犯中枢神经系统为主的急性人畜共患传染病，临床表现为特有的恐水、怕风、恐惧不安、流涎和咽肌痉挛、进行性瘫痪等。

二、病原学

狂犬病毒属于弹状病毒科，为单股负链 RNA 病毒，包膜上的糖蛋白具有免疫原性，能诱生中和抗体，并具有血凝集性。此病毒对理化消毒方法敏感，易被紫外线、碘液、高锰酸钾及乙醇等灭活，可耐受低温。

三、流行病学

1. 传染源　本病的主要传染源是狂犬，其次是猫、猪、牛及马等家畜和兽类。理论上，病毒可从感染者的分泌物如唾液进入带伤口的皮肤、黏膜，有人传人的可能性。

2. 传播途径　主要通过咬伤传播，也可由带病毒唾液经伤口、抓伤、舔伤的黏膜和皮肤侵入。少数可通过对病犬宰杀、剥皮等途径受感染。

3. 人群易感性　人群普遍易感。人被病犬咬伤后的发病率为 15%～30%，下列因素可使发病率增加：①咬伤部位的神经、血管分布丰富，如头面部、颈部及手部；②咬伤程度严重；③伤口未及时清创；④咬伤后未及时全程注射狂犬疫苗；⑤被咬者的免疫功能低下。

四、发病机制及病理

狂犬病毒自皮肤或黏膜破损处侵入人体后，对神经组织有强大的亲和力，可分为 3 个阶段：组织内小剂量繁殖期、侵入中枢神经期及向各器官扩散期。迷走神经节、交感神经节和心脏神经节受损时引起心血管功能紊乱，可致猝死。

病理变化主要为急性弥漫性脑脊髓炎，以大脑基底面海马回、脑干及小脑损害最为明显。其特征性病变是神经细胞质内可见嗜酸性包涵体，称为内格里小体，为狂犬病毒的集落，呈圆形或椭圆形，与红细胞大小相似，染色后呈樱桃红色，具有诊断意义。

五、临床表现

潜伏期 5 天至 19 年或更长，一般为 1～3 个月。潜伏期的长短与入侵病毒的数量、被咬部位和机体免疫力有关。典型患者可分为 3 期，全程一般不超过 6 天。

1. 前驱期　此期持续 1～4 天，症状多为非特异性如低热、倦怠、头痛、恶心、全身不适，类似感冒，继而可出现恐惧不安，烦躁失眠，对声、光、风等刺激敏感而有喉头紧缩感。约 70%患者在愈合的伤口处及其相应的神经支配区有痒、痛、麻及蚁走等异样感觉，此为最有意义的早期症状。

2. 兴奋期 此期为 1～3 天，临床特点为：①高度兴奋，极度恐怖的表情，发作性咽肌痉挛，可由多种刺激而加重，故有恐水、怕风、怕光、怕声等表现，其中恐水为本病的特征，典型者虽渴而不敢饮，闻水声、见水或仅提及水时均可引起咽喉肌严重痉挛。严重发作时可出现全身肌肉阵发性抽搐，或因呼吸肌痉挛致呼吸困难或发绀。②体温可上升至 38～40 ℃。③交感神经功能亢进及不能吞咽，表现为大量流涎、大汗淋漓，心率加快，血压上升。病人神志清楚，极为痛苦。

3. 麻痹期 肌肉痉挛停止，全身弛缓性瘫痪，逐渐进入昏迷状态，最后因呼吸、循环衰竭而死亡。此期一般为 6～18 小时。

本病可分为两个临床类型，其中 80%为典型，20%为麻痹型，后者无兴奋期表现。全程一般不超过 6 天。

六、实验室及其他检查

1. 血常规及脑脊液检查 白细胞计数正常或轻至中度增多，中性粒细胞占 80%以上。脑脊液细胞数及蛋白质稍增高，糖及氯化物正常。

2. 病毒分离 患者的唾液、脑脊液、泪液、颈背部皮肤活检物接种于鼠脑分离到病毒，可明确诊断。但操作较复杂且需 1 周才有结果，对早期临床诊断意义不大。

3. 内格里小体检查 取狂犬病动物及患者死后的脑组织做切片染色，镜检在神经细胞内找到内格里小体可确诊。

4. 免疫学检查 用 ELISA 检测脑组织涂片、唾液或尿沉渣中的病毒抗原仅需数小时，阳性率约为 40%。血液或脑脊液中和抗体的检测，对未接种疫苗者有诊断价值。

七、诊断要点

根据被狗或猫咬伤史等流行病学资料，以及恐惧不安、恐水、怕风等发作性咽肌痉挛，先兴奋后麻痹的典型表现，可做出临床诊断。确诊有赖于检查病毒抗原、病毒核酸或尸检脑组织中的内格里小体。

八、治疗要点

目前尚无特效治疗方法，发病后以对症综合治疗为主，如隔离患者，防止唾液污染；尽量保持患者安静，减少光、风、声等刺激，狂躁时使用镇静剂；加强监护治疗，吸氧，保持呼吸道通畅，必要时行人工呼吸机辅助呼吸；维持内环境平衡，有脑水肿时给予脱水剂治疗；可试用 α-干扰素、胸腺素、阿昔洛韦等抗病毒治疗。

九、预防

1. 预防疾病指导 严格进行犬的管理，捕杀野犬、狂犬、狂猫及其他狂兽，并应立即焚毁或深埋。对家犬应进行登记与预防接种。进口动物必须检疫。

2. 预防接种 高危人群如接触狂犬病的工作人员、兽医、山洞探险者、动物管理人员，应做暴露前的疫苗接种，每次 2 mL 肌注，共 3 次，于第 0、7、21 天进行；2～3 年加强注射 1 次。若被犬、猫(尤其是野犬、野猫)等动物咬伤或抓伤，应进行全程预防接种。接种期间应戒酒，多休息。

十、护理

(一)主要护理诊断

1. 皮肤完整性受损　与病犬、病猫等动物咬伤或抓伤有关。

2. 有受伤的危险　与患者兴奋、狂躁、出现幻觉等精神异常有关。

3. 有窒息的危险　与病毒损害中枢神经系统导致呼吸肌痉挛有关。

(二)护理措施

1. 皮肤完整性受损

(1)伤口处理：咬伤后迅速彻底清洗伤口能降低狂犬病的发病率。尽快用 20%肥皂水或 0.1%苯扎溴铵(季铵类消毒液)反复冲洗(季铵类与肥皂水不可合用)至少 30 分钟，尽快除去狗涎和污血。冲洗后，局部用 70%乙醇和 2%碘酊消毒。伤口较深者，清创后应在伤口底部和周围行抗狂犬病免疫球蛋白或抗狂犬病毒免疫血清局部浸润注射。狂犬病毒免疫血清可中和血中游离狂犬病毒，防止发病或减轻临床症状，使用前应进行皮肤过敏试验，皮试阳性者要进行脱敏疗法。伤口一般不宜进针缝合或包扎，以便排血引流。此外，尚需注意预防破伤风和细菌感染。

(2)预防接种：凡被猫、犬抓、咬伤后，或皮肤破损处被狂犬或狂犬病患者的唾液沾染后，均应进行疫苗接种。国内多采用地鼠肾疫苗 5 针免疫方案，即咬伤后第 0、3、7、14 和 30 天各肌注 1 次，每次 2 mL。严重咬伤者，疫苗可加至全程 10 针，即当日至第 6 天每天 1 针，然后于第 10、14、30、90 天各注射 1 针。

(3)病情观察：如患者愈合的伤口及其相应的神经支配区有无痒、痛、麻及蚁走等异样感觉，应及时入院诊治。

2. 有受伤的危险

(1)病情观察：注意患者有无高度兴奋、恐水、怕风表现，痉挛发作的部位、持续时间，发作时有无出现幻觉、精神异常。

(2)休息与环境：将患者安置于安静、避光的单人房间内，患者应卧床休息并实施严密隔离。狂躁、恐怖、激动或幻视、幻听患者，加床栏保护或适当约束，防止坠床或外伤。

(3)避免刺激：有计划地安排并简化医疗、护理操作，集中在使用镇静剂后进行，动作要轻快。避免一切不必要的刺激，如水、光、声、风、触动等，尤其与水有关的刺激。避免让患者闻及水声，病房内避免放置盛水容器，避免提及“水”字，适当遮蔽输液装置等。并向家属解释兴奋、狂躁的原因，嘱其避免刺激患者。

3. 有窒息的危险

(1)病情观察：严密观察呼吸、脉搏、心率、心律、体温、意识及瞳孔变化，尤其是呼吸频率、节律的改变，注意有无呼吸困难、发绀，记录抽搐部位、发作次数和持续时间。注意有无水、电解质、酸碱平衡紊乱，及时遵医嘱留取标本，记录出入量。

(2)保持呼吸道通畅及吸氧：及时清除唾液及口鼻分泌物，保持呼吸道通畅。咽喉肌或呼吸肌频发痉挛时，给予氧气吸入和镇静止痉剂。

(3)急救配合：备好各种急救药品及器械，如镇静剂、呼吸兴奋剂、气管插管及气管切开包、人工呼吸机等，若有严重呼吸衰竭、不能自主呼吸者，应配合医生行气管插管、气管切开或使用人工呼吸机辅助呼吸。

(4)心理护理：多数患者神志清醒，可因恐水、怕风、担心病情而恐惧不安，应关心患者，尽量使患者有安全感。

十一、健康指导

由于本病发病后进展迅速，病情重，病死率几乎达100%，故咬伤后及时对伤口进行处理和预防接种是提高生存率的关键。严格指导的犬类管理，针对高危人群或被犬类、猫类等咬伤或抓伤的人员及时进行疫苗接种或免疫球蛋白注射，将狂犬病发病率控制到最低。

第六节 肾综合征出血热

一、概述

肾综合征出血热(hemorrhagic fever with renal syndrome，HFRS)也称流行性出血热，是由汉坦病毒引起的自然疫源性传染病，以鼠类为主要传染源。临床主要表现为发热、充血、出血、低血压休克和急性肾衰竭。我国为本病的重疫区。

二、病原学

汉坦病毒属于布尼亚病毒科，为负性单链RNA病毒，至少分为20个以上的血清型。我国所流行的主要是Ⅰ型和Ⅱ型病毒。汉坦病毒不耐热、不耐酸，高于37 ℃或pH<5.0易灭活，对紫外线及一般消毒剂如乙醇和碘酊均敏感。

三、流行病学

1. 传染源　有60多种脊椎动物可自然感染汉坦病毒，这些动物既是宿主又是传染源。不同地区的主要宿主动物和传染源不同，我国山西、河南和城市疫区以家鼠为主，农村疫区以黑线姬鼠为主，林区则以大林姬鼠为主。其他动物包括家兔、猫、犬等。

2. 传播途径　①呼吸道传播：含病毒的鼠类排泄物如尿、粪、唾液等污染尘埃后形成的气溶胶颗粒通过呼吸道而感染人体。②消化道传播：进食被含病毒鼠类排泄物污染的食物，可经口腔或胃肠黏膜而感染。③接触传播：被鼠咬伤或经皮肤伤口接触带病毒的鼠类血液或排泄物可致感染。④母婴传播：孕妇感染后，病毒可经胎盘感染胎儿。

3. 人群易感性　人群普遍易感，病后有较稳固的免疫力。

4. 流行特征　①地区性：广泛流行于亚洲国家，我国疫情最严重。目前的流行趋势是由北向南，由农村向城市扩展；老疫区病例逐渐减少，新疫区不断增加。②季节性与周期性：全年均可发病，但有明显高峰季节，主要与传染源的密度和带毒率的改变有关。本病发病率有一定周期性波动，可相隔数年有一次较大流行。③人群分布：以男性青壮年农民和工人发病较多(约占 80%)，不同人群发病率的高低与接触传染源的机会多少有关。

四、发病机制及病理

发病机制至今尚未完全清楚，多数研究认为是病毒直接作用与病毒感染诱发免疫损伤共同作用的结果。一方面是病毒的直接作用导致感染细胞功能和结构的损害；另一方面是免疫作用，病毒侵入人体后，可引起机体一系列免疫应答，既清除感染病原，又引起机体组织损伤(变态反应)。其中Ⅰ、Ⅱ、Ⅲ、Ⅳ型变态反应及各种细胞因子和介质(如 IL-1，TNF)均可在本病发病中起作用，但Ⅱ型变态反应是引起本病血管和肾损害的主要原因，导致血管病变、出血、低血压休克及急性肾衰竭、垂体坏死等各器官急性受损。

五、临床表现

潜伏期为 4～46 天，一般为 1～2 周。典型病例起病急骤，可分为 5 期。

(一)发热期

1. 发热　突起畏寒、高热，24 小时内体温可迅速升至 39～40 ℃：以稽留热或弛张热多见，多数持续 3～7 天。体温越高，持续时间越长，病情越重。轻型病例热退后症状缓解，重症病例热退后病情反而加重。

2. 全身中毒症状　①头痛、腰痛、眼眶痛(三痛)及关节肌肉酸痛，疼痛原因与相应部位充血和水肿有关。②多数患者出现食欲减退、恶心、呕吐、腹痛、腹泻等消化道症状。腹痛剧烈时腹部有压痛、反跳痛，易误诊为急腹症。③部分患者出现嗜睡、烦躁不安、谵妄、神志恍惚等神经症状。

3. 毛细血管损伤表现　①充血性皮疹：多有颜面、颈部、胸部潮红(皮肤三红)，重者呈醉酒貌；眼结膜、软腭与咽部充血(黏膜三红)。②渗出与水肿：球结膜水肿。③出血：皮肤出血多在腋下和胸背部，呈点状、搔抓样条索状瘀点。黏膜出血可见于软腭及眼结膜。少数患者内脏出血，表现为呕血、黑便、咯血等。

4. 肾损害　发热期的肾损害可出现于起病后的 2～4 天，主要表现为蛋白尿、血尿和尿量减少，重者可见管型尿。

(二)低血压休克期

低血压休克期主要表现为低血压及休克。多在发热末期或退热同时出现或热退后发生，可先出现代偿性低血压、低血压倾向、低血压，最后发展为休克，常发生于病程的第 4～6 天，一般持续 1～3 天。其持续时间长短与病情轻重，治疗措施是否及时、正确有关。轻者一过性低血压，重者可为顽固性休克，易并发 DIC、ARDS、急性肾衰竭、脑水肿等。

(三)少尿期

少尿期是本病具有特征性的一期，亦是本病的极期，多发生于起病后第 5～8 天，持续 2～5 天，持续时间长短与病情成正比。本期以少尿或无尿，尿毒症，水和电解质、酸碱平衡紊乱为主要特征。

(四)多尿期

多尿期多发生于病程的第 9～14 天，持续 7～14 天。尿量 500～2 000 mL/d 为移行期，血尿素氮、肌酐仍可上升；尿量 2 000 mL/d 为多尿早期；多尿后期尿最多可达 3 000 mL/d 以上。此期仍可能再次出现继发性休克、急性肾衰竭及电解质紊乱。

(五)恢复期

多尿期后，一般情况逐渐好转，尿量逐渐恢复至 2 000 mL/d 或以下。本期可持续一至数月。

临床可分轻型、中型、重型及危重型共 4 种类型，轻型病例多有越期现象，重症患者的发热、休克和少尿期可互相重叠。

六、实验室及其他检查

1. 血常规　白细胞计数及中性粒细胞计数增多，重者白细胞明显增多，有幼稚细胞，呈类白血病反应。血红蛋白和红细胞可因血液浓缩而明显升高。血小板从病后第 2 天起即有不同程度下降。

2. 尿常规检查　显著的蛋白尿为本病主要特征之一。病程第 2 天即可出现，至少尿期达高峰。

3. 血液生化检查　血尿素氮、血肌酐多在低血压休克期开始上升。休克期及少尿期可出现代谢性酸中毒。血钾在发热期、休克期处于低水平，少尿期升高，多尿期又降低，但亦有少尿期低血钾。

4. 特异性血清学检查　IgM 1∶20 为阳性，IgG 1∶40 为阳性，相隔 1 周双份血清滴度 4 倍以上升高有诊断价值。

5. 病原学检查　未广泛应用于临床。

七、诊断要点

根据流行病学资料，如流行季节，有疫区野外作业及留宿史，或有与鼠类及其排泄物接触史；临床出现三大症状(发热、充血出血、肾损害)及 5 期过程(发热期、低血压休克期、少尿期、多尿期和恢复期)，实验室检查血白细胞计数增加、血小板减少、出现异型淋巴细胞以及大量尿蛋白等可初步诊断。血清特异性抗体阳性可进一步明确诊断。

八、治疗要点

目前尚无特效治疗。“三早一就”仍为本病的治疗原则，即早期发现、早期休息、早期治疗和就近治疗。依据各个时期进行对症治疗。治疗中要注意防治休克、肾衰竭和出血。

1. 发热期治疗　予以一般治疗，物理降温、短程激素等对症治疗，早期使用肝素预防与治疗 DIC，利巴韦林抗病毒治疗、干扰素免疫调节治疗等。

2. 低血压休克期治疗　早期、快速、适量予以 10%低分子右旋糖酐补充血容量，力争血压在 4 小时内稳定回升；根据血气必要时以 5%碳酸氢钠纠正酸中毒，并以动态血气检测结果作为依据；若血容量已足，但血流动力学仍不稳，可应用少量强心剂及血管活性药物。

3. 少尿期治疗　原则为“稳、促、导、透”，即稳定内环境、促进利尿、导泻和透析疗法。

4. 多尿期治疗　移行阶段与多尿早期治疗原则与少尿期相同。此期注意维持水、电解质、酸碱平衡，应随尿量增加水分的补充。注意防止继发感染。

5. 恢复期治疗　继续休息，补充营养，逐步恢复活动与工作。

6. 并发症治疗　消化道大出血应注意病因治疗，心力衰竭、肺水肿应严格控制输液量及输液速度，予以强心、利尿、扩血管治疗；ARD 予以地塞米松，必要时进行机械通气治疗；中枢神经并发症予以对症和降低颅内压治疗。

九、预防

应使群众意识到灭鼠和防鼠是预防本病的关键。野外作业、疫区工作时应加强个人防护，不要用手直接接触鼠类或鼠的排泄物。改善卫生条件，防止鼠类排泄物污染食物和水。预防接种重点人群可进行沙鼠肾细胞疫苗（Ⅰ型汉坦病毒）和地鼠肾细胞疫苗（Ⅱ型汉坦病毒）的注射，每次 1mL，共注射 3 次，保护率可达 88%～94%。1 年后应加强注射 1 针。

十、护理

（一）主要护理诊断

1. 组织灌注无效：肾脏、外周组织　与全身广泛小血管损害、血浆外渗、出血、后期并发 DIC 有关。

2. 体温过高　与病毒血症有关。

3. 营养失调：低于机体需要量　与发热、呕吐、进食减少、大量蛋白尿有关。

4. 体液过多　与肾损害有关。

5. 潜在并发症：心力衰竭、肺水肿、出血等。

6. 有感染的危险　与机体抵抗力低下、营养不良有关。

（二）护理措施

1. 休息　早期绝对卧床休息，过多活动可加重血浆外渗和组织脏器的出血。

2. 病情观察　①密切观察生命体征及意识状态的变化，注意体温及血压的变化，有无呼吸频率及节律的改变、脉搏细速、嗜睡或昏迷。②观察充血、渗出及出血的表现：有无“三红”“三痛”的表现，皮肤瘀斑的分布、范围及有无破溃出血等；有无咯血、呕血、便血；有无剧烈头痛、突发视力模糊、血压进行性下降、脉搏细速、冷汗、唇周和指（趾）苍白发绀以及尿少等休克的表现。③了解化验结果，若有血小板进行性减少，凝血酶原时间延长，常预示患者出现 DIC，多预后不良。④记录 24 小时出入量。

3. 配合抢救，防止并发症　血压明显下降，有效循环血容量不足者，应迅速建立静脉通道，快速补充血容量，遵医嘱补碱，纠正酸中毒并使用血管活性药，以迅速纠正休克。输入液体量是否合适，可用以下指标衡量：收缩压达 90～100 mmHg；脉压＞30 mmHg；心率＜100 次/分；微循环障碍解除；红细胞、血红蛋白及血细胞比容接近正常。快速扩容时，应注意观察心功能，有无突发的呼吸困难、咳嗽、咳粉红色泡沫样痰等急性肺水肿的临床表现。

4. 给予吸氧，注意保暖。

5. 出血或出血倾向　观察出血部位及出血量。①皮肤出血，注意保持皮肤清洁干燥及完整性，穿宽松棉质的衣服，避免挠抓。②观察有无消化道出血，如呕血、黑便、咯血等，指导患者进食流质或半流质，恢复期进食软食，忌食辛辣刺激的食物。③出血期间限制活动，避免关节腔出血，如有关节腔出血，急性期宜冷敷。④出血量大者，积极配合医师进行抢救。

6. 急性肾衰竭　观察生命体征，记录 24 小时出入量，入量＝500 mL＋前一天的出量。少尿期饮食宜清淡，限制钠盐、钾盐及蛋白质的摄入。预防感染，做好口腔、泌尿道、皮肤的护理。多尿期注意观察有无电解质紊乱。进行血液透析者参照“血液透析护理常规”进行护理。

十一、健康指导

指导患者肾功能恢复需较长时间，故出院后仍应休息 1～3 个月。生活要有规律，保证足够的睡眠，安排力所能及的体力活动，如散步、打太极拳等，逐渐增加活动量。积极灭鼠、防鼠，必要时接种疫苗。

第七节　手足口病

一、概述

手足口病是由多种肠道病毒引起的常见传染病，以婴幼儿发病为主。临床特征以发热和手、足、口腔等部位的皮疹或疱疹为主。

二、病原学

引起手足口病的病毒主要为小 RNA 病毒科、肠道病毒属的一组单股正链 RNA 病毒。多种肠道病毒都可引起手足口病，最常见为柯萨奇病毒 A 组 16 型(CAV16)、肠道病毒 71 型(EV71)。

肠道病毒适合在湿、热的环境下生存与传播，对紫外线及干燥敏感。各种氧化剂(高锰酸钾、漂白粉等)、甲醛、碘酒都能灭活病毒。病毒在 50 ℃可被迅速灭活，在 4 ℃环境下可存活 1 年，在－20 ℃环境下可长期保存。

三、流行病学

1. 传染源　人是肠道病毒唯一宿主，患者和隐性感染者为传染源。

2. 传播途径　主要经粪-口和(或)呼吸道传播，也可经接触患者皮肤、黏膜疱疹液而感染。

3. 人群易感性　人群普遍易感，感染后可获得免疫力。不同病原型别感染后抗体缺乏交叉保护力，因此人群可反复感染。发病成人大多已通过隐性感染获得相应抗体，因此手足口病的患者主要为学龄前儿童，尤以≤3岁年龄组发病率最高。

4. 流性特征　无明显地区性。四季均可发病，以夏秋季多见，冬季的发病较为少见。常呈暴发流行后散在发生，手足口病流行期间，幼儿园和托儿所易发生集体感染。家庭也有此类发病集聚现象。

四、发病机制及病理

发病机制与病理尚未完全明确。病毒从咽部或肠道侵入，在局部黏膜、淋巴结繁殖，引起局部症状。继而病毒又侵入局部淋巴结，并由此进入血循环导致第一次病毒血症。病毒经血循环侵入各处淋巴结、肝、脾大量繁殖，并由此进入血循环，引起第二次病毒血症。

易感者感染EV71后，出现血管变态反应和组织炎症病变。当病毒累及中枢神经系统时，组织炎症较神经毒性作用更强烈，中枢神经系统小血管内皮最易受到损害。细胞融合、血管炎性变、血栓形成可导致缺血和梗死。

五、临床表现

1. 一般表现　急性起病出现发热；口腔黏膜出现散在疱疹，米粒大小，疼痛明显；手掌或脚掌部出现米粒大小疱疹，臀部或膝盖偶可受累。疱疹周围有炎性红晕，疱内液体较少，2～3天后自行吸收，不留痂。

2. 重症患者表现　①神经系统表现：精神差、嗜睡、易惊、头痛、呕吐、谵妄，甚至昏迷；肢体抖动，肌阵挛、眼球震颤、共济失调、眼球运动障碍；无力或急性弛缓性麻痹；惊厥。②呼吸系统表现：呼吸浅促、呼吸困难或节律改变，口唇发绀，咳嗽，咳白色、粉红色或血性泡沫样痰液；肺部可闻及湿啰音或痰鸣音。③循环系统表现：面色苍灰、皮肤花纹、四肢发凉，指(趾)发绀；出冷汗；毛细血管再充盈时间延长。心率增快或减慢，脉搏浅速或减弱，甚至消失；血压升高或下降。

3. 并发症　病毒侵犯心、脑、肺等重要器官，可引起心肌炎、脑膜炎、无菌性脑炎和肺水肿等表现。

六、实验室及其他检查

1. 血常规　淋巴细胞和单核细胞增多，白细胞数正常或有所增高。

2. 病毒分离　自咽拭子或咽喉洗液、粪便或肛拭子、脑脊液或疱疹液，以及脑、肺、脾、淋巴结等组织标本中分离到肠道病毒。

3. 血清学检验　特异性IgM抗体阳性或急性期与恢复期血清IgG抗体有4倍以上的升高。

七、诊断要点

根据夏秋季发病，以儿童为主要发病对象等流行病学资料，结合发热、口腔黏膜溃疡和皮肤疱疹等临床表现，可做出临床诊断。确诊依赖于咽拭子或咽喉部洗液等标本检验出肠道病毒。

八、治疗要点

1. 一般治疗　如无并发症，预后一般良好，多在 1 周内痊愈。主要为对症治疗，隔离患儿，接触者应注意消毒隔离，避免交叉感染。对症治疗，做好口腔护理。剪短患儿的指甲，必要时包裹患儿双手，防止抓破皮疹。臀部有皮疹的患儿，应随时清理其大小便，保持臀部清洁干燥。可服用抗病毒药物及清热解毒中草药，补充维生素 B、维生素 C 等。

2. 合并治疗　①密切监测病情变化，尤其是脑、肺、心等重要脏器的功能；危重患者特别注意监测血压、血气分析、血糖及胸片。②维持水、电解质、酸碱平衡及对重要脏器的保护。③有颅内压增高者给予相应处理。④出现低氧血症、呼吸困难等呼吸衰竭征象者，宜及早进行机械通气治疗。⑤维持血压稳定。

九、预防

1. 管理传染源　对患者、隐性感染者进行消化道、呼吸道、接触隔离，直至体温正常 3 天，皮疹基本消失才可解除隔离。

2. 切断传播途径　养成良好的个人卫生习惯，勤洗手，不吃生冷食物。

3. 保护易感人群　本病尚无特异性预防方法。加强监测，提高敏感性是控制本病流行的关键。流行病期间，不宜带儿童到人群聚集、空气流通差的公共场所，以减少被感染机会。在伴有严重并发症的手足口病流行地区，密切接触患者的体弱婴幼儿可肌注丙种球蛋白。

十、护理

(一)主要护理诊断

1. 皮肤完整性受损　与肠道病毒引起的皮疹及继发感染有关。

2. 体温过高　与病毒血症有关。

(二)护理措施

1. 一般护理　①隔离措施：严格消化道、呼吸道及接触隔离。保持病房内经常开窗通风，保持空气新鲜，温度适宜。卧床休息，减少患者体力消耗。②饮食护理：给予高热量、高蛋白、高维生素，营养丰富，无刺激性，易消化的流质或半流质饮食，如牛奶、鸡蛋汤、菜粥等保持营养均衡。食物以温凉、清淡为宜，禁食冰冷、辛辣、过咸等刺激性食物；患儿口腔疼痛时给予低温食物，避免刺激性食物，少吃零食，发热时多喝温开水。

2. 病情观察　观察神志、体温变化，尤其是有无持续高热不退和皮疹出现的部位、大小、颜色等。注意观察心、脑、肺等重要器官，以及心肌炎、脑膜炎、无菌性脑炎和肺水肿等并发症。

3. 用药护理　遵医嘱用药。①阿昔洛韦：有明显的缩短发热及皮损愈合时间，减轻口腔疱疹疼痛的作用，剂量为 20 mg/kg，每天 1 次静脉滴注，或者 5～10 mg/(kg·d)，每天 3 次口服，疗程 5 天。②利巴韦林：剂量为 10 mg/kg，每天 1～3 次静脉滴注，疗程 3 天。不良反应为出汗、食欲下降及低血糖等。③双八面体蒙脱石：与消化道黏膜液蛋白相结合，提高黏膜屏障对攻击因子的防御功能，促进上皮细胞组织恢复和再生。温开水搅成糊状，分别于早、中、晚饭后及睡前涂于口腔溃疡局部，可明显缩短口腔溃疡的愈合时间。

4. 对症护理

(1)口腔护理：对发热、口腔疼痛、流涎的患者保持口腔清洁，进餐前后用温水或生理盐水漱口。按医嘱给予西瓜霜、思密达等涂于口腔皮疹处，以促进溃疡愈合。

(2)皮肤护理：床单位保持清洁、干燥，保证患者衣服清洁干燥，衣服宽大、柔软，并勤更换，减少对皮肤的刺激。翻身时避免拖、拉等动作，防止皮肤擦伤。剪短指甲，避免抓破皮疹，以免引起疼痛和继发感染。疱疹已破裂者，局部皮肤涂抗生素药膏或炉甘石水剂，擦药前清洗局部，擦药期间勿洗浴。

(3)发热的护理：手足口病一般为低热或中等热，不需要特殊处理，可让患者多饮水，体温在 38.5 ℃以上者，给予物理降温或药物降温；持续高热者给予降温毯降温，注意观察患儿面色、出汗等情况，防止出汗过多引起虚脱，及时测量体温并记录。高温在 39～40 ℃为降低脑细胞代谢，减少耗氧量，可使用冰帽。注意保护好双耳以免冻伤，同时做好四肢的保暖，给予按摩和温水泡手脚。观察并记录降温效果。

(4)并发症的护理：①心肌炎的护理：观察生命体征，尤其是心率、节律，注意观察有无心悸、面色苍白、四肢湿冷、意识障碍、尿量减少、血压下降等休克表现。遵医嘱进行抗休克治疗和维持心脏功能。②脑炎的护理：观察生命体征、意识、瞳孔的变化，注意颅内高压表现。遵医嘱应用脱水剂、激素等。③肺水肿的护理：注意观察呼吸情况，包括呼吸的节律、频率的变化，有无呼吸困难及粉红色泡沫痰。患者取端坐位，双腿下垂，遵医嘱应用镇静剂、利尿剂、强心剂、扩血管药等。

十一、健康指导

对患者或家属进行指导，及时进行隔离和治疗，加强对呼吸道分泌物、粪便的消毒。向患者说明手足口病的发生、发展及预防。指导患者遵医嘱按时用药，加强锻炼，保持规律的生活，加强营养，提高机体免疫力。

第八节　流行性腮腺炎

一、概述

流行性腮腺炎(epidemic parotitis mumps)是由腮腺炎病毒感染引起的急性呼吸道传染病。临床特征以腮腺非化脓性炎症、发热、腮腺区疼痛为主。腮腺炎病毒可累及多个腺体和器官，引起睾丸炎、卵巢炎、胰腺炎及脑膜炎等。

二、病原学

腮腺炎病毒是属于副黏病毒科的单股 RNA 病毒，人是唯一的宿主。病程早期可从唾液、血液、脑脊液、尿液或甲状腺等分离出病毒。腮腺炎病毒对理化因素抵抗力低，加热至 56 ℃20 分钟或甲醛、紫外线等很容易灭活，但在 4 ℃低温条件下可存活数日。

三、流行病学

1. 传染源　患者和隐性感染者为传染源。患者腮腺肿大前 7 天至肿大后 9 天能从唾液中分离出病毒。

2. 传播途径　主要通过飞沫传播。

3. 人群易感性　人群普遍易感，1～15 岁儿童是主要的易感者。

4. 流性特征　呈全球性分布。四季均可发病，以冬春季多见，患者主要是学龄儿童。无免疫力的成人亦可发病，感染后可获得终身免疫。

四、发病机制及病理

腮腺炎病毒通过飞沫侵入呼吸道，在局部黏膜上皮细胞中大量繁殖，导致局部炎症和免疫反应。然后进入血液循环，引起病毒血症，散播到腮腺和中枢神经系统，引起腮腺炎和脑膜炎。病毒进一步繁殖后，再次进入血液，侵犯第一次病毒血症未受累的腺体和器官，如颌下腺、舌下腺、睾丸、胰腺等，从而引起相应的临床表现。

流行性腮腺炎的病例特征是受累器官出现非化脓性炎症。腺体周围组织充血、水肿及淋巴细胞浸润。

五、临床表现

潜伏期一般为 14～25 天，平均 18 天。起病大多较急，大部分患者无前驱症状，少部分患者有中毒症状，出现发热、畏寒、头痛、咽痛、食欲不佳、恶心呕吐、全身疼痛等。数小时腮腺肿痛逐渐明显，体温可达 39 ℃以上，成人患者一般较严重。腮腺肿胀一般以耳垂为中心，向前、后下发展，状如梨形，边缘不清；局部皮肤紧张发亮但不发红，触之坚韧有弹性，有轻触痛；言语咀嚼(尤其进酸性饮食)时刺激唾液分泌，导致疼痛加剧；通常一侧腮腺肿胀后 1～4 天累及对侧，双侧肿胀者约占 75%颌下腺或舌下腺也可同时被累及。重症者腮腺周围组织高度水肿，使容貌变形并可出现吞咽困难。腮腺管开口处早期可有红肿，挤压腮腺，始终无脓性分泌物自开口处溢出。腮腺肿胀大多于 1～3 天到达高峰，持续 4～5 天逐渐消退而恢复正常。全程 10～14 天颌下腺和舌下腺也可同时受累，或单独出现。颌下腺肿大表现为颈前下颌肿胀并可触及肿大的腺体。舌下腺肿大可见舌及口腔底肿胀，并出现吞咽困难。

腮腺病毒有嗜腺体和嗜神经性，常侵入中枢神经系统和其他腺体或器官而出现相应症状。

1. 脑膜炎　患者出现头痛、嗜睡和脑膜刺激征。一般出现在腮腺炎发病后 4～5 天，有的患者脑膜炎先于腮腺炎，一般症状在 1 周内消失。

2. 睾丸炎　常见于腮腺肿大。开始消退时又出现发热，睾丸明显肿胀和疼痛，睾丸炎一般为单侧，约 1/3 的病例为双侧受累。急性症状持续 3～5 天，10 天内逐渐好转。

3. 卵巢炎　发生于 5%的成年女性中，可出现下腹疼痛。一般不影响生育能力。

4. 胰腺炎　常于腮腺肿大数日后发生，可有恶心、呕吐、中上腹疼痛和压痛，发病率低于 10%。

六、实验室及其他检查

1. 常规检查　白细胞计数和尿常规一般正常。有并发症者白细胞可升高。有肾损害者尿中可出现蛋白和管型。

2. 血清和尿液中淀粉酶测定　90%的患者发病早期有血清和尿淀粉酶增高。血脂肪酶增高有助于胰腺炎的诊断。

3. 脑脊液检查　有腮腺炎而无脑膜炎症状的患者约半数白细胞计数能从脑脊液中分离出病毒。

七、诊断要点

根据流行情况、接触史以及发热和以耳垂为中心的腮腺肿大的特征，可做出临床诊断。确诊依赖于血清学检查和病毒分离。

八、治疗要点

1. 一般治疗　应卧床休息，进食易消化、清淡的饮食，避免食用酸性食物，保持口腔清洁，预防细菌感染。

2. 对症治疗　发热时给予药物或物理降温，若出现剧烈头痛、呕吐等颅内高压症状，可用 20%甘露醇，每 6～8 小时 1 次，直至症状好转。

3. 抗病毒治疗　发病早期可用利巴韦林静脉滴注，有报道应用干扰素治疗成人腮腺炎合并睾丸炎患者。

4. 肾上腺皮质激素的应用　对重症或并发脑膜炎患者可应用地塞米松，每天 5～10 mg，治疗 5～7 天。

九、预防

1. 管理传染源　早期隔离患者直至腮腺肿完全消退。接触者一般不一定检疫，但在集体儿童机构、部队等应留验 3 周，对可疑者应立即暂时隔离。

2. 切断传播途径　流行病间避免去公共场所或人员聚集的地方，出入应戴上口罩。居室保持空气流通，对患者的呼吸道分泌物及污染物进行消毒处理。

3. 保护易感人群　由于症状开始前患者已开始排出病毒，因此预防的重点是应用疫苗对易感者进行主动免疫。应用腮腺炎减毒活疫苗进行皮下、皮内接种，90%以上可产生抗体。

十、护理

(一)主要护理诊断

1. 疼痛　与腮腺非化脓性炎症有关。

2. 体温升高　与病毒感染致毒血症有关。

(二)护理措施

1. 一般护理　①隔离措施：采取呼吸道隔离措施，直至腮腺肿大完全消退。有接触史的易感儿应观察3周。居室空气应保持流通，发热并伴有并发症者应卧床休息至体温下降。②饮食护理：给予富含营养、易消化的半流质或软食，鼓励患者多饮水，避免进食酸辣、干硬的食物，以免因咀嚼和唾液分泌使疼痛加剧。

2. 病情观察　注意有无脑膜脑炎、睾丸炎、急性胰腺炎等并发症的临床征象。

3. 对症护理　①发热的护理：保持室内空气新鲜，定时测体温。发热时卧床休息，限制活动量，以减少并发症。鼓励患儿多饮水，以利降温。根据具体情况选择合适的降温方法，如头部冷敷、温水浴、给予适量退热剂等。②疼痛的护理：保持口腔清洁，做好口腔护理，饭后用生理盐水或4%硼酸溶液漱口，预防腮腺继发化脓性感染。根据患儿的咀嚼能力，给予易消化、清淡、有营养的流质或半流质饮食，避免吃酸、辣、硬等刺激性食物。按医嘱局部冷敷或用青黛散、如意金黄散外敷于肿痛处，每天1～2次。

4. 并发症的护理　发生睾丸炎时可用丁字带托起阴囊，局部间歇冷敷。在早期应用已烯雌酚，每次1 mg，1日3次，有减轻肿痛的效果。脑膜炎发生高热、头痛、呕吐时给予适量利尿剂脱水。

十一、健康指导

对患者及其家属进行指导，如无并发症的患者，一般在家中进行隔离治疗，采取隔离措施，进行饮食用药，以及口腔、皮肤护理的指导。

第九节　严重急性呼吸综合征

一、概述

严重急性呼吸综合征(SARS)又称为传染性非典型肺炎，是由SARS冠状病毒引起的急性呼吸系统传染病。临床上以起病急、发热、头痛、肌肉酸痛、乏力、干咳少痰、腹泻、白细胞减少等为主要特征，严重者出现气促或呼吸窘迫。

二、病原学

SARS冠状病毒(SARS-CoV)属于冠状病毒科，是一种单股正链RNA病毒。SARS-CoV对外界抵抗力和稳定性要强于其他人类冠状病毒。在干燥塑料表面和腹泻患者粪便中可存活4天以上，尿液中可存活1天以上，对温度敏感，在−80 ℃保存稳定性佳，4 ℃可存活21天，37 ℃可存活4天，56 ℃ 90分钟或75 ℃ 30分钟可使病毒灭活。对乙醚、氯仿、甲醛、紫外线等敏感。

三、流行病学

主要通过短距离飞沫、接触患者呼吸道分泌物及密切接触传播。

1. 传染源　患者为主要的传染源。急性期患者因为频繁咳嗽或打喷嚏，呼吸道分泌物排出病毒，重症患者因为频繁咳嗽或需要气管插管、呼吸机辅助呼吸等，呼吸道分泌物多，传染性更强。个别患者可造成数十甚至成百人感染，被称之为“超级传播者”。从果子狸、貉、蝙蝠、蛇等动物体内可分离出与人 SARS 病毒基因序列高度同源的冠状病毒，可提示这些动物可能为本病的储存宿主和传播源。

2. 传播途径　①呼吸道传播：短距离的飞沫传播，是本病的主要传播途径。②接触传播：直接接触患者的呼吸道分泌物、消化道排泄物或其他体液，或间接接触被患者污染的物品。③其他：患者腹泻物中的病毒经建筑物的污水排放系统和排气系统造成环境污染，可能引起局部流行。

3. 人群易感性　人群普遍易感，发病者以青壮年居多，儿童和老人较少见，患者家庭成员和收治患者的医务人员属高危人群，病后机体产生的特异性 IgG 抗体是一种中和抗体，持续 1 年以上后可获得较持久的免疫力。

4. 流行特征　SARS 的流行季节为冬末初春。2002 年 11 月首先在我国广东省出现，其后迅速蔓延至全国 24 个省区及全世界 33 个国家和地区，此次流行到 2003 年 7 月终止，累计感染 8 000 多人，死亡 900 余人，其后在新加坡，我国北京、台湾出现实验室感染病例，2004 年年初广东省出现零星散发病例。男女之间发病无明显差异。各年龄组均可发病，但以青壮年(20～49 岁)为主。主要流行于人口密集的城市。

四、发病机制及病理

发病机制尚未清楚。病毒侵入人体后，在细胞内繁殖，入血引起短暂病毒血症，可能对肺组织细胞有直接的损害作用。病毒感染诱导的免疫损伤是发病的主要原因。

病理以弥漫性肺泡损伤、间质性肺炎为主，早期有肺水肿及透明膜形成。病程 3 周后肺泡纤维闭塞、小血管内微血栓和肺出血、散在的小叶性肺炎、肺泡上皮脱落、增生等病变。

五、临床表现

潜伏期为 1～16 天，常见为 3～5 天。初期时起病急，出现畏寒、发热，呈弛张热、不规则热或稽留热，热程多为 1～2 周，伴有头痛、肌肉酸痛、全身乏力，部分患者有腹泻，无上呼吸道卡他症状。3～7 天后出现干咳、少痰，偶有血丝痰、胸痛，部分可闻及少许湿啰音。10～14 天病情达到高峰，全身感染中毒症状加重、频繁咳嗽、气促和呼吸困难、低氧血症、肺渗出、多器官衰竭。病程 2～3 周后，发热渐退，其他症状与体征减轻乃至消失，肺部炎症吸收和恢复则较慢。

轻型临床症状轻，病程短；重型病情重，进展快，易出现呼吸窘迫综合征。

六、实验室及其他检查

1. 血常规　病程初期到中期白细数计数正常或下降，淋巴细胞计数绝对值常减少，部分病例血小板减少。T 细胞亚群中 $CD3^{+}$、$CD4^{+}$ 及 $CD8^{+}$ T 细胞均减少，尤以 $CD4^{+}$ 亚群减低明显。

2. 血液生化检查　ALT、LDH 及其同工酶等均有不同程度升高，血气分析发现血氧饱和度降低。

3. 血清学检测 ELISA 和 IFA　检测血清中 SARS-CoV 特异性抗体，IgG 在起病后 2 周末检出率达 80%以上，在第 3 周末检出率达 95%以上，病后 6 个月仍保持高滴度，IgM 发病 1 周后出现，急性期和恢复早期达高峰，3 个月后消失。

4. 病毒分离　将患者呼吸道分泌物、血液等标本接种到 Vero 细胞中进行培养，分离到病毒后用 RT-PCR 或 IFA 进行鉴定。

5. 影像学检查　绝大部分患者在起病早期胸片多呈斑片状或网状改变，部分患者进展迅速，呈大片状阴影，常累及双肺或单肺多叶，肺部阴影吸收、消散较慢。肺部阴影改变与临床症状体征有时不一致。

七、诊断要点

1. 流行病学资料　①发病前 2 周内有与 SARS 患者接触，或有明确传染他人的证据；②发病前 2 周内曾经前往或居住于目前有 SARS 流行的区域。

2. 临床表现　具备下列临床表现中一项或以上者：①发热，体温常大于 38 ℃，伴畏寒、头痛、全身体酸痛、乏力、腹泻；②咳嗽无痰，呼吸急促；③急性呼吸窘迫综合征；④肺部啰音或有肺实变体征。

3. 实验室检查　白细胞计数不升高或降低。

4. 肺部影像学检查　肺部不同程度的片状、斑片状浸润性阴影或网状样改变。

5. 抗菌药物治疗无明显效果。

对于近 2 周内有与 SARS 患者或疑似 SARS 患者接触史，但无临床表现者，应进行医学隔离观察 2 周。

八、治疗要点

1. 一般治疗　卧床休息。

2. 对症治疗　咳嗽剧烈者给予镇咳药；咳痰者给予祛痰药；发热者给予解热镇痛药，或给予冰敷、酒精擦浴等物理降温；腹泻者应注意补液及纠正水、电解质失衡。

3. 心、肝、肾等器官功能损害治疗　早期可给予持续鼻导管吸氧，应用肾上腺糖皮质激素以抑制异常免疫病理反应，减轻全身炎症反应，减轻肺的渗出、损伤，防止或减轻后期的肺纤维化。应用抗菌药物治疗和控制继发细菌、真菌感染。

目前尚无针对 SARS-CoV 的特异性抗病毒治疗药物，早期可试用蛋白酶抑制剂类药物洛匹那韦(lopinavir)和利托那韦(ritonavir)等。

4. 中医中药治疗　以清热解毒为主，可选用板蓝根、牛黄安宫丸等中药。

九、预防

1. 管理传染源　2003 年我国将 SARS 列入法定传染病管理范畴，2004 年传染病防治法将其列为乙类传染病，但其预防、控制措施采取甲类传染病的方法执行。发现或怀疑本病时，应尽快向卫生防疫机构报告。做到早发现、早报告、早隔离、早治疗，隔离治疗患者。对临床诊断病例和疑似诊断病例，应在指定的医院按呼吸道传染病分别进行隔离观察和治疗隔离观察密切接触者。对医学观察病例和密切接触者，在指定地点接受隔离观察，为期 14 天。发现疑似患者，应立即用专门的交通工具转往指定医院。

2. 切断传播途径　①社区综合性预防：开展本病的科普宣传，保持公共场所通风换气、空气流通。出现 SARS 暴发或流行，可以实施国境卫生检疫、国内交通检疫。②注意个人卫生：保持良好的个人卫生习惯，确保住所或活动场所通风。③严格隔离患者：医院应设立发热门诊，建立本病的专门通道。病房、办公室等均应通风良好，疑似患者与临床诊断患者应分开病房收治。住院患者应戴口罩，不得任意离开病房。患者不设陪护，不得探视。

3. 保护易感人群　灭活疫苗正在研制中。医护人员及其他工作人员进入病区时，要切实做好个人防护工作。保持乐观稳定的心态，均衡饮食，避免疲劳。

十、护理

（一）主要护理诊断

1. 体温过高　与病毒感染有关。

2. 气体交换受损　与肺部疾病有关。

3. 焦虑/恐惧　与隔离、担心疾病的预后有关。

（二）护理措施

1. 一般护理　①隔离措施：严格进行呼吸道隔离。住院患者均需严格隔离，不得离开病区，不设陪护，不得探视。②饮食护理：给予高热量、高蛋白、高维生素、易消化饮食。不能进食或高热者可通过静脉补充营养，注意维持水、电解质平衡。③心理护理：由于患者被严密隔离，往往孤独无助，加之对病情的恐惧，出现焦虑、抑郁、烦躁不安的心理，医护人员应及时与患者沟通，关心安慰患者，了解其真实的想法，并鼓励其面对现实，树立战胜疾病的信心和勇气。

2. 病情观察　监测生命体征，有无头痛、乏力、肌肉酸痛等感染中毒症状。注意病程变化，在发病 14 天内患者多数属于进展期，需密切观察体温、呼吸频率、有无呼吸道阻塞，及早发现 ARDS；定期复查胸片，早期复查间隔时间不宜超过 3 天。

3. 对症护理　①发热的护理：卧床休息，给予解热镇痛药，或给予冰敷、酒精擦浴等物理降温。儿童忌用阿司匹林，因该药有可能引起瑞式(Reye)综合征。②咳嗽的护理：咳嗽剧烈者给予镇咳药，咳痰者给予祛痰药。③呼吸困难的护理：早期可给予持续鼻导管吸氧。

4. 急性呼吸窘迫综合征的护理　①动态观察和监护生命体征、液体出入量、心电图及血糖的监测，尽可能收入重症监护病房。②及时给予呼吸支持，使用无创正压通气

(NIPPV)。③若患者不能耐受 NIPPV 或对氧饱和度改善不满意，应及时使用呼吸机通气。使用呼吸机极易引起医护人员被感染，注意医护人员的防护。谨慎处理呼吸机废气，在气管护理过程中吸痰、冲洗导管等均应谨慎对待。④对症治疗心、肝、肾等器官功能损害。

十一、健康指导

对患者积极进行健康指导，通过对出院患者随访，定期检查肺、心、肝、肾及关节功能，发现异常及时治疗。出院患者可能出现抑郁症，应及时进行心理疏导及治疗，加快康复。注意饮食均衡，补充足够的能量。适当进行锻炼，避免过度劳累。

第十节　水　　痘

一、概述

水痘是由水痘-带状疱疹病毒初次感染引起的急性传染病。传染率很高。主要发生在婴幼儿中，临床以发热及成批出现周身性红色斑丘疹、疱疹、痂疹为特征。

二、病原学

水痘-带状疱疹病毒属于疱疹病毒科，为双链 DNA 病毒，仅有一个血清型。病毒在外界环境中的生活力很弱，不耐酸和热，而且在痂皮中不能存活，对紫外线和消毒剂敏感，能被乙醚灭活。

三、流行病学

1. 传染源　患者是唯一的传染源，从发病前 1～2 天至皮疹干燥结痂期均有传染性。

2. 传播途径　主要通过空气飞沫经呼吸道和直接接触疱疹的疱浆而传染，传染性很强。

3. 人群易感性　任何年龄均可感染，以婴幼儿和学龄前、学龄期儿童发病较多，6 个月以下的婴儿较少见。孕妇患水痘时可感染胎儿，形成胎儿水痘综合征。使用免疫抑制剂或细胞毒药物的患者感染本病后，病情严重可致死。

4. 流性特征　本病全年均可发生，以冬春季较多见。水痘在易感人群中的播散主要取决于气候、人口密度和医疗卫生条件等因素。

四、发病机制及病理

病毒经呼吸道和口咽黏膜进入机体后，在局部黏膜组织短暂复制，经血液和淋巴液(原发性病毒血症)播散至单核-巨噬细胞系统，经多个繁殖周期后，再次进入血液(第 2 次病毒血症)而播散到全身各器官，特别是皮肤、黏膜组织，导致水痘的发生。

水疱是由皮肤棘细胞肿胀变性所致，同时还有核内嗜酸性包涵体的多核巨细胞形成，肿胀细胞或多核巨细胞裂解及组织液渗入后，即形成疱疹。水疱液中含有大量的感染性病毒颗粒。水疱也常见于各处黏膜表面，如口咽部、呼吸道、胃肠道、眼结膜和阴道黏膜等。

五、临床表现

潜伏期为10～21天，一般为14天左右。

1. 前驱期　成人于皮疹出现前1～2天可先有发热、头痛、咽痛、四肢酸痛、恶心、呕吐、腹痛等前驱期症状，小儿则无前驱期症状，皮疹和全身症状多同时出现。

2. 出疹期　皮疹先见于躯干、头部，逐渐延及面部，最后到达四肢。皮疹分布以躯干为多，面部及四肢较少，呈向心性分布。开始为粉红色帽针头大的斑疹，数小时内变为丘疹，再经数小时变为疱疹，多数疱疹数日后结痂。部分皮疹经过斑疹→丘疹→疱疹→开始结痂，仅6～8小时，皮疹发展快是手足口病特征之一。疱疹稍呈椭圆形，2～5 mm大小，疱疹基部有一圈红晕，当疱疹开始干结时红晕亦消退，皮疹往往很痒。水痘初呈清澈水珠状，以后稍混浊，疱疹壁较薄易破。水痘皮损表浅，按之无坚实感，数日后从疱疹中心开始干结，最后成痂，经1～2周脱落。无继发感染者痂脱后不留瘢痕，痂刚脱落时留有浅粉色凹陷，而后成为白色。有的疱疹愈合后，在正常皮肤上又出现新的皮疹，故在病程中可见各期皮疹同时存在。多数典型水痘患者皮疹不多，全身症状亦轻，较少发生严重并发症。重型者则皮疹密布全身，甚至累及内脏(如肺部)，全身症状亦重，热度高，热程长。成人水痘常属重型。

此外，可有疱疹内出血的出血型水痘，病情极严重。此型全身症状重，皮肤、黏膜有瘀点、瘀斑和内脏出血，因由血小板或弥散性血管内凝血所致。

六、实验室及其他检查

1. 血常规　白细胞总数正常或减少，淋巴细胞增高。

2. 疱疹刮片检查　用瑞特或吉姆萨染色可见多核巨细胞，用苏木素-伊红染色可查见核内包涵体，可供快速诊断。

3. 血清学检查　常用补体结合试验。水痘患者于出疹后1～4天血清中即出现补体结合抗体，2～6周达高峰，6～12个月后逐渐下降。

4. 病原学检查

(1)病毒分离：在起病3～4天取疱疹内液体接种人胚成纤维细胞，病毒分离阳性率较高。

(2)分子生物学检查：PCR方法检测水痘-带状疱疹病毒DNA，为敏感和快速的早期诊断手段。

七、诊断要点

典型水痘根据水痘接触史和典型皮疹特征，可做出临床诊断。确诊依赖于疱疹刮片检查发现包涵体、水痘-带状疱疹病毒DNA检测。

八、治疗要点

水痘一般忌用肾上腺皮质激素，因其他疾病原已用激素的水痘患者，在情况允许时，应尽快减至生理剂量或逐渐停用。

1. 一般治疗　水痘为自限性疾病，一般可在 2 周内痊愈。主要是对症处理，患者应隔离至全部疱疹干燥结痂为止，一般不少于病后 2 周。

2. 皮肤瘙痒的治疗　皮肤瘙痒较显著者，口服抗组胺药物。疱疹破裂者，涂以 1% 甲紫，有继发感染者可局部应用消炎药。一般忌用肾上腺皮质激素，但出血性水痘及水痘肺炎患者可给予肾上腺皮质激素。

3. 抗病毒治疗

(1)阿昔洛韦：治疗水痘最常用的药物，剂量为每次 5～10 mg/kg，8 小时 1 次，口服或静脉滴注，疗程 7 天或直至 48 小时无新的皮损出现。

(2)聚肌胞：1～2 mg/次，每天一次或隔天一次肌注。

4. 免疫制剂治疗　麻疹减毒活疫苗治疗水痘效果明显。水痘患者肌内注射，每天 1 次，共 1～2 次，可加速疱疹形成干痂，防止新疱疹出现。

5. 并发症的治疗　水痘继发细菌感染时可选用适当的抗生素。并发脑炎者应给予对症处理，包括吸氧、降低颅内压、保护脑细胞、止惊等措施。肺炎应给予相应治疗。

九、预防

1. 管理传染源　呼吸道隔离从出疹开始到全部疱疹结痂为止。

2. 切断传播途径　避免与急性患者接触，对患者呼吸道分泌物及污染用品进行消毒，流行期间尽量避免水痘易感儿童出入公共场所。防止易感儿童及孕妇接触患者。

3. 保护易感人群　对易感儿童及孕妇可肌肉注射水痘-带状疱疹免疫球蛋白(VZIG)，减毒活疫苗也有预防作用。

十、护理

(一)主要护理诊断

1. 皮肤完整性受损　与水痘病毒引起的皮疹及继发感染有关。

2. 体温过高　与病毒血症有关。

(二)护理措施

1. 一般护理

(1)隔离措施：采取呼吸道隔离。室内温湿度适宜，经常通风换气。如有发热，应卧床休息。上学或入托的小儿，一般可在家中隔离，家中如有其他未患过水痘的儿童，应另择居住处或不与患者同住一房间。隔离应持续到全部疱疹干燥结痂时为止。

(2)饮食护理：多饮水，饮食宜清淡，给予易消化及营养丰富的流质或半流质饮食，避免食用辛辣、油腻食物。

2. 病情观察　观察生命体征、注意体温的变化。观察皮疹的性质、范围、分布及有无继发感染。注意观察并及早发现有无咳嗽、胸痛、呼吸困难等并发症的表现。

3. 对症护理

(1)皮肤的护理：避免用手抓破疱疹，注意不要抓破面部疱疹，以免疱疹被抓破化脓感染，若病变损伤较深，有可能留下瘢痕。衣被不宜过多、过厚、过紧，出汗会使皮疹发痒。清洁皮肤后，在患处使用炉甘石洗剂涂抹。

(2)发热的护理：注意保持口腔清洁，伴有口腔黏膜疹时应做好口腔护理。遵医嘱给予冰敷或药物降温，注意忌用阿司匹林等退烧药，以免并发其他症候群。禁用酒精擦浴，以免刺激皮肤。

4. 水痘肺炎的护理

(1)保持呼吸道通畅：指导患者进行有效的咳嗽，以促进排痰，鼓励并协助患者翻身、拍背，痰液黏稠者可给予雾化吸入，必要时进行吸痰。床旁备气管插管、气管切开等急救物品，必要时行机械通气。

(2)氧疗：患者出现气促、发绀时遵医嘱给予鼻导管或面罩吸氧，监测血氧饱和度及动脉血气分析结果，观察氧疗效果。

(3)用药护理：遵医嘱给予抗生素、抗病毒治疗等对症支持处理，密切观察药物疗效及不良反应。注意控制输液速度，避免加重心脏负荷。

十一、健康指导

向患者及其家属讲解疾病的相关知识、发病过程，指导患者在家休养期间注意消毒、隔离，注意皮肤的护理，防止抓破皮疹引起继发感染或留下瘢痕。

第十一节 麻　疹

一、概述

麻疹(measles)是由麻疹病毒引起的急性呼吸道传染病。临床特征为发热、流涕、眼结膜炎、上呼吸道炎症、口腔麻疹黏膜斑(Koplik's spots)及典型皮疹。

二、病原学

麻疹病毒属于副黏液病毒科，单股负链 RNA 病毒。在外界生活力不强，对热、紫外线及一般消毒剂敏感，56 ℃30 分钟即可灭活。在低温下能长期存活。

三、流行病学

1. 传染源　患者是唯一传染源。自发病前 2 天和出疹后 5 天内具有传染性，恢复期不带病毒。

2. 传播途径　主要通过呼吸道飞沫直接传播。密切接触患者亦可经污染病毒的手而传播。

3. 人群易感性　人群普遍易感。易感者接触患者后 90%以上发病，病后有持久免疫力。

4. 流行特征　发病季节以冬春季为主，但全年均有病例发生。6 个月至 5 岁小儿发病率最高。

四、发病机制及病理

麻疹病毒侵入易感者的上呼吸道和眼结膜上皮细胞内复制繁殖，通过局部淋巴组织进入血流，引起初次病毒血症。此后，病毒被单核-巨噬细胞系统吞噬、繁殖，病毒再次进入血流，形成第 2 次病毒血症，出现高热和出疹。病毒血症持续至出疹后第 2 天。

麻疹的病理变化是：当病毒侵袭任何组织时均出现单核细胞浸润及形成多核巨细胞，后者由因致敏的淋巴细胞作用，使受病毒感染的细胞增大并融合而成。细胞大小不一，内含数十至百余个核，核内外均有病毒集落(嗜酸性包涵体)。全身皮肤、黏膜的毛细血管内皮细胞被病毒感染。致敏的淋巴细胞与被病毒感染的组织细胞相互作用，引起迟发型超敏性细胞免疫反应。纤维素样坏死、单核细胞浸润、血管炎皮疹、口腔黏膜斑、全身中毒反应。色素沉着、脱屑：崩解的红细胞和血浆渗出血管外，表皮细胞坏死和退行性病变形成皮屑。

五、临床表现

(一)典型麻疹

临床过程可分为四期。

1. 潜伏期　一般 6～21 天，平均 10 天左右。曾接受被动或主动免疫者可延至 3～4 周。

2. 前驱期　从发热到出疹一般需要 3～4 天。患者体温逐渐升高，出现咳嗽、打喷嚏、流涕、咽部充血等卡他症状以及眼结合膜充血、畏光、流泪、眼睑水肿。麻疹黏膜斑，见于 90%以上的患者，发生在病程的第 2～3 天，具早期诊断价值，出现于双侧第二磨牙对面颊黏膜上，为 0.5～1 mm 针尖大小白色小点，周围有红晕，逐渐增多，互相融合，最初可只有数个，在 1～2 天迅速增多，有时融合扩大成片，似鹅口疮，于 2～3 天消失。

3. 出疹期　发热的第 3～4 天出现典型皮疹。皮疹先见于耳后、发际，渐及额、面、颈，自上而下蔓延到胸、背、腹及四肢，最后到达手掌与足底，于 2～5 天出齐。皮疹初为淡红色斑丘疹，大小不等，高出皮肤，呈充血性皮疹，压之褪色，出疹高峰期皮疹增多密集而融合成片，颜色转为暗红色。此时，全身中毒症状加重，精神萎靡或烦躁不安，咳嗽加重，结膜红肿，淋巴结和肝脾可轻度肿大，肺部可闻及湿啰音。出疹期为 3～5 天。

4. 恢复期　发热开始减退，全身症状明显减轻，皮疹随之消退，按出疹的先后顺序消退，留浅褐色色素斑，伴糠麸样脱屑，持续 1～2 周。

(二)非典型麻疹

1. 轻型麻疹　病情轻、病程短，中低度发热，轻微的卡他症状，无麻疹黏膜斑或极少，无皮疹或皮疹稀疏。预后良好，极少有并发症。多见于进行过被动免疫、6 个月以内婴儿、继发性免疫失败。

2. 重型麻疹　中毒症状严重，常有严重并发症，死亡率高。分中毒性麻疹、休克型麻疹、出血性麻疹、疱疹性麻疹。多见于体弱、免疫力低下或有严重继发感染者。

六、实验室及其他检查

1. 血常规　白细胞总数正常或减低，出疹期稍减，而淋巴细胞增多。

2. 血清学检测　用酶联免疫吸附试验或免疫荧光法检测患者血清中的抗麻疹 IgM，是早期特异性诊断。

3. 病原学检查　从早期患者呼吸道分泌物做瑞氏染色涂片可见多核巨细胞。

七、诊断要点

病前 1～3 周有麻疹接触史，既往未患过麻疹，亦未接种疫苗或麻疹疫苗接种多年；出疹前 3～4 天前驱期有发热、流涕、流泪等卡他症状、Koplik's spots 阳性、典型皮疹可做出临床诊断。确诊依赖于血清特异性抗体测定或分离病毒。

八、治疗要点

隔离，卧床休息，保持室内适宜的温湿度，经常开窗通风。对症支持治疗，高热时可用小剂量退热剂；烦躁可适当给予镇静剂；剧咳时用镇咳祛痰剂；继发细菌感染可给予抗生素。也可以选用中医中药治疗。

九、预防

1. 管理传染源　早发现，早隔离。患者隔离至出疹后 5 天，伴有呼吸道并发症者隔离延长到出疹后 10 天。接触过患儿的易感儿童应隔离观察 3 周，若接触过接受过被动免疫者延长至 4 周。

2. 切断传播途径　流行期间减少到公共场所或人群聚集的地方，出入应戴口罩。患者房间每天用紫外线消毒或通风 30 分钟。

3. 保护易感人群

(1)主动免疫：用麻疹减毒活疫苗，接种对象为未患过麻疹的儿童，初种麻疹减毒活疫苗为出生后 8 个月，于初种 7 年后再接种 1 次。

(2)被动免疫：常用人血丙种球蛋白 3 ml(或 0.25 mL/kg)、胎盘丙种球蛋白。接种对象为体弱多病的易感者、接触麻疹者，应早做被动免疫，于接触麻疹患者后 5 日内注射，可预防发病，接触 5 日后注射只减轻症状。被动免疫只能维持 3～8 周。

十、护理

(一)主要护理诊断

1. 体温过高　与病毒血症、继发感染有关。

2. 有皮肤完整性受损的危险　与皮疹瘙痒有关。

（二）护理措施

1. 一般护理

（1）隔离措施：严格进行呼吸道隔离。隔离至出疹后 5 天，有并发症者延长至 10 天。在家治疗的患者，须将其安置在单人房间（婴幼儿可由家属陪伴），室内应开窗通风，限制外人尤其易感儿童进屋探视。患者用物如毛巾、衣被等应勤洗勤晒。

（2）饮食护理：给予营养丰富、易于消化的流质或半流质饮食。补充水分，以保证足够的水分摄入。恢复期给予高蛋白、高维生素食物。

2. 病情观察　观察生命体征及神志变化。出疹期应注意观察出疹顺序、皮疹颜色及分布情况，如出疹过程不顺利，提示可能出现并发症。如出现体温过高或下降后又升高、呼吸困难、发绀、躁动不安等，提示可能出现并发症。

3. 对症护理

（1）发热的护理：出疹期一般不用退热，禁用冷敷，忌用酒精擦浴，以免妨碍出疹。体温在 39.5 ℃以上时，可采取物理降温和用小剂量退热剂，以防惊厥。

（2）皮肤的护理：对出疹不畅者，可用新鲜芫荽煎水服并抹身，以促进血液循环和出疹，在涂抹时注意防止烫伤。如出疹瘙痒，遵医嘱予以外用药涂擦，防止抓伤皮肤引起感染。加强口腔护理，多饮水，可用生理盐水或 2%硼酸溶液漱口，保持口腔清洁。

十一、健康指导

由于麻疹传染性强，为控制疾病的流行，应向患者及家属介绍麻疹的相关知识，使其有充分的心理准备，并积极配合隔离、消毒、治疗和护理。

目标检测

张先生，40 岁，业务员。近 2 周来乏力、低热、咳嗽、食欲差且体重下降，有不洁性生活史。护理体检：体温 37.2 ℃，口腔黏膜布满白色膜状物，颌下及腋窝下淋巴结多个肿大，质软，无压痛，无粘连。

1. 该患者可能患（　　）。

A. 肺结核　　B. 淋巴结核　　C. 结节病
D. 艾滋病　　E. 伤寒

2. 应首先要做的检查是（　　）。

A. B 超检查　　B. CT 检查　　C. 结核菌素检查
D. 抗 HIV 检查　　E. 总淋巴细胞计数

3. 患者口腔黏膜所见提示有（　　）。

A. 牙周炎　　B. 鹅口疮　　C. 麻疹
D. 白喉　　E. 口腔毛状白斑症

李女士，26 岁。妊娠 12 周，经查被证实已感染 HIV。

4. 为阻止母婴传播，下列哪种方法是最好的？（　　）

A. 注射抗-HIV 疫苗　　B. 注射抗-HIV 免疫球蛋白　　C. 口服齐多夫定

D. 终止妊娠　　　　　　E. 口服奈韦拉平

5. 若孕妇强烈要求继续妊娠，为减少母婴传播，应采取的措施是(　　)。

A. 注射抗-HIV 疫苗

B. 口服奈韦拉平

C. 产前 3 个月口服齐多夫定

D. 注射抗-HIV 免疫球蛋白

E. 密切观察患者病情变化，给予足够的营养

患儿，女，6 岁。高热 4 天，昏迷伴呼吸困难 1 天，临床诊断为流行性乙脑炎。

6. 为进一步明确诊断，应选的检查项目是(　　)。

A. 血常规　　　　　　B. 病毒分离　　　　　　C. 乙型脑炎特异性 IgM

D. 细菌培养　　　　　E. 脑脊液

7. 以下症状中，危及患者生命的表现是(　　)。

A. 高热　　　　　　　B. 昏迷　　　　　　　　C. 中枢性呼吸衰竭

D. 周围型呼吸衰竭　　E. 感染

8. 护士不应采取的护理措施是(　　)。

A. 物理降温　　　　　B. 静脉滴注大量糖盐水　C. 静脉快速滴注 20%甘露醇

D. 静脉推注高渗葡萄糖　E. 吸氧

李先生，30 岁，经常饮酒。2 周前自觉低热、乏力、食欲减退，病情逐渐加重。近 2 天不思饮食，食后即呕吐，尿液呈浓茶色。护理体检：T 38.7 ℃，急性病容，焦躁不安，皮肤、巩膜黄染，腹胀，肝、脾肋下未触及，移动性浊音(+)，扑翼样震颤(+)，血白细胞 11.2×10^9/L，中性粒细胞 84%，淋巴细胞 13%，血清总胆红素 266 μmol/L，ALT 100 U/L，抗-HAV IgM(+)。

9. 最可能的医疗诊断是(　　)。

A. 急性黄疸型肝炎　　B. 急性重症肝炎　　　　C. 亚急性重症肝炎

D. 慢性重症肝炎　　　E. 急性肝炎

10. 患者的饮食治疗应为(　　)。

A. 低蛋白、高脂肪饮食

B. 富含维生素的清淡饮食

C. 高蛋白、低脂肪饮食

D. 低盐、低蛋白、高碳水化合物易消化饮食

E. 高蛋白、高碳水化合物饮食

11. 该患者最主要的护理诊断为(　　)。

A. 有传播感染的危险　B. 营养失调：低于机体需要量

C. 体液过多　　　　　D. 潜在并发症：肝性脑病

E. 体温过高

刘先生，30 岁。1 年前被家犬咬伤过，未做处理，家犬尚健在。2 天前出现低热、头疼、恶心、烦躁不安、胡言乱语、不进食。体检：T 38.6 ℃，R 27 次/分，P 115 次/分，BP 158/92 mmHg，意识清楚，呈极度恐怖状，颈无抵抗。

12. 该患者最有可能的诊断是(　　)。
A. 病毒性脑炎　B. 精神分裂症　C. 狂犬病
D. 破伤风　E. 脑卒中

13. 对该诊断最有意义的检查项目是(　　)。
A. 脑脊液检查　B. 脑电图　C. 血液培养
D. 免疫检测特异性抗原　E. 心电图

14. 下列关于该患者的处理不妥的是(　　)。
A. 隔离于安静的单人间
B. 维护心血管和呼吸功能
C. 禁用镇静剂，以免呼吸抑制
D. 静脉补液
E. 适当脱水

李先生，男，32岁。头痛、发热、腰痛4天，伴排尿减少1天。经护理体检得知，T 39 ℃，BP 80/60 mmHg。患者意识清楚，精神紧张，伴颜面部和球结膜的水肿，腰部及背部的皮肤可见出血点，腋下有抓痕样瘀点，双肾区叩击痛明显，心肺无异常。

15. 应首先考虑的疾病是(　　)。
A. 败血症　B. 钩端螺旋体病　C. 肾盂肾炎
D. 流行性出血热　E. 急性白血病

16. 病情观察的重点是(　　)。
A. 呼吸　B. 血压和尿量　C. 脉搏
D. 心率　E. 意识

17. 护理时应特别注意(　　)。
A. 不能用酒精擦拭进行物理降温　B. 观察静脉补液的量和速度
C. 注重皮肤和黏膜的护理　D. 加强患者的心理支持
E. 给予患者高维生素饮食

李某，男，20岁。放假游玩回来后出现头痛、发热、咳嗽、全身不适等“上感”症状。护理体检：急性病容，T 38 ℃，眼结膜充血，咽部潮红，两肺呼吸音粗糙，未闻及湿啰音，心律齐，90次/分，入院3天后全身出现典型皮疹，始于耳后、发际，渐延及躯干、四肢，最后达手掌足底。初为淡红色斑丘疹，后变成暗红色。体温升至39.5 ℃。临床诊断为麻疹，经积极治疗后痊愈出院。

18. 下列哪一项不符合本病例的流行病学特点？(　　)
A. 患者是唯一传染源
B. 自发病前2天和出疹后5天内，不具传染性，恢复期不带病毒
C. 主要通过呼吸道飞沫直接传播，密切接触患者亦可经污染病毒的手而传播
D. 人群普遍易感，易感者接触患者后90%以上发病，病后有持久免疫力
E. 发病季节以冬春季为多，但全年均可有病例发生

19. 在护理体检上遗漏了哪一项重要的检查(　　)。
A. 有无麻疹黏膜斑　B. 鼻翼煽动、口唇发绀
C. 肺部啰音、心律和心音

D. 皮疹形态，出疹时间顺序及分布特点

E. 有无结膜充血

20. 下列哪一项符合本病例的护理措施？（　　）

A. 严格进行呼吸道隔离，出疹后无须再隔离

B. 出疹期给予高蛋白、高维生素食物

C. 体温过高或下降后又升高、呼吸困难、发绀、躁动提示可能出现并发症

D. 给予冷敷或酒精擦浴以退热

E. 加强口腔护理，可用1%～4%碳酸氢钠溶液保持口腔清洁

患者女性，30岁。广州市某医院护士，4天前护理过SARS患者。于2003年2月12日开始出现发热、干咳、腹泻。于2月18日入院体检发现体温40.3 ℃，双肺可闻及少许湿啰音。外周血白细胞总数为2.36×10^9/L，分类计数：N 0.81，L 0.1。胸片示双肺炎症。

21. 下列哪一项不符合本病例的特点？（　　）

A. 发热，体温常大于38 ℃，伴有畏寒、头痛、全身酸痛、乏力、腹泻

B. 咳嗽无痰，呼吸急促

C. 卡他症状突出

D. 肺部啰音或有肺实变体征

E. 白细胞计数不升高或降低

22. 下列哪一项护理措施不符合本病例？（　　）

A. 患者均需严格隔离，不得离开病区，不设陪护，不得探视

B. 给予高热量、高蛋白、高维生素、易消化饮食

C. 观察有无头痛、乏力、肌肉酸痛等感染中毒症状

D. 给予冰敷、酒精擦浴等物理降温，或给予解热镇痛药

E. 及时补入大量液体，以维持电解质平衡

第三章 细菌感染性疾病

学习目标

1. 知识目标：了解细菌感染性疾病的病原学、发病机制；熟悉细菌感染性疾病的流行病学、治疗要点、实验室及其他检查；掌握细菌感染性疾病的临床表现、护理措施及健康指导。

2. 技能目标：能够对细菌感染性疾病的常见病、多发病患者进行护理及健康指导。

第一节 伤　　寒

一、概述

伤寒(typhoid fever)是由伤寒沙门菌引起的急性肠道传染病，临床特征为持续发热、相对缓脉、特殊中毒症状和消化道症状、肝脾大、玫瑰疹与白细胞减少等，肠出血、肠穿孔为主要的严重并发症。

二、病原学

伤寒沙门菌属于沙门菌属，革兰染色阴性，呈短杆状，有鞭毛，能运动。菌体裂解时释放的内毒素是重要的致病因素。伤寒沙门菌主要有鞭毛“H”抗原，菌体“O”抗原及表面“Vi”抗原，在机体感染后诱生相应的抗体。通常检测血清中的“O”“H”抗体(肥达反应)以辅助临床诊断；“Vi”抗体检测主要用于调查伤寒带菌者。应用噬菌体可将伤寒沙门菌分型，有助于流行病学调查，对追塑传染源有重要意义。

伤寒沙门菌在自然界中生命力较强，耐低温，在水中可以存活 1～3 周，在粪便、污水中可以存活 1～2 个月。其对热及一般消毒剂较敏感，60 ℃加热 15 分钟或煮沸后即可灭活，在 5%石炭酸溶液中 5 分钟内死亡，消毒饮水余氯达 0.2～0.4 mg/L 时迅速死亡。

三、流行病学

1. 传染源　患者与带菌者是传染源。潜伏期末即可从粪便中排出伤寒杆菌，发病 2～4 周，粪、尿中排菌率最高，传染性最强。极少数患者病愈后持续排菌达 3 个月以上，称慢性带菌者，个别可终生排菌。

2. 传播途径　可通过污染的水或食物、日常生活接触、苍蝇和蟑螂等途径传递病原菌。水源污染常是暴发流行的主要原因。

3. 人群易感性　人群普遍易感，病后免疫力持久，少有第 2 次发病。

4. 流行特征　本病全年可见，但以夏秋季多见。人群中以儿童及青壮年多见。

四、发病机制及病理

伤寒沙门菌经口进入胃，一般可被胃酸杀死。当侵入的病菌数量多或胃酸缺乏时，细菌则进入小肠，通过肠黏膜，经淋巴管进入肠道淋巴组织及肠系膜淋巴组织中繁殖，释放入血导致第 1 次菌血症。此时属潜伏期，患者无症状。伤寒沙门菌随血流进入肝、脾、胆囊、骨髓、淋巴结的单核-巨噬细胞内大量繁殖，再次入血导致第 2 次菌血症，并释放内毒素，产生临床症状。在病程的第 2～3 周时，伤寒沙门菌继续随血流播散全身。胆道内的伤寒沙门菌再次侵入肠道淋巴组织，使肠道病变加重，引起肠出血、肠穿孔。病程的第 4 周，人体免疫力进一步加强，在血液及脏器中的细菌逐渐被消灭，肠壁溃烂逐渐愈合，病情缓解，进入恢复期。少数患者由于免疫功能低下，潜伏在体内的细菌可再度繁殖，并侵入血液形成复发。极少数患者或因胆囊内长期存在病菌，成为慢性带菌者。

伤寒的病理特点是全身单核-巨噬细胞系统的增生性反应。以回肠下段的集合淋巴结及孤立淋巴滤泡病变最具特征性：第 1 周淋巴组织高度肿胀；第 2 周淋巴滤泡坏死；第 3 周坏死组织脱落，形成溃疡；第 4 周愈合，不留瘢痕。肠系膜淋巴结肿大、充血，肝脾大，镜下可见充血或灶性坏死。

五、临床表现

潜伏期为 7～14 天。

(一)典型伤寒

临床过程可分为 4 期。

1. 初期　病程第 1 周，缓慢起病，主要为发热，体温呈梯形上升，5～7 天内达 39～40 ℃。伴全身不适、食欲减退、乏力、四肢酸痛等。

2. 极期　病程第 2～3 周，主要表现为：①发热：以稽留热为主，持续 10～14 天。②消化道症状：食欲不振，腹部不适，腹胀，多有便秘，少数患者有腹泻，右下腹可有轻压痛。③神经系统症状：表情淡漠、呆滞、反应迟钝、听力减退，重者可有谵妄、昏迷或出现脑膜刺激征。症状可随病情改善、体温下降而恢复。④循环系统症状：常有相对缓脉或重脉，脉搏与发热不成比例上升。⑤肝、脾大：病程第 1 周末可有脾大，质软有压痛。肝亦可见肿大，质软，可有压痛。部分患者并发中毒性肝炎。⑥皮疹：部分患者皮肤出现淡红色小斑丘疹(玫瑰疹)，多见于病程的第 7～14 天，直径为 2～4 mm，压之褪色，多在

10个以下，分批出现，以胸腹部及背部多见，于2～4天消退。

3. 缓解期　病程第3～4周，体温逐渐下降，食欲好转，腹胀逐渐消失，肿大的脾开始回缩。本期仍可能出现各种并发症。

4. 恢复期　病程第5周起，体温恢复正常，临床症状消失，1个月左右完全康复。

(二)复发和再燃

部分伤寒患者在病后2～3周体温开始下降但尚未恢复正常时，体温又再上升，持续5～7天，血培养阳性，称为再燃，可能与菌血症仍未被完全控制有关。少数患者热退后1～3周，临床症状再现，血培养再度阳性，称为复发，见于抗菌治疗不彻底的患者。

(三)不典型伤寒

除上述典型表现外，伤寒可有轻型、暴发型、迁延型、逍遥型及小儿和老年伤寒等多种临床类型。

(四)并发症

1. 肠出血　伤寒患者较为常见的并发症，多见于病程的第2～3周。常由于饮食不当、活动过多、腹泻及排便用力过度等诱发。症状的轻重与失血量有关，患者表现为粪便隐血、血便，少量出血时可无症状，或仅有轻度头晕；大量出血时可出现失血性休克。

2. 肠穿孔　伤寒患者最严重的并发症，多见于病程的第2～3周。因病变常发生于回肠末端，故常表现为突发右下腹剧痛，伴恶心、呕吐、冷汗、脉细速、呼吸急促、体温与血压下降。经1～2小时后症状暂时缓解，体温回升，出现腹膜刺激征。

3. 其他　伤寒沙门菌可引发中毒性心肌炎、中毒性肝炎、溶血性尿毒综合征、支气管炎和肺炎等并发症。

六、实验室及其他检查

1. 血常规　白细胞总数一般为$(3\sim5)\times10^9/L$，中性粒细胞减少，嗜酸性粒细胞减少或消失。

2. 细菌培养　为本病的确诊依据。发病第1～2周血培养阳性率最高；骨髓培养阳性率高于血培养，阳性持续时间长。粪尿培养在发病第3～4周阳性率最高，对早期诊断价值不大，常用于判断带菌情况。

3. 肥达反应(伤寒血清凝集反应)　可辅助诊断。伤寒抗体通常在病后1周左右出现，第3～4周阳性率最高，并可持续数月。“O”抗体凝集效价在1∶80及“H”抗体在1∶160或以上时为阳性，有辅助诊断价值。5～7周后复验1次，效价上升4倍以上方有诊断价值。“Vi”抗体的检测可用于慢性带菌者的调查，效价在1∶32以上有诊断意义。

七、诊断要点

根据夏秋季、有不洁饮食史、近期流行病区逗留史等流行病学特征，结合持续高热1周以上伴全身中毒症状，腹泻或便秘，相对缓脉，肝、脾肿大，皮肤玫瑰疹等典型临床表现，可做出临床诊断。血和骨髓培养阳性有助于确诊。

八、治疗要点

(一)病原治疗

1. 喹诺酮类抗生素　目前治疗伤寒的首选药物。常用诺氟沙星，此药在体内分布广，组织浓度尤其在胆囊中的浓度高，因此，对并发胆囊炎者治疗尤为有利。诺氟沙星可以单独使用，也可与阿米卡星联合使用，治疗多重耐药菌株引起的伤寒。用法：成人 0.9～1.2 g/d，分 3～4 次口服，连续服用 2～3 周。除诺氟沙星外，也可选用氧氟沙星、环丙沙星等。

2. 氯霉素　对非多重耐药伤寒沙门菌所致的伤寒散发病例仍为有效药物。其他还可选用氨苄西林或第 2、3 代头孢菌素等。

(二)对症治疗

因新斯的明可引起剧烈肠蠕动，故诱发肠出血或肠穿孔腹胀时禁用新斯的明；高热者给予降温；毒血症症状严重的患者，在适量、有效抗生素治疗的同时，可加用肾上腺糖皮质激素。

(三)并发症的治疗

1. 肠出血　绝对卧床休息，如患者烦躁不安，可适当应用地西泮等镇静剂。大出血者禁食，应用止血药物及输新鲜血，注意水、电解质平衡。

2. 肠穿孔　一经确诊，尽快手术治疗。

九、预防

1. 管理传染源　伤寒患者隔离治疗至体温正常后 15 天，或粪便培养两次阴性(热退后每周 1 次)。患者的排泄物及用具须严格消毒。对密切接触者，医学观察 23 天。重点检查餐饮行业人员，及时发现带菌者，并进行监督、管理和治疗。

2. 切断传播途径　是预防和控制肠道传染病的主导措施。加强对饮食、粪便的卫生管理，消灭苍蝇。

3. 保护易感人群　可采用伤寒、副伤寒甲乙三联菌苗进行预防接种。但不良反应较大，保护效果不理想，已很少被应用。近年口服减毒活菌苗 Ty21a 株的疫苗或 Vi 多糖疫苗亦证明有效。

十、护理

(一)主要护理诊断

1. 体温过高　与伤寒沙门菌感染、大量内源性致热原释放有关。

2. 营养失调：低于机体需要量　与高热、纳差、腹胀、便秘、消化吸收功能低有关。

(二)护理措施

1. 隔离与消毒　按肠道隔离至体温正常后 15 天，或粪便培养两次阴性(热退后每周 1 次)，方可解除隔离，对密切接触者，医学观察 23 天。对患者的呕吐物、粪便及污染物品应进行严格消毒。

2. 一般护理

(1)发热期间须绝对卧床休息，退热1周后可逐步增加活动量，休息可减少患者能量消耗，并可减少肠蠕动，有利于预防肠道并发症。

(2)饮食：发热期间应给予营养丰富、清淡、流质饮食，如牛奶、豆浆、蛋花汤、青菜汤、新鲜果汁等，少量多餐，避免过饱。必要时禁食，静脉补充营养。热退期间，可给予高热量、低纤维素、流质或半流饮食，如米粥、软面条、馒头，加鱼末、肉末、豆腐等，观察进食后的反应。恢复期患者食欲好转，可逐渐过渡至正常饮食，但此时仍可能发生并发症，应密切观察进食后的反应。切忌暴饮暴食或进食生冷、粗糙、不易消化的食物。逐渐增加进食量。腹胀者，禁食牛奶、糖类及高脂肪食物，注意补充钾盐。

3. 病情观察　应密切观察：①生命体征、面色、神志变化。②粪便颜色、形状、有无血便，并注意检查粪便隐血. ③如有肠出血，应注意有无血容量不足体征。④有无腹痛及肠穿孔体征。

4. 对症护理

(1)腹胀：腹胀时禁食牛奶及糖类食物，并注意补充钾盐。可用松节油腹部热敷或肛管排气，禁用新斯的明，以免引起剧烈肠蠕动，诱发肠穿孔或肠出血。

(2)便秘：伤寒患者应保证至少间日排便1次，如有便秘则可用开塞露或温生理盐水低压灌肠。忌用泻药，并避免排便时过度用力，防止剧烈肠蠕动或腹腔内压力过大而造成不良后果。

(3)肠出血、肠穿孔：肠出血的患者要绝对卧床休息，保持安静，必要时给予镇静剂，密切观察患者面色、脉搏、血压变化及粪便的颜色和量。肠穿孔的患者应密切监测生命体征，如需手术治疗，应积极配合医生做好术前准备。

(4)高热：绝对卧床，检测体温，观察热型，采用物理降温，避免药物降温。鼓励患者多饮水，口服不足时可通过静脉补充，必要时记录出入量。加强口腔护理，防止口腔炎。保持皮肤清洁、干燥，出汗多时，更换衣被。

5. 心理护理　伤寒病程较长，患者易出现消极、焦虑的情绪，护士应关心体贴患者，鼓励其战胜疾病，消除不良反应，使其主动积极地配合治疗和护理。

十一、健康指导

(1)开展预防伤寒的卫生宣教工作，以加强公共饮食卫生的管理和保护水源为重点，注意个人卫生，消灭苍蝇、蟑螂。高危人群应定期普查、普治。

(2)宣传消毒隔离制度，使患者正确认识到伤寒隔离的重要性和必要性。向患者讲解伤寒与饮食的关系，使患者能主动配合治疗，并在恢复期控制好食欲。

(3)通过介绍阅读有关书籍、报刊等方法，帮助患者和家属掌握伤寒的有关知识和自我护理方法、家庭护理等。患者出院后，仍应休息1～2周，恢复期仍应避免粗纤维、多渣饮食。若需带药出院，应按时规范用药。定期复查，若有发热等不适，应及时随诊，防止复发。伤寒若不发生并发症，一般预后良好。

附：副伤寒

副伤寒(paratyphoid fever)是由副伤寒甲、乙、丙 3 种沙门菌所引起的急性传染病。副伤寒的病原学、发病机制与病理、护理评估、病因治疗与预防、主要护理诊断及措施、健康指导，与伤寒基本相似。

副伤寒甲、乙潜伏期为 2～15 天，一般 8～10 天。起病较急，有腹痛、呕吐、腹泻等急性胃肠炎症状，2～3 天后胃肠症状减轻，而体温渐升，出现轻症伤寒样症状。发热多呈弛张型，热程持续 2～3 周，毒血症较轻。皮疹出现较早、较多、较大，且色较深。肠道病变表浅，出血与穿孔少见。病死率较低。但副伤寒甲复发率高于伤寒。副伤寒丙的肠道病变不明显，有弥漫性炎症而无溃疡形成，但可在其他脏器组织形成局限性化脓病灶。

临床主要表现为脓毒血症型，其次为伤寒型或胃肠型。起病急，体温迅速升高，常有寒战，热型不规则，热程持续 1～3 周，其后体温逐渐下降，但重症者发热持续时间较长。脓毒血症常在肺部、骨及关节等处形成局限性化脓病灶，偶可并发化脓性脑膜炎、心内膜炎、肝脓肿等。治疗方法与伤寒相同。并发化脓性病灶，脓肿形成时可行手术排脓，同时加强抗菌治疗。

第二节　细菌性痢疾

一、概述

细菌性痢疾(bacillary dysentery)简称菌痢，是由痢疾杆菌引起的肠道传染病。其主要临床表现为腹痛、腹泻和黏液脓血便及里急后重，可伴有发热及全身中毒症状，严重者可有感染性休克和(或)中毒性脑病。

二、病原学

痢疾志贺菌属于肠杆菌科志贺菌属，革兰染色阴性，无鞭毛，无芽胞，有菌毛，能黏附于结肠黏膜。按其抗原结构和生化反应不同，目前将志贺菌分为 4 群 47 个血清型，A 群痢疾志贺菌有 12 个、B 群福氏志贺菌有 16 个、C 群鲍氏志贺菌有 18 个、D 群宋内志贺菌有 1 个。其流行菌型不断变迁，我国多数地区多年来以 B 群福氏志贺菌为主要流行菌群，但近年来少数地区有 A 群流行。福氏志贺菌易致慢性感染，引发慢性菌痢。

痢疾志贺菌在外界环境中生存力较强，在瓜果、蔬菜及污染物上可存活 1～3 周，但对理化因素抵抗力较低，日光照射 30 分钟或 56 ℃加热 10 分钟或煮沸 2 分钟即被灭活。对各种化学消毒剂如 0.1%新洁尔灭、1%漂白粉、2%来苏水、75%乙醇等均很敏感，易被灭活。

三、流行病学

1. 传染源　为菌痢患者及带菌者，其中非典型患者、慢性患者及带菌者由于易被忽略，故有更大的流行病学意义。

2. 传播途径　主要经消化道传播，痢疾志贺菌随粪便排出后污染食物、水、生活用品，经口使人感染；亦可通过苍蝇污染食物而传播，流行季节痢疾杆菌污染食物或水源可引起暴发流行。

3. 人群易感性　人群普遍易感，病后可获得一定的免疫力，但短暂而不稳定，且各群、型之间无交叉免疫，故易复发和重复感染。

4. 流行特征　本病以夏秋季多发。以儿童发病率最高，多见于卫生条件较差的地区。

四、发病机制及病理

痢疾志贺菌侵入人体后是否发病，取决于细菌数量、致病力和人体抵抗力。如侵入菌致病力强，或人体胃肠局部抵抗力弱，少量细菌即可引起发病。痢疾志贺菌主要侵入乙状结肠与直肠黏膜上皮细胞和固有层中繁殖，产生内毒素和外毒素，引起肠黏膜的炎症反应和固有层小血管循环障碍，使肠黏膜出现炎症(为弥漫性纤维蛋白渗出性炎症，分泌大量黏液和渗出物)、坏死(肠上皮细胞变性坏死)和溃疡(不规则浅表溃疡)，临床表现为腹痛、腹泻和脓血便；慢性期患者出现肠黏膜增生，形成囊肿及息肉。因病变部位有大量吞噬细胞，且细菌极少侵入黏膜下层，故一般不进入血流，少引起菌血症或败血症。中毒性菌痢的发生可能与本菌产生强烈的内毒素及机体对之敏感而产生强烈的过敏反应有关。内毒素可致血中儿茶酚胺等多种血管活性物质增加，引起急性微循环障碍，导致 DIC 及血栓形成，使重要内脏器官功能衰竭。临床上出现感染性休克、脑水肿及脑疝。

五、临床表现

潜伏期为数小时到 7 天，一般为 1～4 天。不同菌群临床表现轻重有所不同。痢疾志贺菌感染临床表现多较重，宋内菌感染多较轻，福氏菌介于两者之间，但易转为慢性。依病情轻重和病程长短，可分为以下两种临床类型。

(一)急性菌痢

1. 普通型(典型)　起病急，畏寒、寒战、高热；继之出现腹痛、腹泻和里急后重，粪便次数增多，每天十多次至数十次，量少，粪便性状开始为稀便，可迅速转变为黏液脓血便，体检有左下腹压痛及肠鸣音亢进。多数可于 1 周左右恢复。

2. 轻型　全身毒血症症状和肠道症状均较轻，不发热或低热，粪便次数较少，病程短，3～7 天可痊愈，但亦可转为慢性。

3. 中毒型　多见于 2～7 岁儿童，多数患儿平时体质较好。起病急骤，病势凶险，有严重的全身毒血症状，可迅速发生循环及呼吸衰竭，而肠道症状较轻，可无腹泻和脓血便。如做生理盐水灌肠或肛门拭子取标本镜检，可发现大量脓细胞和红细胞。根据其主要临床表现，可分为如下 3 型：

(1)休克型(外周循环衰竭型)：较多见，以感染性休克为主要表现，出现面色灰白，肢冷，指甲发白，心率快，脉细速，血压下降或测不出。晚期可出现心、肾功能不全的症状。

(2)脑型(呼吸衰竭型)：最为严重，由于脑血管痉挛引起脑缺氧、脑水肿甚至脑疝，并出现中枢性呼吸衰竭。表现为频繁或持续性惊厥、昏迷；呼吸节律不齐，深浅不匀，双吸气或叹息样呼吸；瞳孔忽大忽小，继而不等大，对光反射消失。严重者可出现呼吸停止。

(3)混合型：可同时具有上述两型的临床表现，预后极差。

(二)慢性菌痢

病情反复发作或迁延不愈达 2 个月以上，即为慢性菌痢。导致菌痢慢性化的原因包括两个方面：一是患者抵抗力低下，如急性期治疗不当、营养不良、伴有胃肠道疾病等；二是与感染的细菌菌型有关，如福氏菌或有耐药性菌株感染易导致慢性感染。

1. 急性发作型　半年内有痢疾史，常因进食生冷食物或受凉、劳累等因素诱发，可出现腹痛、腹泻、脓血便，发热常不明显。

2. 慢性迁延型　急性菌痢发作后，迁延不愈，常有腹痛、腹泻、稀黏液便或脓血便。长期腹泻导致营养不良、贫血、乏力等。体检可见左下腹痛，可扪及增粗的乙状结肠。粪便常间歇排菌。

3. 慢性隐匿型　1 年内有痢疾史，无临床症状。粪便培养可检出志贺菌，乙状结肠镜检查可有异常发现。

六、实验室及其他检查

1. 血常规　急性期白细胞总数可轻、中度增高，中性粒细胞亦增高。慢性期可有贫血。

2. 粪便检查

(1)一般检查：外观多为黏液脓血便，量少，无粪质。镜检有大量脓细胞或白细胞及红细胞，如有巨噬细胞更有助于诊断。

(2)粪便培养：以粪便培养出志贺菌为确诊的依据。为提高培养阳性率，宜在抗菌治疗前采集新鲜粪便的脓血部分，连续多次送检。

3. 免疫学检查　采用免疫学方法检测细菌或抗原，具有早期、快速的优点，对菌痢的早期诊断有一定的帮助。但由于粪便中抗原成分复杂，易出现假阳性，故目前尚未被推荐使用。

4. 乙状结肠镜检查　仅适用于慢性菌痢的辅助检查。

七、诊断要点

根据当地流行情况、进食不洁食物史等流行病学资料，结合发热、腹痛、腹泻、排脓血便、里急后重等典型临床表现，可做出临床诊断。粪便培养发现志贺菌可确诊。

八、治疗要点

(一)急性菌痢

1. 病原治疗　自广泛应用抗菌药物以来，志贺菌属耐药不断增加，且呈多重耐药。故用药时应参考当前菌株对药物敏感情况选择用药。①喹诺酮类：有强大的杀菌作用，对耐药菌株亦有较好的疗效，是目前较为理想的药物。可用诺氟沙星，成人每次 0.2～0.4 g，每天 4 次，口服，小儿每天 20～40 mg/kg，分 3～4 次服用，疗程 5～7 天，亦可选用其他喹诺酮类药物，如环丙沙星、氧氟沙星。孕妇及儿童慎用。②磺胺甲噁唑：虽对本药耐药的菌株有所增加，但对多数患者仍有较好的疗效。③抗生素类：头孢菌素、氨苄西林、阿米卡星，可酌情选用。痢疾志贺菌对氯霉素、链霉素、诺氧沙星、四环素、呋喃唑酮、黄连素、磺胺类等药物敏感，容易出现耐药变异株。临床由 R 质粒介导的耐药菌株甚至多重耐药菌株不断增多，严重影响临床治疗，故应注意检测其耐药性。

2. 对症治疗　脱水者可口服或静脉补液，保证水、电解质及酸碱平衡；高热可用退热药及物理降温；腹痛剧烈可用解痉药，如阿托品；毒血症状严重者，可酌情应用肾上腺糖皮质激素。

(二)慢性菌痢

1. 病原治疗　应积极做病原菌分离及细菌药物敏感试验，以选择有效的抗菌药物。可联合应用两种不同类型的抗菌药物，疗程宜长，且需重复 1～3 个疗程。亦可应用药物保留灌肠疗法。

2. 对症治疗　肠功能紊乱可用镇静、解痉药物。出现肠道菌群失调，可用微生态制剂，如乳酸杆菌或双歧杆菌制剂。慢性菌痢常并存其他慢性疾病，应积极给予相应的治疗。

(三)中毒性菌痢

本病病势凶险，应早期诊断，及时采用综合措施抢救治疗。

1. 病原治疗　应用有效的抗菌药物静脉滴注，可选用环丙沙星或氧氟沙星，亦可用头孢菌素，如头孢噻肟。

2. 对症治疗

(1)降温镇静：高热给予退热药及物理降温，如高热伴躁动及惊厥者可用亚冬眠疗法，反复惊厥者可给予镇静剂，如地西泮、水合氯醛等。

(2)休克型：应积极给予抗休克治疗，扩充血容量及纠正酸中毒；在扩充血容量的基础上，可应用血管扩张剂(如山莨菪碱)解除微血管痉挛，如血压仍不回升，则可加用升压药，以增加重要脏器的血液灌注；注意保护重要脏器功能，有心力衰竭者可用毛花苷丙；可短期应用肾上腺糖皮质激素。

(3)脑型：脑水肿可用 20%甘露醇脱水，应用血管扩张剂以改善脑血管痉挛，如肾上腺糖皮质激素。吸氧，保持呼吸道通畅，如出现呼吸衰竭则可用呼吸兴奋剂，必要时行气管切开及应用人工呼吸器。

九、预防

1. 管理传染源　隔离治疗患者至症状消失后 1 周或 2 次粪便培养阴性。餐饮业、保育工作和自来水厂人员定期粪检，发现带菌者即令离岗，彻底治疗。

2. 切断传播途径　加强对饮水、食品和粪便的管理。灭蝇灭蛹，改善环境卫生。注意个人卫生，饭前便后洗手。

3. 保护易感人群　口服痢疾活菌苗，能刺激肠黏膜产生分泌型 IgA，可防止痢疾志贺菌附着于肠上皮，保护率达 66%～99%，免疫期可维持 6～12 个月。但不同菌型之间多无交叉免疫作用。流行期间，口服大蒜、马齿苋、地锦等也有一定预防效果。

十、护理

(一)主要护理诊断

1. 体温过高　与痢疾志贺菌毒素作用激活细胞释放内源性致热原，作用于体温中枢导致体温升高有关。

2. 腹泻　与胃肠道炎症、浅表性溃疡形成导致胃肠蠕动增强、肠痉挛有关。

3. 组织灌注量改变　与内毒素导致的微循环障碍有关。

4. 潜在并发症：中枢性呼吸衰竭　由脑血管痉挛引起脑缺氧、脑水肿甚至脑疝所致。

(二)护理措施

1. 隔离和消毒

(1)隔离：消化道隔离至临床症状消失、大便培养连续 2 次阴性方可解除。接触者接受医学观察。从事餐饮及食品加工业者应定期检查，必要时应调换工种。

(2)消毒：对患者的排泄物及污染物及时进行消毒。可用各种化学消毒剂，如 0.1%新洁尔灭、1%漂白粉、2%来苏儿、75%乙醇等，均可杀死痢疾志贺菌。亦可采用日晒、加热或煮沸等方式。

2. 一般护理

(1)休息和活动：急性期患者应卧床休息，避免烦躁、紧张等不良情绪，有利于减轻不适。频繁腹泻伴发热、疲惫无力、严重脱水者应协助患者床边解大便(注意屏风遮挡)，以减少体力消耗。中毒型菌痢患者应绝对卧床休息，由专人看护。

(2)饮食：严重腹泻伴呕吐者，可暂时禁食，静脉补充所需营养。能进食者，可给予高蛋白、高维生素、易消化、清淡流质或半流质饮食，如米汤、脱脂奶、温热果汁、藕粉等，忌食生冷、多渣、油腻或刺激性食物。少量多餐，多饮淡盐水。病情好转可逐渐过渡至正常饮食。

3. 病情观察　严密监测：①生命体征情况；②粪便的次数、量及性状，准确记录 24 小时出入量；③脱水及电解质紊乱表现：如皮肤弹性是否下降、口腔黏膜是否干燥及有无四肢无力、腹胀、心律不齐及腱反射减低等低钾表现；④观察神志、面色、瞳孔的变化以及时发现脑疝；⑤肛门周围皮肤有无破损。

4. 对症护理

(1)高热的护理：检测体温，给予物理和药物降温。

(2)腹泻的护理：密切观察大便情况，加强肛周皮肤护理。每天用 1∶5 000 高锰酸钾溶液坐浴，以保持肛周皮肤清洁，防止感染。肛周涂以凡士林，防糜烂。伴明显里急后重者，嘱其排便时不要过度用力，以免脱肛。若发生脱肛，可戴橡胶手套帮助其回纳。

(3)循环衰竭的护理：①每半小时至 1 小时监测生命体征 1 次，并观察神志、面色、记录尿量，若有面色苍白、四肢湿冷、血压下降、脉细速、尿少、烦躁等休克征象，应及时通知医生，配合抢救。②患者平卧或置于休克体位(头部和下肢稍抬高)，患儿去枕平卧，头偏向一侧。集中安排各种检查、治疗、护理操作，避免过多搬动患者。③保暖：可调高室温，加盖棉被或放置热水袋。④保持呼吸道通畅、吸氧。⑤迅速建立静脉通路以便及时用药，必要时开放两条通路，记录 24 小时液体出入水量，有利于判断病情和调整补液速度。⑥遵医嘱予以扩容、纠正酸中毒等抗休克治疗。扩容时，应根据血压、尿量随时调整输液速度，输液过程中，注意有无呼吸困难、吐泡沫痰及肺底湿啰音，防止肺水肿及左心衰竭的发生。应用血管活性药物，且维持适当的浓度和速度。注意观察药物的疗效和副作用。抗休克治疗有效的指征为：患者面色转红、肢端回暖、血压逐渐回升，收缩压维持在 80 mmHg(10.7 kPa)、脉压＞30 mmHg(4.0 kPa)。

(4)呼吸衰竭的护理：①严密观察病情，及时发现呼吸衰竭。若有烦躁、嗜睡、抽搐、双侧瞳孔不等大、对光反应迟钝或消失、进行性呼吸困难、呼吸频率大于每分钟 35 次、节律不整、吸氧后不见好转者，立即与医生联系，配合抢救。②及时清除呼吸道分泌物，保持呼吸道通畅，高流量吸氧，做好人工辅助呼吸、气管插管、气管切开及各种抢救器械与药品的准备。③遵医嘱使用脱水剂、呼吸兴奋剂等药物，注意观察药物疗效。应注意过量的镇静药物可加重呼吸抑制；阿托品、山莨菪碱及呼吸兴奋药可改善脑组织血液循环，兴奋呼吸中枢，但药物使用过量则可诱发惊厥。④保持病室安静，避免刺激以免诱发惊厥。惊厥时注意患者安全，防止跌伤或舌咬伤。危重患者最好住监护病房，由专人护理，若有昏迷，按昏迷患者护理。

5. 心理护理　菌痢患者因需隔离治疗，可导致心理上的孤独感；由于高热、腹泻、腹痛等症状常会引起紧张、恐惧心理；小儿中毒性菌痢因惊厥反复发作、昏迷程度较重者可发生失明、失语、耳聋及四肢瘫痪等后遗症。护士应针对患者及其家属的心理状况，关心体贴患者，鼓励其战胜疾病，消除不良反应，使其主动积极地配合治疗和护理。

十一、健康指导

(1)开展细菌性痢疾预防知识的宣传。养成良好的个人卫生习惯，餐前便后洗手，不饮生水，不吃不洁食物及腐败食物。防蝇灭蝇，保持良好的居家环境。在痢疾流行期间，可口服多价痢疾减毒活菌苗，提高机体免疫力。

(2)菌痢患者应及时隔离治疗，自觉配合休息，饮食、饮水应符合要求，遵医嘱按时、按量、按疗程坚持服药，争取急性期彻底得到治愈。隔离至临床症状消失、粪便培养连续 2 次阴性方可解除。接触者进行医学观察。从事服务性行业(尤其是餐饮业)者定期检查，发现慢性带菌者应暂时调换工种，接受治疗。

(3)慢性菌痢患者可因进食生冷食物、暴饮暴食、过度紧张和劳累、受凉、情绪波动等诱发急性菌痢，应注意避免。加强体育锻炼，保持生活规律，复发时及时治疗。

第三节　细菌性食物中毒

一、概述

细菌性食物中毒(bacterial food poisoning)是由于进食被细菌或其毒素污染的食物而引起的急性中毒性疾病。临床上可分为胃肠型及神经型两大类。胃肠型食物中毒最多见，临床以恶心、呕吐、腹痛、腹泻等急性胃肠炎为主要表现。本节主要阐述胃肠型食物中毒。

二、病原学

引起胃肠型食物中毒的细菌种类很多，常见的有以下 4 种。

1. 沙门菌　沙门菌是胃肠型食物中毒中最常见的致病菌。沙门菌广泛存在于家畜、家禽的内脏及肠道中，肉类、蛋类、乳类制品易被污染。值得注意的是，沙门菌在食品中繁殖后，并不影响食物的色、香、味。自然环境中抵抗力强，在水和土壤中能活数月，粪便中能存活1～2个月，在冰冻土壤中能越冬，但不耐热，55 ℃ 1小时或60 ℃ 10～20分钟可灭活，5%石炭酸或1∶500升汞5分钟内即可将其灭活。

2. 副溶血性弧菌　副溶血性弧菌为革兰阴性、椭圆形、荚膜球杆菌。菌体两端浓染，一端有鞭毛，运动活泼。该菌广泛存在于海水中，偶尔亦可见于淡水。在海水中能存活47天以上，淡水中可生存1～2天。在37 ℃、pH7.7、含氯化钠3%～4%的环境中生长最好。对酸敏感，食醋中3分钟即可被杀死。不耐热，56 ℃ 5分钟即可杀死，90 ℃1分钟灭活。对低温及高浓度氯化钠抵抗力甚强。广泛存在于海产品及腌腊制品中，带鱼、黄鱼、乌贼、梭子蟹等海产品带菌率极高，被海水污染的食物、某些地区的淡水产品如鲫鱼、鲤鱼等以及被污染的其他含盐量较高的食物如咸菜、咸肉、咸蛋亦可带菌。

3. 金黄色葡萄球菌　革兰染色阳性，不形成芽胞，无荚膜。广泛存在于外界环境及人体皮肤、鼻咽部、各种皮肤化脓感染灶等处。能污染蛋类、牛奶及淀粉类食物，在适宜环境下能大量繁殖，产生肠毒素。肠毒素耐高温，煮沸30分钟仍保持毒性，是致病的主要原因。

4. 大肠杆菌　两端钝圆的革兰阴性短杆菌，多数菌株有鞭毛，能运动，可有荚膜。体外抵抗力较强，在水和土壤中能存活数月，在阴凉处室内尘埃可存活1个月，含余氯 0.2×10^{-6} 的水中不能生存。大肠杆菌是肠道的正常菌群，一般不致病，但其中某些类型的菌株可引起腹泻。

(1)产肠毒素大肠杆菌(ETEC)：是婴幼儿及旅行者腹泻的重要病因。

(2)致病性大肠杆菌(EPEC)：是发展中国家婴儿腹泻的重要病因。

(3)侵袭性大肠杆菌(EIEC)：可在较大儿童及成人中引起类似菌痢表现的腹泻。

(4)出血性大肠杆菌(EHEC)：可引起出血性肠炎。

三、流行病学

1. 传染源　带菌的动物或人为本病的主要传染源。

2. 传播途径　主要通过消化道传播，如被细菌及其毒素污染的食物经口进入消化道而得病。食品自身带菌，或在加工、储存过程中被污染。苍蝇、蟑螂亦可作为沙门菌、大肠杆菌污染食物的媒介。

3. 人群易感性　人群普遍易感，病后无持久免疫力，可再次感染。

4. 流行特征　以夏秋季多见，与夏季气温高、细菌易于大量繁殖有关；发病突然、时间集中、潜伏期短；发病者病情轻重与进食量有关；停止进食受污染的食物后，疫情可得到控制。

四、发病机制及病理

病原菌在被污染的食物中大量生长、繁殖，并产生毒素。当人进食时，病原菌及毒素进入胃肠道。若进食的病原菌数量少，毒力弱，机体抵抗力强，可不出现症状或症状轻微。相反，症状明显，吐、泻剧烈，病原菌及其毒素亦能被大量排出体外，因而严重毒血症或败血症者少见。最基本的致病因素是细菌的侵袭力及其释放的毒素(肠毒素或内毒素)。

1. 侵袭性损害 沙门菌、侵袭性大肠埃希菌等可直接侵入肠壁，引起黏膜充血、水肿，上皮细胞变性、坏死并形成溃疡。

2. 肠毒素 金黄色葡萄球菌、产毒性大肠埃希菌、副溶血性弧菌等产生的肠毒素，可激活肠上皮细胞膜上的腺苷酸环化酶而引起一系列的酶反应，抑制肠上皮细胞对水和钠的吸收，促进肠液和氯离子的分泌，导致腹泻。

3. 内毒素 沙门菌的菌体裂解后释放的内毒素可引起发热、胃肠黏膜炎症，进而导致呕吐和腹泻。

主要病理改变为胃和小肠黏膜充血、糜烂、溃疡、出血等。肉毒杆菌外毒素是一种嗜神经毒素，不被胃酸及消化酶破坏，经肠黏膜吸收进入血流，选择性作用于脑神经核、神经肌肉接头处及自主神经末梢，通过抑制神经传导介质乙酰胆碱的释放，使肌肉收缩运动障碍而发生瘫痪，但肌肉仍能保持对乙酰胆碱的反应性，静脉注射乙酰胆碱能使瘫痪的肌肉恢复功能。病理变化主要是脑神经核及脊髓前角产生退行性变，使其所支配的相应肌群发生瘫痪，脑干神经核也可受损。脑及脑膜显著充血、水肿，并有广泛的点状出血和血栓形成。显微镜下可见神经节细胞变性。

五、临床表现

一般潜伏期较短，多为数小时，一般不超过 1～3 天。急性起病，常为腹部不适，上腹部、脐周疼痛(持续性或呈阵发性加剧)，伴恶心、呕吐、腹泻等。呕吐物多为所进食物、胆汁及胃液，甚至血液。

金黄色葡萄球菌所致呕吐尤为剧烈。腹泻由每天数次至数十次不等，多为黄色水样或黏液便，便后腹痛常可缓解。因脱水可致循环衰竭、酸中毒。部分患者因全身中毒症状而出现发热、乏力、头痛等症状，脐周轻压痛、肠鸣音亢进为其常见体征。神经型中毒者潜伏期为 12～36 小时，最短为 2～6 小时，长者可达 8～10 天。中毒剂量越大则潜伏期越短，病情越重。常突然起病，以神经系统症状为主要表现。患者先有全身乏力、软弱、头痛、头晕或眩晕，继而出现视力模糊、复视、瞳孔散大、眼肌瘫痪。重症者可出现吞咽、咀嚼和发音困难甚至呼吸困难等。体温一般正常，神志始终清楚，知觉存在。胃肠道症状较轻，可有恶心、便秘或腹胀，但腹痛、腹泻少见。

胃肠型食物中毒病程一般较短，多在 1～3 天恢复。金黄色葡萄球菌或蜡样芽胞杆菌所致者病程最短，数小时至 1～2 天恢复；沙门菌引起者病程较长，一般为 3～5 天，亦可长达 1～2 周。神经型中毒者病程长短不一，轻者可于 4～10 天后逐渐恢复，但眼肌瘫痪可持续数月。病情严重者，则可在 2～3 天因呼吸中枢麻痹而危及生命。

六、实验室及其他检查

1. 细菌培养 对可疑食物、患者呕吐物、排泄物做细菌培养，可获得同一病原菌。怀疑神经型中毒，则对可疑食物做厌氧菌培养，可发现肉毒杆菌。

2. 血清学检查 留取早期及病后 2 周的双份血清与培养分离所得可疑细菌进行血清凝集试验，双份血清凝集效价递增者有诊断价值。

3. 动物试验　疑似金黄色葡萄球菌食物中毒者，可将食物或呕吐物浸出液加热 100 ℃ 30 分钟后取上清液接种于动物腹腔内，2 小时内若出现呕吐、腹泻等症状，则证实存在耐热葡萄球菌肠毒素。也可以将食物浸出液或患者血清注入小白鼠(或豚鼠、小猫)腹腔，观察有无呼吸困难及失声现象。

七、诊断要点

根据进食可疑被污染食物史，如变质食物、海产品、腌制品、未煮熟的肉类等，结合同食者在短期内集体发病者表现相似、病程较短、恢复较快等临床特征，即可做出初步诊断。吐泻物及可疑残存食物细菌培养出相同病原菌，有助于确诊。

八、治疗要点

1. 一般治疗　卧床休息，流质或半流质饮食，宜清淡，多饮盐糖水。神经型中毒出现咽肌麻痹时宜鼻饲。

2. 对症治疗　吐泻腹痛剧烈者暂时禁食，口服复方颠茄片或注射山莨菪碱，腹部放热水袋。及时纠正水与电解质紊乱及酸中毒。血压下降者给予升压药。高热者用物理降温或退热药。变形杆菌食物中毒过敏型，以抗组胺药物(如苯海拉明等)治疗为主，必要时加用肾上腺皮质激素。精神紧张不安时应给予镇静剂。肉毒中毒者于食后 4 小时内可用 5%碳酸氢钠或 1∶4 000 高锰酸钾溶液洗胃及灌肠，以破坏胃肠内尚未吸收的毒素。呼吸困难者给予吸氧，及早行气管切开，呼吸麻痹者用人工呼吸器。

3. 病因治疗　一般不使用抗生素。症状较重考虑为感染性食物中毒或侵袭性腹泻者，应及时选用抗菌药物，如呋喃唑酮、氯霉素、土霉素、庆大霉素等，葡萄球菌食物中毒可用苯唑西林等治疗。

九、预防

1. 管理传染源　做好饮食卫生，对炊事人员定期进行健康检查及卫生宣传教育，认真贯彻《中华人民共和国食品卫生法》是预防本病的关键措施。

2. 切断传播途径　加强食品卫生管理；教育群众勿食用不洁或腐败变质的食物；消灭苍蝇、鼠类、蟑螂和蚊类，不在食堂附近饲养家畜、家禽。

十、护理

(一)主要护理诊断

1. 疼痛　与胃肠道炎症及痉挛有关。

2. 腹泻　与细菌和毒素导致胃肠型食物中毒有关。

3. 体液不足或有体液不足的危险　与呕吐、腹泻引起大量体液丢失有关。

4. 潜在并发症：酸中毒、休克。

(二)护理措施

1. 隔离与消毒

(1)消化道隔离，患者住单间，所用被褥、洗漱用具、食具应与健康人分开。

(2)对患者用过的脸盆、碗、匙、筷子等煮沸30分钟。用过的废纸及不能回收的物品集中放置于双层塑料袋中焚烧。用过的被套、褥套、衣物等可煮沸消毒20～30分钟，褥子、垫子、被子可暴晒6小时，桌面、床档等用“84”消毒液擦拭。

2. 一般护理

(1) 休息：严重者绝对卧床休息。

(2) 饮食：鼓励患者多饮淡盐水以补充体液，促进毒素的排泄，呕吐、腹泻严重者暂禁食，呕吐停止后可给予易消化的流质或半流质饮食，不能进食或腹泻频繁者，可静脉滴注葡萄糖生理盐水。恢复期后可逐渐过渡到正常饮食。

3. 病情观察　①生命体征；②呕吐、腹泻情况：呕吐、腹泻的次数、量及性状的变化；③伴随症状：如畏寒、发热、恶心、腹痛等；④记录24小时出入量；⑤呕吐、腹泻严重者应密切注意水、电解质紊乱及酸碱平衡失调的表现。

4. 对症护理

(1)疼痛：急性期应以卧床休息为主，病情缓解后，适当增加活动量；注意腹部保暖，严重者暂时禁食，可给予阿托品、颠茄合剂等解痉止痛。

(2)呕吐：有助于清除胃肠道内残留的毒素，一般不进行止吐处理，但应注意及时清理呕吐物，保持口腔及床单位的清洁卫生。呕吐频繁者，可遵医嘱给予止吐药，以减少呕吐次数，保证患者休息。

(3)腹泻：早期不用止泻药。

5. 心理护理　细菌性食物中毒是一种急性中毒性疾病，起病急，发病突然，吐泻症状明显，患者常可出现焦虑、紧张等情绪。将患者安置于安静的病房，及时清理呕吐物，解释食物中毒的相关知识及治疗配合要点。关爱患者，及时给予护理措施以缓解不适。取得患者的信任，鼓励患者积极配合治疗。

十一、健康指导

通过各种途径宣传细菌性食物中毒的卫生知识。夏秋季特别注意不要暴饮暴食，不进食不洁、腐败变质的食物。加强对食品加工，生产、储存、运输、销售部门的监督和管理，发现可疑食物应及时处理。对相关人员定期做健康检查，及时发现带菌者。消灭苍蝇、老鼠、蟑螂等以免食物被污染。

第四节　鼠　疫

一、概述

鼠疫(plague)是由鼠疫耶尔森菌(亦称鼠疫杆菌)引起的烈性传染病，属我国法定甲类传染病之一。临床表现主要为发热、严重毒血症症状、出血倾向、淋巴结肿痛或肺炎等。鼠疫在世界历史上曾有过多次大流行，死亡人数众多，曾经是危害人类生命最严重的烈性传染病之一。尽管人间鼠疫在许多国家已不再是一个严重问题，但一些疫源地还连续有零星暴发。中华人民共和国成立后，国内人间鼠疫已基本绝迹。但是，鼠疫是一种自然疫源性疾病，我国已判定的鼠疫疫源地分布在 17 个省、自治区的 201 个县(市)，面积达 60 余万平方千米。在世界鼠疫处于活跃的情况下，1991—1994 年在青海、新疆、西藏、云南、内蒙古等地发现人间鼠疫 106 例，病死率为 24.5%。1994 年印度苏拉特市首发的鼠疫，1 周内造成 52 人死亡，给许多国家带来不安。世界卫生组织有关资料表明，在今后的一段时间内，鼠疫有可能出现高峰，我国对这一形势必须保持高度警惕。

二、病原学

鼠疫耶尔森菌是耶尔森菌属的革兰阴性菌。典型的鼠疫耶尔森菌呈短而粗、两端钝圆、两极浓染的椭圆形小杆菌，菌体长 1.0～2.0 μm，宽 0.5～0.7 μm，有荚膜，无鞭毛，无芽胞或动力。从患者或死于鼠疫的人或动物取得的新鲜标本可见典型的鼠疫杆菌，呈散在或小堆状，偶见链状排列。在脏器压印标本中，可以看到吞噬细胞内、外均有鼠疫耶尔森菌，此点对鉴别杂菌污染有很大价值，因动物死亡后，污染杂菌不会被吞噬细胞所吞噬。鼠疫耶尔森菌为兼性需氧菌，可在普通培养基中生长。在痰、脓、血液及干燥蚤粪中能存活数月至 1 年以上。日光照射 4～5 小时，加热 55 ℃ 1 分钟或 100 ℃ 1 分钟，或 0.1%升汞、5%甲酚皂溶液及苯酚、10%石灰乳剂等 20 分钟均可致使病菌死亡。

三、流行病学

1. 传染源　鼠疫为典型的自然疫源性疾病，在人间流行前，一般先在鼠间流行。鼠间的鼠疫传染源有野鼠、地鼠、狐、狼、猫、豹等，其中黄鼠属和旱獭属最重要。家鼠中的黄胸鼠、褐家鼠和黑家鼠是人间鼠疫重要传染源。各型患者均可成为传染源，以肺型鼠疫最为重要。败血性鼠疫早期的血有传染性。腺鼠疫仅在脓肿破溃后或被蚤吸血时才起传染作用。

2. 传播途径　动物和人间鼠疫的传播主要以鼠蚤为媒介。当鼠蚤吸取含病菌的鼠血后，细菌在蚤胃内大量繁殖，形成菌栓堵塞前胃，当蚤再吸入血时，病菌随吸进之血反吐，注入动物或人体内。蚤粪也含有鼠疫耶尔森菌，可因搔痒进入皮内。此种“鼠→蚤→人”的传播方式是鼠疫的主要传播方式。少数可因直接接触患者的痰液、脓液或病兽的皮肤、血液、肉经破损皮肤或黏膜受染。肺鼠疫患者可借飞沫传播，造成人间肺鼠疫大流行。

3. 人群易感性　人群普遍易感，无性别、年龄差别。病后可获持久免疫力。预防接种可获得一定的免疫力。

四、发病机制及病理

鼠疫耶尔森菌侵入皮肤以后，靠荚膜、V/W 抗原吞噬细胞吞噬，先有局部繁殖，随后又靠透明质酸及溶纤维素等作用，迅速经由淋巴管至局部淋巴结繁殖，引起原发性淋巴结炎(腺鼠疫)。淋巴结里大量繁殖的病菌及毒素入血，引起全身感染、败血症和严重中毒症状。脾、肝、肺、中枢神经系统等均可受累。病菌波及肺部，发生继发性肺鼠疫。病菌如直接经呼吸道吸入，则病菌先在局部淋巴组织繁殖。继而波及肺部，引起原发性肺鼠疫。在原发性肺鼠疫基础上，病菌侵入血液，又形成败血症，称为继发性败血型鼠疫。少数感染极严重者，病菌迅速直接进入血液，并在其中繁殖，称为原发性败血型鼠疫，其病死率极高。

鼠疫基本病理改变是血管和淋巴管内皮细胞损害及急性出血性、坏死性病变。淋巴结肿常与周围组织融合，形成大小肿块，呈暗红或灰黄色；脾、骨髓有广泛出血；皮肤黏膜有出血点，浆膜腔发生血性积液；心、肝、肾可见出血性炎症。肺鼠疫呈支气管或大叶性肺炎，支气管及肺泡有出血性浆液性渗出以及散在细菌栓塞引起的坏死性结节。

五、临床表现

潜伏期一般为2～5天。腺鼠疫或败血型鼠疫潜伏期为2～7天；原发性肺鼠疫潜伏期为1～3天，甚至短至仅数小时；曾经预防接种者，可长达12天。临床上有腺型、肺型、败血型、轻型以及其他少见类型，除轻型外，各型初期的全身中毒症状大致相同。

1. 腺鼠疫　占85%～90%。除全身中毒症状外，以急性淋巴结炎为特征。因下肢被蚤咬机会较多，故腹股沟淋巴结炎最多见，约占70%；其次为腋下、颈及颌下。也可几个部位淋巴结同时受累。局部淋巴结起病即肿痛，病后第2～3天症状迅速加剧，红、肿、热、痛并与周围组织粘连成块，有剧烈触痛，患者处于强迫体位。4～5天后淋巴结化脓溃破，随之病情得到缓解。部分可发展成败血症、严重毒血症及心力衰竭或肺鼠疫而死；用抗生素治疗后，病死率可降至5%～10%。

2. 肺鼠疫　是最严重的一种类型，病死率极高。肺鼠疫起病急骤，发展迅速，除有严重中毒症状外，在起病24～36小时出现剧烈胸痛、咳嗽、咯大量泡沫血痰或鲜红色痰；呼吸急促，并迅速呈现呼吸困难和紫绀；肺部可闻及少量散在湿啰音、可出现胸膜摩擦音；胸部X线呈支气管炎表现，与病情严重程度极不一致。如抢救不及时，多于2～3天因心力衰竭、出血而死亡。

3. 败血型鼠疫　又称暴发型鼠疫。可为原发型或继发败血型。原发型鼠疫因免疫功能差、菌量多、毒力强，所以发病迅速。患者常突然高热或体温不升、神志不清、谵妄或昏迷，无淋巴结肿。患者出现皮肤黏膜出血、鼻衄、呕吐、便血或血尿、DIC和心力衰竭，多在发病后24小时内死亡。病死率高达100%。因皮肤广泛出血、瘀斑、紫绀、坏死，故死后尸体呈紫黑色，俗称“黑死病”。继发性败血型鼠疫，可由肺鼠疫、腺鼠疫发展而来，症状轻重不一。

4. 轻型鼠疫　又称小鼠疫，发热轻，患者可正常工作，局部淋巴结肿大，有轻度压痛，偶见化脓。血培养阳性。多见于流行初、末期或预防接种者。

5. 其他少见类型

(1)皮肤鼠疫：病菌侵入局部皮肤出现疼痛性红斑点，数小时后发展成水疱，形成脓疱，表面覆有黑色痂皮，周围有暗红色浸润，基底为坚硬溃疡，颇似皮肤炭疽。偶见全身性脓疱，类似天花，有“天花样鼠疫”之称。

(2)脑膜脑炎型：多继发于腺型或其他型鼠疫。在出现脑膜脑炎症状、体征时，脑脊液为脓性，涂片或培养可检出鼠疫杆菌。

(3)眼型：病菌侵入眼结膜，致化脓性结膜炎。

(4)肠炎型：除全身中毒症状外，有腹泻及黏液血样便，并有呕吐、腹痛、里急后重，粪便可检出病菌。

(5)咽喉型：为隐性感染。无症状，但从鼻咽部可分离出鼠疫杆菌。见于预防接种者。

六、实验室及其他检查

(一)常规检查

1. 血常规　白细胞总数大多升高，常达(20～30)×10^9/L。初为淋巴细胞增高，以后中性粒细胞显著增高，红细胞、血红蛋白与血小板减少。

2. 尿液检查　尿量减少，有蛋白尿及血尿。

3. 粪便检查　大便肠炎型者呈血性或黏液血便，培养呈阳性。

(二)细菌学检查

采集淋巴结穿刺液、脓、痰、血液、脑脊液进行检查。

1. 涂片检查　用上述材料做涂片或印片，革兰染色，可找到革兰阴性两端浓染的短杆菌。50%～80%为阳性。

2. 细菌培养　检材接种于普通琼脂或肉汤培养基上。血培养在腺鼠疫早期阳性率为70%，晚期可达90%左右。败血症时可达100%为阳性。

3. 动物接种　将标本制成生理盐水乳剂，注射于豚鼠或小白鼠皮下或腹腔内，动物于24～72小时死亡，取其内脏做细菌检查。

4. 噬菌体裂解试验　用鼠疫噬菌体加入已检出的可疑细菌中，可看到裂体及溶菌现象。

(三)血清学检查

1. 间接血凝　用F1抗原检测患者或动物血清中F1抗体。F1抗体持续1～4年，故常用于流行病学调查及回顾性诊断。

2. 荧光抗体染色检查　用荧光标记的特异性抗血清检测可疑标本。特异性、灵敏性较高。

3. 其他酶联免疫吸附试验　放射免疫沉淀试验可测定F1抗体，灵敏性高，适用于大规模流行病学调查。

七、诊断要点

根据发病前曾到过鼠疫流行区或与鼠疫动物、患者有接触史，结合寒战、高热、严重急性淋巴结炎及毒血症症状，咯血性痰、呼吸困难、发绀、皮肤黏膜广泛出血等临床表现，可做出临床诊断。细菌学和血清学检查可确定诊断。

八、治疗要点

1. 一般治疗　严格隔离于单间内，病室无鼠、蚤，温湿度适宜。

2. 病原治疗　治疗原则是早期、联合、足量、应用敏感的抗菌药物。

3. 对症治疗　烦躁不安或疼痛者用镇静止痛剂。注意保护心肺功能，有心力衰竭或休克者，及时进行强心和抗休克治疗；患有DIC者采用肝素抗凝疗法；中毒症状严重者可适当使用肾上腺皮质激素。对腺鼠疫淋巴结肿，可用湿热敷或红外线照射，未化脓切勿切开，以免引起全身播散。结膜炎可用0.25%氯霉素滴眼。

九、预防

(一)严格控制传染源

1. 管理患者　发现疑似或确诊患者，应立即按紧急疫情上报，同时将患者严密隔离，禁止探视及患者互相往来。患者排泄物应彻底消毒，患者死亡应火葬或深埋。接触者应检疫9天，对曾接受预防接种者，检疫期应延长至12天。

2. 消灭动物传染源　对自然疫源地进行疫情监测，控制鼠间鼠疫。广泛开展灭鼠爱国卫生运动。旱獭在某些地区是重要传染源，也应大力捕杀。

(二)切断传播途径

灭蚤必须彻底，对猫、狗、家畜等也要消毒；加强交通及国境检疫，对来自疫源地的外国船只、车辆、飞机等均应进行严格的国境卫生检疫，实施灭鼠、灭蚤消毒，对乘客进行隔离留检。

(三)保护易感者

1. 预防接种　鼠疫开始流行时，对疫区及其周围的居民、进入疫区的工作人员，均应进行预防接种。常用为EV无毒株干燥活菌苗，皮肤划痕法接种，即2滴菌液，相距3～4 cm，2周后可获得免疫。一般每年接种1次，必要时6个月后再接种1次。我国新研制的06173菌苗免疫后产生F1抗体较EV无毒株干燥活菌效果高1倍。

2. 个人防护　进入疫区的医务人员，必须接种菌苗，2周后方能进入疫区。工作时必须穿防护服，戴口罩、帽子、手套、眼镜，穿橡胶鞋及隔离衣。接触患者后可服四环素，每次0.5 g，每天4次，或磺胺嘧啶，每天1 g，每天2次，均连服6天。

十、护理

(一)主要护理诊断

1. 体温过高　与鼠疫杆菌感染有关。
2. 疼痛　与淋巴结急性出血性炎症有关。
3. 气体交换功能受损　与肺鼠疫导致肺组织病变有关。
4. 潜在并发症：出血、感染中毒性休克、DIC等。

(二)护理措施

1. 隔离与消毒　采取严密隔离、严格执行隔离制度。病区内必须做到无鼠、无蚤，入院时对患者做好卫生处理(更衣、灭蚤及消毒)。

2. 一般护理　注意休息，急性期应给予营养丰富、高热量、易消化的流质或半流质饮食，并注意补充液体。

3. 病情观察　鼠疫起病急，病情严重，病情发展迅速，应注意严密观察病情。监测生命体征及意识变化；注意局部淋巴结病变程度；注意有无肺部病变的表现；注意有无皮肤、黏膜、脏器等出血表现；观察并记录患者24小时液体出入量；观察实验室及其他检查结果，以便及时了解病情变化。

4. 对症护理

(1)发热的护理：详细内容参见第一章。

(2)急性淋巴结炎的护理：局部淋巴结炎剧痛患者肢体活动受限，多采取强迫体位，应给予软枕或毛毯等适当衬垫保护，局部可采取热敷缓解疼痛。病变部位切勿挤压，肿大的淋巴结化脓时应切开排脓，破溃者应及时做清创处理，加强伤口护理及消毒隔离。

(3)肺鼠疫的护理：肺鼠疫患者痰多，病情严重导致患者不能有效排痰，应注意保持呼吸道通畅，及时清除口鼻咽部分泌物及痰液。呼吸困难患者取半坐位或坐位，并给予吸氧。

5. 并发症护理

(1)皮肤黏膜出血的护理：注意保持皮肤清洁，每天用温水轻轻擦拭皮肤，禁用肥皂和酒精。嘱患者不要搔抓皮肤，防止造成皮肤感染。帮助患者翻身时应注意避免拖、拉、拽等动作，防止皮肤擦伤。嘱患者衣着宽松、柔软，勤换内衣裤。

(2)感染中毒性休克、DIC 的护理：密切监测生命体征及意识状态，积极配合医生抢救，休克者给予肾上腺皮质激素，DIC 者采用肝素抗凝治疗。

十一、健康指导

向患者及家属介绍鼠疫的疾病知识，如疾病发生的原因、临床表现及经过、治疗及护理方法，说明各种消毒、隔离措施的具体要求和重要性，取得患者和家属的理解和配合。帮助患者建立治疗信心，战胜疾病。

第五节　霍　　乱

一、概述

霍乱(cholera)是由霍乱弧菌所引起的急性腹泻疾病，通过粪-口直接污染或通过摄入受污染的水和食物传播。霍乱发病急、传播快、涉及范围广，在《中华人民共和国传染病防治法》中被列为甲类传染病。其临床表现轻重不一。多数患者仅有轻度腹泻；典型患者由于剧烈泻吐，导致脱水、肌肉痉挛，严重者可导致周围循环衰竭及急性肾衰竭，病死率可达 40%。

二、病原学

霍乱弧菌为革兰染色阴性，短小稍弯曲的杆菌，如逗点状，无芽胞，无荚膜。菌体末端有一根鞭毛，运动活跃。霍乱弧菌有两个生物型：古典生物型和埃尔托生物型。这两种类型具有共同的群特异抗原，皆属于菌体抗原 O1 群，且均可因型特异抗原的不同分为小川型、稻叶型、彦岛型 3 个血清型。近年来新发现引起流行的非 O1 群血清型，定名为 O139 霍乱弧菌，类似埃尔托生物型。

霍乱弧菌的培养需在 37 ℃碱性(pH8.8～9.0)肉汤或蛋白胨水中，再用选择培养基进行分离。埃尔托生物型及 O139 霍乱弧菌对外界环境的抵抗力比古典生物型强，可在潮湿的环境中长期生存，在未经处理的河水中可生存 1～3 周。对热、干燥、日光、酸和一般消毒剂如漂白粉、来苏水等敏感。加热 55 ℃10 分钟或煮沸即可灭活。

三、流行病学

1. 传染源　患者、带菌者是本病的主要传染源。中、重型患者排菌量大，传染性强。轻型及恢复期或无症状带菌者，不易被发现，得不到有效的隔离和治疗，是重要的传染源。霍乱患者发病期间可排菌 5～14 天，患者与隐性感染者之比为 1∶4。埃尔托生物型霍乱流行时，患者与隐性感染者之比为 1∶36。近年已注意到动物作为传染源的可能性。

2. 传播途径　可通过水、食物、日常生活接触和苍蝇等不同途径传播。其中水传播最为重要。因为水最易受到感染者排泄物污染，霍乱弧菌在水中存活的时间较长，带菌的水可使食品受到污染，水源受污染可引起暴发流行。

3. 人群易感性　人群普遍易感，病后免疫力比较短暂，仅维持数月。

4. 流行特征

(1)地方性与外来性：在我国，霍乱属外来性传染病。古典生物型霍乱的疫源地是印度；埃尔托生物型霍乱的疫源地是印度尼西亚。由于目前交通发达，可经海、陆、空交通途径传入我国。

(2)季节性：全年均可发病，但仍以夏秋季为流行季节，高峰在 7～8 月。

(3)具有沿水路交通线传播的特点：通过交通工具的传播多为远程传播，通过污染水源的传播多为近程传播。

四、发病机制及病理

霍乱弧菌经口进入胃后，一般可被胃酸杀灭。但当胃酸分泌减少或侵入细菌数量较多、未被胃酸杀灭时，可通过胃进入小肠。在小肠的碱性环境中黏附于小肠黏膜上皮细胞表面并迅速大量繁殖，产生外毒素，即霍乱肠毒素。

霍乱肠毒素有 A、B 两个亚单位。当肠毒素到达肠黏膜后，即通过 B 亚单位与肠黏膜上皮细胞膜表面受体神经节苷脂结合，接着 A 亚单位移行至细胞内侧，激活腺苷酸环化酶活性，从而促使三磷腺苷(ATP)转变为环磷酸腺苷(cAMP)。当细胞内 cAMP 浓度升高时，即发挥了第二信使作用，刺激隐窝细胞分泌水、氯化物及碳酸氢盐的功能增强，同时抑制绒毛细胞对钠的正常吸收，导致大量水分与电解质聚集在肠腔，超过了肠道正常吸收功能，形成本病特征性的剧烈水样腹泻。

剧烈吐泻，导致胆汁分泌减少，故典型的泻吐物为白色“米泔样”；因丢失大量水分、碱性肠液及电解质，产生不同程度的脱水、代谢性酸中毒、电解质紊乱如低血钾综合征。因严重脱水、血容量骤减、血液浓缩而出现周围循环衰竭。因循环衰竭、肾缺血及毒素和低钾对肾脏的直接影响，可发生急性肾衰竭。

肠道无明显的病理改变，主要病理特征是脱水现象。

五、临床表现

潜伏期一般为 1～3 天，短者数小时，长者可达 7 天。典型患者多为突然发病，少数患者在发病前1～2天有疲乏、头昏、腹胀、肠鸣等前驱症状。

(一)典型霍乱

临床过程可分为3期。

1. 泻吐期　以剧烈腹泻开始，继而呕吐，多无腹痛和里急后重。每天粪便自数次至十几次或频频不可计数。粪便性状初为稀便，后为黄水样或清水样便，少数为米泔样或洗肉水样，无粪臭。部分患者有呕吐，呈喷射状，呕吐物初为食物残渣，继为水样，与粪便性质相仿。一般无发热。本期可持续数小时至1～2天。

2. 脱水期　由于持续而频繁的腹泻和呕吐，可出现脱水和周围循环衰竭。患者可有烦躁不安、表情呆滞、口渴、眼窝深陷、声音嘶哑。腹下陷呈舟状，皮肤皱缩，湿冷且弹性消失，指纹皱瘪，酷似"洗衣工"手。中度或严重脱水者，血容量显著下降导致循环衰竭，患者极度无力、呼吸急促、脉搏细速、心音微弱、血压下降甚至测不到。

由于电解质的丧失，肌肉兴奋性改变。严重的低血钠可引起腓肠肌及腹直肌痉挛；低钾可引起肌张力减退，肠鸣音减弱、心律失常。由于血容量显著不足，血压下降出现少尿、无尿等肾功能衰竭表现。由于HCO_3^-大量丢失，少尿及循环衰竭而产生代谢性酸中毒。此期一般为数小时至2～3天。

3. 反应期或恢复期　脱水纠正后，大多数患者症状消失，尿量增加，体温回升，逐渐恢复正常。约1/3患者出现发热性反应，体温为38～39 ℃，以儿童多见，可能是循环改善后大量肠毒素被吸收所致。发热持续1～3天可自行消退。

(二)临床类型

霍乱病情表现轻重不一，受感染后可无任何症状，仅呈排菌状态，其排菌期一般为5～10天。有临床症状者按脱水程度、血压、脉搏及尿量等可分为轻、中、重3型。

1. 轻型　腹泻每天不超过10次，为稀便或稀水样便，一般不伴有呕吐症状，持续腹泻3～5天后恢复，无明显脱水表现。

2. 中型　有典型的腹泻和呕吐症状，腹泻每天达10～20次。为水样或"米泔水"样便，量多。有明显脱水体征，脱水量占体重的4%～8%(儿童为5%～10%)。血压下降，收缩压为70～90 mmHg，尿量减少，24小时尿量在500 mL以下。

3. 重型　患者除有典型腹泻和呕吐症状外，还存在严重脱水，脱水量占体重的8%(儿童>10%)以上，则出现循环衰竭。表现为脉搏细速或不能触及，血压明显下降，收缩压低于70 mmHg或不能测出。24小时尿量在50 mL以下。

除上述三种临床类型外，尚有一种罕见的暴发型，又称"干性霍乱"，暴发型霍乱起病急骤，不等泻吐症状出现即迅速进入中毒性循环衰竭而死亡。

霍乱死因早期多为周围循环衰竭，脱水期多为尿毒症或感染等并发症，病死率已较过去有明显下降。近年来埃尔托型霍乱的病死率已控制在1%～2%。

(三)并发症

1. 急性肾功能衰竭　表现为少尿和氮质血症，严重者出现尿闭，可因尿毒症死亡。

2. 急性肺水肿　代谢性酸中毒可导致肺循环高压和肺水肿，大量不含碱的盐水补充也可加重肺循环高压。患者表现有胸闷、呼吸困难或端坐呼吸、发绀、咳粉红色泡沫样痰、颈静脉怒张及肺底湿啰音等。

3. 低钾综合征　霍乱患者为等渗性脱水，由于血液浓缩，虽然测定血钾是正常或可以升高，但实际体内缺钾已很严重，如治疗时输入不含钾的溶液，可产生低血钾综合征，表现为全身肌肉张力减低、鼓肠、心律失常、心电图改变等。

六、实验室及其他检查

1. 血液检查　因血液浓缩，红细胞比容和血浆比重升高，白细胞也增高，分类中可见中性粒细胞及大单核细胞增多。血尿素氮增高，血清钾、钠、氯下降。

2. 尿液检查　多数患者尿液呈酸性，比重为1.010～1.025，可有蛋白尿，红、白细胞尿及管型尿。

3. 粪便检查

(1)常规检查：半数病例粪便中有黏液，镜检仅见少数白细胞。

(2)细菌学检查

①粪便直接检查：涂片染色能见到排列呈鱼群状的革兰阴性弧菌。粪便悬滴镜检，可见呈穿梭状快速运动的细菌。其运动能被特异性抗血清所抑制。

②粪便培养：将粪便标本接种于碱性蛋白胨水增菌后，于碱性琼脂培养基上培养。此为明确诊断提供依据，并可鉴定出其生物型及血清型。

4. 血清学检查　临床常用凝集试验和杀弧菌试验，如前者效价于病程2周达1∶100；后者效价达1∶32以上或双份血清抗体效价在4倍以上增长，即有回顾性诊断意义。

七、诊断要点

诊断以临床表现、流行学史和病原检查三者为依据。在夏秋季对可疑患者应详细询问发病前1周内的活动情况，如是否来自疫区，有无与霍乱患者及其污染物接触史，以及是否进行过预防接种等，流行病学资料结合临床和实验室检查可做出诊断，凡临床上发现有吐泻症状或原因不明的腹泻患者，应取粪便或呕吐物标本，尽快进行病原诊断，包括镜检、培养、分离，凝集试验及其他鉴定试验。

1. 确诊标准　①凡有腹泻呕吐等症状，粪便培养霍乱弧菌阳性者。②霍乱流行期在疫区有典型霍乱症状而粪便培养阴性无其他原因可查者。如有条件可做双份血清凝集素试验，滴度4倍或4倍以上可诊断。③疫源检索中发现粪便培养阳性前5天内有腹泻症状者，可诊断为轻型霍乱。

2. 疑似标准　①凡有典型泻吐症状的非疫区道发病例，在病原学检查未确诊前。②霍乱流行期，曾接触霍乱患者，有腹泻症状而无其他原因可查者。

八、治疗要点

1. 补液疗法

(1)静脉补液：补充液体和电解质是治疗本病的关键措施。液体输入的量和速度应视病情轻重、脱水程度、血压、脉搏、尿量及血浆比重等而定。治疗开始以生理盐水快速静脉推注或滴注，待血压回升时可改用含糖5∶1溶液(每升含氯化钠5 g、碳酸氢钠4 g、氯化钾1 g，另加50%葡萄糖液20 mL)或3∶2∶1溶液(5%葡萄糖3份、生理盐水2份、1.4%碳酸氢钠或11.2%乳酸钠1份)。成人开始24小时的补液量在轻、中和重型分别为3 000～4 000 mL、4 000～8 000 mL和8 000～12 000 mL。在脱水纠正且有排尿时，可予以氯化钾稀释于上述溶液中滴注。

(2)口服补液：霍乱患者肠道对葡萄糖的吸收能力并无改变，而葡萄糖的吸收能增进水、钠的吸收。口服液体中电解质及葡萄糖浓度与血浆比较，大致是等渗的。因此，对轻、中型患者及重症者经治疗停止泻吐后可予以口服补液。口服补液配方为每升水中含葡萄糖20 g、氯化钠3.5 g、碳酸氢钠2.5 g、氯化钾1.5 g。

2. 抗菌药物治疗　有效的抗菌药物治疗可减少吐泻量和缩短排菌期。可选用多西环素、复方磺胺甲噁唑(TMP-SMZ)、喹诺酮类药物(如氧氟沙星)等。抗菌药物只能作为液体疗法的辅助治疗。

3. 并发症的治疗

(1)中毒性休克：如补足液体后血压仍低者，可能存在中毒性休克，选用肾上腺糖皮质激素、血管活性药物等。

(2)肺水肿与心力衰竭：应放慢补液速度或暂停补液，同时应用强心剂、利尿剂、镇静剂等。

(3)急性肾衰竭：纠正代谢性酸中毒及电解质紊乱，严重氮质血症者应做血液透析。

九、预防

1. 管理传染源　及时检出患者，尽早予以隔离治疗。对密切接触者应严密进行检疫，进行粪便检查和药物治疗，粪便培养每天1次，连续2天，每次粪检后给予服药可减少带菌者，一般应用多西环素200 mg顿服，次日口服100 mg。儿童每天6 mg/kg，连服2天。亦可应用诺氟沙星，每次200 mg，每天3次，连服2天。同时应做好国境卫生检疫和国内交通检疫，一旦发现患者或疑似患者，应立即进行隔离治疗，并对交通工具进行彻底消毒。

2. 切断传播途径　加强饮水消毒和食品管理，对患者和带菌者的排泄物进行彻底消毒。此外，应消灭苍蝇等传播媒介。

3. 保护易感人群　以往应用全菌死菌苗或并用霍乱肠毒素的类毒素疫苗接种，但由于其保护率低，保护时间短，且不能防止隐性感染和带菌者，故现已不再使用。目前国外应用基因工程技术制成并试用的有多种菌苗，其中包括B亚单位-全菌体菌苗(BS-WC)和减毒口服活菌苗(CVD103-HgR)，现仍在扩大试用，此外，亦可采用预防服药的方法。

十、护理

(一)主要护理诊断

1. 腹泻　与霍乱肠毒素作用于肠道有关。

2. 组织灌注量改变　与频繁剧烈的泻吐导致严重脱水、循环衰竭有关。

3. 疼痛　与泻吐使钠盐大量丢失导致腓肠肌、腹直肌痉挛有关。

4. 恐惧　与突然起病、病情发展迅速、严重脱水导致极度不适，实施严密隔离有关。

（二）护理措施

1. 一般护理

（1）隔离：患者应单住一室或同一病种患者同住一室，门窗不得随意打开。患者不得擅自离开病室。工作人员进入病室应穿隔离衣、戴帽子、戴口罩和穿隔离鞋。离开病室时，应脱去隔离衣、摘下口罩、摘下帽子及洗手，在洒有消毒液的擦鞋垫上擦拭鞋底，并随手关门。工作人员手指皮肤有破损时，应戴手套或暂停接触此类患者。患者严格隔离至症状消失 6 天后，粪便培养致病菌每天 1 次，连续 2 次阴性可解除隔离出院。

（2）消毒：患者的分泌物、排泄物及用品必须严格消毒后方能拿出室外。病室每天用紫外线消毒 1～2 次，或用过氧乙酸熏蒸 2 小时消毒。有条件的病室内应设卫生间，以免患者外出。患者出院或死亡后，对病室及室内物品必须进行终末消毒。

（3）饮食护理：严重腹泻伴呕吐者应暂时禁食，使肠道得到充分休息。症状好转后，可给予少量多次饮水，病情控制后，逐步过渡到温热低脂流质饮食，如淡盐水、果汁等，尽量避免饮用牛奶、豆浆等容易产生肠胀气的食物。

2. 病情观察　严密观察病情，如生命体征、神志、皮肤黏膜弹性、尿量改变等，记录 24 小时出入水量。及时抽血检查钠、钾、氯、钙、CO_2结合力、尿素氮等，评估水、电解质和酸碱平衡情况，为治疗提供依据。

3. 对症护理

（1）维持水、电解质平衡：遵医嘱进行补液治疗，是治疗霍乱患者的关键。注意先补盐后补糖。补液治疗应注意：①轻、中度脱水可采用口服补液，严重脱水应迅速建立静脉通道，保证输液通畅，必要时可建立两条输液通道。②根据病情轻重和脱水程度，确定输液量和速度，做好输液计划。一般 24 小时内轻度脱水患者输液速度以每分钟 3～5 mL 为宜，重度脱水者，在最初按每分钟 40～80 mL 的速度静脉推注，以后按每分钟 20～30 mL 的速度通过两条静脉快速滴注。③大量或快速输入的溶液应适当加温至 37～38 ℃，以免因快速输入大量液体出现不良反应。④加压输液或快速输液过程中，必须由专人守护，以防输液反应的发生，同时观察输液效果。根据血压、脉搏、尿量等变化，随时调整输液量和输液速度。

（2）腹泻、呕吐：①向患者及家属介绍本病的相关知识。霍乱弧菌主要通过胃进入小肠，黏附于小肠上皮细胞表面并迅速繁殖，产生霍乱肠毒素，形成本病特征性的剧烈水样腹泻。②剧烈泻吐时暂停饮食，待呕吐停止、腹泻缓解，可给予温热低脂流质饮食，如果汁、米汤、淡盐水等，不宜用牛奶、豆浆等不易消化、加重肠胀气的食物。少量多次，缓慢增加饮食量。③患者卧床休息，做好生活护理。呕吐时取头侧位，呕吐后协助患者用温水漱口。协助床边排便，减少患者往返入厕所产生的体力消耗，并对排泄物进行测量处理。加强臀部、肛周皮肤护理。④观察记录呕吐物及排泄物的颜色、性质、次数、量，并严格消毒后弃去。及时采集泻吐物送检。⑤遵医嘱使用抗菌药物，减少腹泻量和缩短泻吐期。由于电解质的丧失，肌肉兴奋性改变，引起肌痉挛，如低钙、低钠可引起腓肠肌及腹直肌痉挛，应按医嘱补充电解质，纠正低血钾等治疗，用局部热敷、按摩等方法解除肌痉挛。

4. 心理护理　霍乱患者剧烈泻吐导致体液大量丢失，机体状况可迅速恶化，加之霍乱属于烈性肠道传染病，必须实施严密隔离，患者可表现为极度焦虑和恐惧，这些不良情绪可使病情加重，故应注意以下两点。

(1)向患者及家属说明隔离的重要性。患者应隔离至症状消失 6 天后，粪便培养致病菌每天 1 次，连续 3 次为阴性，方可解除隔离出院。

(2)护士应与患者进行有效沟通，了解患者的顾虑、困难，满足其合理的需要。帮助患者及时清除排泄物，及时更换污染的床单，创造清洁舒适的环境。工作中不可有躲避、嫌弃的表情，应热情关心、鼓励、帮助患者，使其树立信心和增强安全感。

十一、健康指导

1. 开展霍乱预防知识宣传　改善环境，杀蛆灭蝇。保护水源，防止粪便污染水源。养成良好的个人卫生习惯，不吃生或半熟的水产品，不喝生水，饭前便后要洗手。加强食品管理。介绍霍乱的早期症状，开设肠道门诊，及时发现患者，尽早进行隔离治疗。霍乱流行期间，疫区人群可接种霍乱菌苗。密切接触者应严格检疫 5 日，并给予预防性服药，如诺氟沙星每次 200 mg，每天 3 次，连服 2 天。

2. 对患者家属进行有关霍乱的知识指导　霍乱是烈性肠道传染病，起病急、传播快、重症者死亡率高。患者在发病期间，绝大多数连续大量排菌，尤以中、重型患者为甚；患者及家属应严格消毒、隔离，以防霍乱的传播。

第六节　流行性脑脊髓膜炎

一、概述

流行性脑脊髓膜炎简称流脑，是由脑膜炎奈瑟菌(又称脑膜炎球菌)引起的急性化脓性脑膜炎。其主要临床表现为高热、剧烈头痛、频繁呕吐，皮肤黏膜瘀点、瘀斑，脑膜刺激征及脑脊液化脓性改变。

二、病原学

脑膜炎球菌属奈瑟菌属，革兰染色阴性，菌体为肾形或豆形，多呈凹面相对成双排列或 4 个菌相连。人是本菌唯一的天然宿主，可从带菌者鼻咽部和患者的血液、脑脊液、皮肤瘀点中检出脑膜炎球菌，在脑脊液中多见于中性粒细胞内，仅少数在细胞外。脑膜炎球菌按其表面特异性多糖抗原可分为 13 个群(A、B、C、D、E、X、Y、Z、W135、H、I、K、L)，其中以 A 群、B 群、C 群 3 群最为常见，占 90%以上。脑膜炎球菌裂解时可释放出内毒素，是重要的致病因子。脑膜炎球菌可产生自溶酶，在体外易自溶而死亡。对寒冷、干燥较敏感，低于 30 ℃、加温至 50 ℃或一般的消毒剂处理极易灭活。

三、流行病学

1. 传染源　带菌者和患者是流行性脑脊髓膜炎的传染源。本病流行期间，50%以上的正常人鼻腔内可检出脑膜炎球菌，但无任何临床症状。因此，带菌者是造成本病流行的重要传染源。患者从潜伏期末到急性期均有传染性，但多不超过发病后10天，特别是经抗菌治疗后细菌很快消失，故作为传染源的意义远不如带菌者。

2. 传播途径　患者及带菌者通过咳嗽、打喷嚏等喷出带菌的飞沫被易感者吸入而传播。在空气不流通处2 m内的接触者均有被感染的危险。由于本菌在外界生活力极弱，故很少间接传播。但亲密接触，如同睡、怀抱、喂奶、亲吻等，对2岁以下婴幼儿感染本病有重要的意义。

3. 人群易感性　人群普遍易感，6个月以内的婴儿可从母体获得免疫而很少发病。成人因已在多次流行过程中经隐性感染而获得免疫力。儿童发病率高，以5岁以下儿童，尤其是6个月至2岁的婴幼儿发病率最高。人感染后可对本菌群产生持久的免疫力。

4. 流行特征　全年均可发生，但有明显季节性，多发生在冬季，3～4月为高峰期。人感染后可获得特异性免疫，但随着人群免疫力下降及新易感者逐渐增加，使本病呈周期性流行，一般每间隔3～5年发生一次小流行，7～10年发生一次大流行。由于在易感者中普遍进行A群脑膜炎球菌多糖菌苗预防接种，发病率逐年下降，且打破了周期性流行的规律。

四、发病机制及病理

脑膜炎球菌自鼻咽部侵入人体后，如机体免疫力强，则入侵的细菌迅速被消灭；如机体免疫力较弱，细菌在鼻咽部繁殖成为无症状带菌者，或仅有轻微上呼吸道感染症状。少数情况下，因机体免疫力低下或细菌毒力较强，细菌进入血液循环，形成短暂菌血症，可无明显症状或轻微症状(如皮肤出血点)。仅极少数发展为败血症，细菌通过血-脑屏障侵犯脑脊髓膜，引起化脓性脑膜炎。此外，可发生化脓性关节炎、心内膜炎等迁徙性病灶。败血症期，脑膜炎球菌侵袭皮肤血管内皮细胞，迅速繁殖并释放内毒素。作用于小血管和毛细血管，引起局部出血、坏死、细胞浸润及栓塞，临床出现皮肤黏膜瘀点。内毒素使全身小血管痉挛，引起严重微循环障碍，致使有效循环血容量减少，引起感染性休克及酸中毒，也可引起内脏广泛出血。脑膜炎期，脑膜及脊髓膜血管内皮细胞坏死、水肿、充血、出血及通透性增加，引起脑脊髓膜化脓性炎症及颅内压升高，出现惊厥、昏迷等症状。严重者脑实质亦有炎症、水肿及充血。内毒素可引起脑血管微循环障碍、脑血管痉挛、缺血及出血，而加重上述病变。严重脑水肿形成脑疝，从而出现昏迷加深、瞳孔变化及呼吸衰竭，可迅速导致死亡。

五、临床表现

潜伏期1～7天，一般为2～3天。流行性脑脊髓膜炎病情复杂多变，轻重不一，一般可表现为4个临床类型，即普通型、暴发型、轻型和慢性败血症型。

(一)普通型

1. 前驱期　大多数患者并不产生任何症状。部分患者有上呼吸道感染症状，如低热、咽痛、咳嗽、鼻塞等。症状可持续1～2天。但因发病急、进展快，此期易被忽视。

2. 败血症期　患者常无前驱症状，突起畏寒、高热、头痛、呕吐、全身乏力、肌肉酸痛、食欲不振及神志淡漠等毒血症症状。幼儿则有哭啼吵闹、烦躁不安、皮肤感觉过敏及惊厥等。少数患者有关节痛或关节炎、脾肿大等症状。此期的重要体征是70%～90%患者有皮肤黏膜瘀点或瘀斑，直径为1～2 mm至1～2 cm，开始为鲜红色，后为紫红色，病情严重者瘀点、瘀斑可迅速扩大，中央可呈紫黑色坏死或大疱。约10%的患者在唇周及其他部位可出现单纯疱疹，持续1～2天后进入脑膜炎期。

3. 脑膜炎期　除高热及毒血症症状外，主要是中枢神经系统症状，如剧烈头痛、频繁呕吐、烦躁不安，因神经根受刺激而出现颈项强直、克尼格征及布鲁津斯基征等脑膜刺激征，重者可有谵妄、神志障碍及抽搐。多于2～5天进入恢复期。

4. 恢复期　经治疗后，患者体温逐渐下降至正常。皮肤瘀点、瘀斑逐渐消失，大瘀斑中央坏死部位可形成溃疡，以后结痂而愈。其他症状逐渐好转，神经系统检查逐渐恢复正常。患者一般在1～3周痊愈。

(二)暴发型

暴发型多见于儿童。起病急骤，病势凶险，病死率高。一般可分为3型。

1. 休克型　过去称为华-佛综合征。起病急骤，高热、寒战，严重者体温不升，伴头痛、呕吐，常在短期内全身出现广泛瘀点、瘀斑，且迅速融合成大片，皮下出血，或继而出现大片坏死。面色苍灰，唇周及指端紫绀，四肢厥冷，皮肤呈花斑状，脉搏细速，血压下降，甚至测不出。脑膜刺激征缺如，脑脊液大多清亮，细胞数正常或轻度增加，血培养常为阳性。

2. 脑膜脑炎型　主要表现为脑膜及脑实质损害，患者除有高热、头痛、呕吐外，还可出现昏迷、反复惊厥、锥体束征阳性。部分患者出现脑疝。枕骨大孔疝时，患者昏迷加深，瞳孔明显缩小或散大，或忽大忽小，对光反射迟钝。双侧肌张力增高或强直，上肢多内旋，下肢呈伸展性强直。呼吸不规则，或快慢深浅不匀，或暂停，成为抽泣样，或点头样呼吸，或潮式呼吸，甚至呼吸突然停止。天幕裂孔疝除有颅内压增高表现外，还常有同侧瞳孔因动眼神经受压而扩大，对光反射消失，眼球固定或外展，对侧肢体轻度瘫痪，可因呼吸衰竭而死亡。

3. 混合型　是本病最严重的一种类型，兼有两种暴发型的临床表现，病死率常高达80%。

(三)轻型

轻型多见于流行性脑脊髓膜炎流行后期，表现为低热、轻微头痛及咽痛等上呼吸道感染症状，皮肤黏膜可有少数细小出血点及轻度脑膜刺激征。脑脊液多无明显变化，咽试子培养可有病原菌。

(四)慢性败血症型

慢性败血症型较罕见，多发生于成人，表现为间歇性发热，皮肤皮疹或瘀点，关节痛，少数患者脾大，病程可持续数周至数月，但一般状况良好。

(五)婴幼儿及老年人流脑特点

1. 婴幼儿流脑的特点　婴幼儿颅骨骨缝及囟门未闭合，中枢神经系统发育未成熟，故临床表现不典型。可有呼吸道症状，消化道症状，烦躁不安、尖声哭叫，囟门隆起，脑膜刺激征不明显。

2. 老年人流脑的特点　①老年人免疫力低下，暴发型发病率高。②上呼吸道感染症状多见，意识障碍明显，皮肤黏膜瘀点、瘀斑发生率高。③病程长，多为 10 天左右。④并发症和夹杂症多，预后差，病死率高。⑤实验室检查白细胞数可不高，提示病情重，机体反应差。

六、实验室及其他检查

1. 血常规　白细胞计数显著增加，多在 20×10^9/L 以上，中性粒细胞在 80%以上，并发 DIC 者血小板减少。

2. 脑脊液检查　是确诊的重要方法。脑脊液在病程初期仅压力升高、外观仍清亮，稍后则浑浊似米汤样。细胞数常达 1×10^9/L，以中性粒细胞为主。蛋白显著增高，糖及氯化物明显降低。休克型脑脊液多无改变。

3. 细菌学检查　是确诊的重要方法。

(1)涂片：在皮肤瘀点处刺破，挤出少量组织液做涂片及染色，细菌阳性率为 60%～80%。取脑脊液离心沉淀物做涂片、染色，有脑膜刺激征的患者检测的阳性率约为 50%。

(2)细菌培养：可取血液、皮肤瘀点刺出液或脑脊液做细菌培养，但阳性率较低。在使用抗生素药物治疗之前，采集标本并及时送检可提高阳性率。

4. 血清学检查　是近年来开展的流脑快速诊断方法。

(1)测定荚膜多糖抗原：主要有对流免疫电泳、乳胶凝集试验、金黄色葡萄球菌 A 蛋白协同凝集试验、反向被动血凝试验、酶联免疫吸附试验等用以检测血液、脑脊液或尿液中的荚膜多糖抗原。一般在病程 1～3 天可出现阳性。较细菌培养阳性率高，方法简便、快速、敏感、特异性强。

(2)测定抗体：有间接血凝试验、杀菌抗体测定等，如恢复期血清效价大于急性期 4 倍以上，则有诊断价值。

七、诊断要点

根据流脑流行病学资料，冬春季发病(2、4 月为流行高峰)，1 周内有流脑患者密切接触史，或当地有本病发生或流行；临床表现有突起高热、剧烈头痛、频繁呕吐，皮肤黏膜瘀点、瘀斑，脑膜刺激征阳性，严重患者出现感染性休克、意识障碍、惊厥及呼吸衰竭可做出临床诊断。细菌学或流脑特异性血清免疫学检查阳性。

八、治疗要点

1. 普通型

(1)一般治疗：强调早期诊断，就地住院、隔离与治疗。密切监护，及时发现病情变化。补充足够的液体及电解质。保持皮肤清洁，防止瘀斑破溃感染。经常变换体位以防压疮。防止呕吐物吸入。必要时给予吸氧。

(2)对症治疗：高热时可用酒精擦浴，头痛剧烈者可予镇痛或高渗葡萄糖、脱水剂脱水。惊厥时可用 10%水合氯醛灌肠，成人 20 mL/次，儿童每次按 60～80 mg/kg 给予，或用氯丙嗪、安定等镇静剂。

(3)病原治疗：及早、足量应用敏感抗生素，常选用以下药物：①青霉素：至今脑膜炎球菌对青霉素仍高度敏感，国内尚未发现明显的耐药菌株。虽然青霉素不易透过血-脑屏障，但加大药物剂量可使脑脊液中药物达到有效治疗浓度。尤其是用于治疗败血症患者，其疗效更佳。因此，青霉素仍是国内外治疗流脑患者选用较多的高效、低毒及价廉的抗生素药物。②磺胺类药物：在脑脊液中浓度高，可用于敏感的菌株感染，但对败血症患者疗效欠佳，且不良反应较多，故一般用于对青霉素过敏者、轻症患者或流行期间大面积治疗。③氯霉素：对脑膜炎球菌有良好的抗菌活性，脑脊液浓度为血浓度的30%～50%，亦可选用。④头孢菌素：三代头孢菌素对脑膜炎球菌抗菌活性强，对耐青霉素菌株亦有效，易透过血-脑脊液屏障，不良反应小。头孢曲松：成人2～4 g/d，儿童每天50～100 mg/kg，分2次静脉滴注；头孢噻肟：成人6～8 g/d，儿童每天100～150 mg/kg，分3～4次静脉滴注；也可使用头孢曲松、头孢呋辛治疗。

2. 暴发型

(1)休克型：①尽早应用有效抗生素，可用青霉素。如发现为青霉素耐药菌株感染，则选用第三代头孢菌素。②纠正休克：补充血容量，晶体和胶体液合理组合；纠正酸中毒，首选5%碳酸氢钠；血管活性药物，可应用山莨菪碱，每次0.3～0.5 mg/kg，重者可用1 mg/kg，每隔10～15分钟静脉注射一次，至面色转红，四肢温暖，血压上升后，减小剂量及延长注射间隔时间并逐渐停用；亦可以用多巴胺10～20 mg加入5%葡萄糖注射液100 mL静脉滴注。③短期应用肾上腺皮质激素，有利于纠正休克。④抗DIC治疗：如果皮肤瘀点、瘀斑不断增加，融合成片，且伴有血小板明显减少者，及早应用肝素，剂量每次0.5～1.0 mg/kg，加入10%葡萄糖注射液100 mL静脉滴注，4～6小时可重复一次。DIC晚期应给予抗纤溶治疗。同时应输入新鲜全血、血浆及血小板，补充消耗的凝血因子。

(2)脑膜脑炎型：①尽早应用有效抗生素，用法与休克型相同。②减轻脑水肿及防止脑疝：可用20%甘露醇，也可交替加用50%葡萄糖静脉注射。③肾上腺皮质激素：有减轻脑水肿、降低颅内压的作用，常用地塞米松。④呼吸衰竭治疗：脑水肿者应降低颅内压，保持呼吸道通畅，吸氧，选用洛贝林、二甲弗林等呼吸兴奋剂。经治疗呼吸衰竭无好转或加重，甚至可能发生呼吸停止者，应尽早行气管切开及应用人工呼吸机。⑤高热及惊厥处理：及时采用物理及药物降温，并及早应用镇静剂。必要时行亚冬眠疗法。

九、预防

1. 管理传染源　及早发现患者，就地隔离治疗，隔离至症状消失后3天，以防疫情扩散。密切接触者应进行医学观察7天。

2. 切断传播途径　搞好环境卫生，保持室内通风。儿童应尽量避免接触患者或到人多拥挤的公共场所。托幼机构及集体单位如有本病发生及流行，应及早隔离患者，并进行环境消毒。

3. 保护易感人群

(1)预防接种：15岁以下儿童为主要接种对象，国内多年来应用脑膜炎球菌A群多糖体菌苗，保护率达90%以上，使我国流脑发病率大大下降。

(2)药物预防：对密切接触者可服磺胺嘧啶，成人2 g/d，儿童每天100 mg/kg，分两次与等量碳酸氢钠同服，连服3天，或选用利福平，成人600 mg/d，儿童每天10 mg/kg，分两次服用，连服3天。近年来由C群脑膜炎球菌引起的病例时有发生，A群和C群流脑之间无交叉免疫，单纯接种A群流脑疫苗已不能有效控制该病流行，只有同时接种含有A群、C群流脑多糖体菌苗才能有效预防流脑流行。

十、护理

(一)主要护理诊断

1. 体温过高　与脑膜炎球菌感染导致败血症有关。
2. 组织灌注量改变　与内毒素导致微循环障碍有关。
3. 意识障碍　与脑脊髓膜炎症及颅内压升高有关。
4. 有皮肤完整性受损的危险　与意识障碍、内毒素损伤皮肤小血管有关。
5. 潜在并发症：脑疝、呼吸衰竭。

(二)护理措施

1. 一般护理

(1)隔离：呼吸道隔离至症状消失后3天，一般不少于病后7天，以防疫情扩散。

(2)消毒：患者鼻咽分泌物及其他污染物品应注意消毒，痰液要吐在纸内烧毁，患者用过或接触过的东西，应及时消毒。脑膜炎球菌对寒冷、干燥、热及一般消毒剂均极敏感，在室温下3小时即死亡，55 ℃5分钟内被破坏，1%石炭酸、75%乙醇或0.1%新洁尔灭均可迅速使之死亡。因此，采用日晒、石炭酸、“84”消毒液及来苏儿等一般消毒剂均可进行消毒。

(3)饮食护理：给予高热量、高蛋白、高维生素、易消化、营养丰富的流质和半流质饮食。必要时通过静脉补充营养。

2. 病情观察　严密监测生命体征、意识状态，记录24小时出入量。注意全身皮肤有无瘀点、瘀斑及变化情况。观察瞳孔是否等圆等大，对光反应是否存在。一旦发现患者有意识障碍、烦躁不安、剧烈头痛、喷射状呕吐、血压升高等症状，应及时通知医生。

3. 对症护理

(1)发热的护理：①生活护理：病室应保持舒适、空气流通、安静，卧床休息，调节室温在18～20 ℃。应给予高热量、高蛋白、高维生素、易消化的流质和半流质饮食。鼓励患者少量、多次饮水，频繁呕吐不能进食者应静脉输液。②降温：监测体温变化，高热时以物理降温为主，如冷敷头部、温水擦浴，或遵医嘱给予药物降温，注意剂量及出汗情况，避免因大汗导致虚脱。

(2)疼痛的护理：①保持病室内安静，限制探视，避免不必要的刺激。②如患者出现剧烈头痛、躁动不安、频繁抽搐或呕吐，为颅内压增高表现，加放床栏以防坠床，按医嘱给予脱水治疗，脱水剂要快速静脉滴注，必要时开放两条静脉通路。③患者呕吐时头偏向一侧，呕吐后及时清洗口腔，并更换脏污的衣服、被褥，创造清洁环境。呕吐频繁者可给以镇静剂或止吐剂，并应注意有无水、电解质紊乱的表现。

(3)意识障碍的护理：①密切观察和记录患者的意识障碍、呼吸、瞳孔、体温、抽搐等情况。②保持病房安静，避免强光刺激。③防止窒息：使患者头偏向一侧，及时清除呼吸道内的分泌物，保持呼吸道通畅，有呼吸困难、发绀，及时给氧。④定时翻身、拍背、按摩受压部位以防压疮和肺部感染。⑤加强口腔和眼部的护理，每天用生理盐水或3%过氧化氢清洗口腔，鼻唇部涂液状石蜡并盖湿纱布，以防口唇及呼吸道干燥。眼睑不能闭合者，涂红霉素眼膏并盖湿纱布。

(4)皮肤的护理：①观察瘀点、瘀斑的部位、大小及消长情况。②被褥应保持干燥、清洁、松软、平整，内衣裤应柔软、宽松，勤洗勤换。③保持皮肤清洁，及时清理大小便。④对有大片瘀斑的坏死皮肤，应注意保护，翻身时避免拖、拉、拽等动作，防止皮肤擦伤。⑤若有皮疹破溃小面积者，涂以抗生素软膏，大面积者给以消毒纱布外敷，防止继发感染。⑥久卧患者应定时翻身、按摩受压部位，防止压疮。

4. 心理护理　与患者或家属担心疾病预后及缺乏相关知识有关。

(1)鼓励患者或家属说出自己的想法和感受，并给予帮助。

(2)解释流脑的基本知识、治疗及预后，指导患者及家属进行自我心理调整，树立信心。

(3)加强与患者及家属的沟通，语言温和，以取得他们的信任。

5. 并发症的护理

(1)脑疝的护理：遵医嘱及早使用有效的抗菌药物，可快速静脉滴注或静注20%的甘露醇，或与50%葡萄糖交替使用。必要时遵医嘱使用肾上腺糖皮质激素减轻脑水肿和降低颅内压。使用甘露醇时，要注意观察患者的呼吸、心率、血压、瞳孔的变化，以及颅内高压、脑膜刺激征表现有无改善，脱水的同时注意监测电解质平衡状况。

(2)呼吸衰竭的护理：密切观察呼吸频率、节律、深度的变化，监测血压、脉搏的改变。若患者呼吸停止，应配合医生行气管切开、气管插管，进行机械通气，禁忌进行胸外按压及人工呼吸。吸氧、遵医嘱使用洛贝林等药物，注意观察有无不良反应。

十一、健康指导

(1)流脑流行期间做好卫生宣传工作，介绍流脑的流行过程，在流行季节前进行预防接种。密切接触者可用药物预防。尽量避免到人多拥挤的公共场所，注意个人卫生，并做好室内通风等，减少流脑传播。

(2)宣讲流脑的发病过程及临床特点，在冬春季，如有出现高热、抽搐、意识障碍及皮肤瘀点患者，应及早就诊。

(3)少数流脑患者可有神经系统后遗症，如耳聋、失明、肢体瘫痪等，应指导患者和家属施行切实可行的功能锻炼、按摩等，提高患者自我管理能力及生活质量。

第七节　百日咳

一、概述

百日咳是由百日咳杆菌引起的急性呼吸道传染病。临床上以阵发性痉挛性咳嗽，伴有特殊的“鸡鸣样”吸气性吼声为主要表现，但新生儿和2～3个月龄的幼儿以阵发青紫窒息、屏气为主要表现，伴有淋巴细胞增高，病程可持续2～3个月，婴幼儿及体弱者易并发肺炎。

二、病原学

百日咳杆菌属于鲍特氏菌属，是一种革兰染色阴性的短小杆菌，无鞭毛，光滑型菌株，有荚膜和菌毛。能产生多种毒素因子，即耐热毒素(内毒素)、不耐热毒素、组胺过敏因子、淋巴细胞增多促进因子、外毒素、外膜蛋白及丝状血凝素等。内毒素为主要致病因素。

细菌存在于患者呼吸道的分泌物中，对外界环境的抵抗力很弱，对干燥、紫外线、常用消毒剂敏感，加热至55 ℃ 30分钟即可杀死。

三、流行病学

1. 传染源　百日咳患者、隐形感染者和带菌者为本病的传染源。患者自潜伏期开始至发病后6周均有传染性，尤其是潜伏期末到病后卡他期2～3周传染性最强。

2. 传播途径　由呼吸道飞沫传播，以家庭内传播较多见。

3. 人群易感性　人群普遍易感，以5岁以下小儿易感性最强。由于母体缺乏足够的保护性抗体提供给胎儿，故6个月以下婴儿发病率较高。病后不能获得持久免疫力。

4. 流行特征　全年均可发病，但以冬春季多见。多呈散发，也可引起流行。由于计划免疫的实施，百日咳在我国的发病率已明显下降。

四、发病机制及病理

百日咳杆菌侵入呼吸道后，黏附于纤毛上皮，细菌在局部繁殖，并释放内毒素和毒性物质，引起黏膜发炎及全身反应。小气管中黏液及坏死上皮堆积潴留，不断刺激神经末梢，兴奋咳嗽神经中枢，产生反射性剧烈连续痉挛性咳嗽，由于连续痉挛性咳嗽使吸气暂时中断，体内缺氧随之出现深长的吸气，当急速的气流通过痉挛性状态的声门时，即发出高音调的特殊吼声。长期刺激性咳嗽使咳嗽中枢形成兴奋灶，以致恢复期间可因呼吸道感染或烟雾、粉尘、蒸汽刺激诱发百日咳样咳嗽。

病理改变主要在支气管和细支气管，鼻、咽、喉和气管亦可有病变。柱状上皮细胞坏死、脱落，上皮的中层和基底层亦可坏死，并可有中性粒细胞和单核细胞浸润。支气管周围形成间质性炎症，可出现继发性支气管肺炎、肺不张、支气管扩张、胸腔积液等。百日咳并发脑病者，脑部可见充血、水肿、神经细胞变性或血栓形成及栓塞等。

五、临床表现

潜伏期为2～21天，一般为7～10天，典型临床过程可分为3期。

1. 痉咳前期　亦称卡他期，即从发病起至痉挛性咳嗽出现为止，持续7～10天。本期症状与感冒相似，可有发热、咳嗽、流鼻涕及打喷嚏等。3～4天后，上呼吸道卡他症状好转，但咳嗽加重，尤以夜间最为显著。本期传染性最强，治疗效果较好。

2. 痉咳期　本期症状特点是出现阵发性痉挛性咳嗽：每天数次至数十次，一般以夜间为主。每次连续短促咳嗽十余声，涕泪交流，面红耳赤，颈静脉怒张，口唇青紫，大小便失禁等，咳毕，接着一次深长吸气，发出“鸡鸣样”哮吼吸气声。如此反复咳嗽，直至吐出大量黏稠痰液和胃内容物，咳嗽才暂时停止。由于痉咳时舌常外伸，与门齿摩擦而易发生舌系带溃疡。因阵咳剧烈频繁，血液回流受阻，头面部的静脉压力增高，可出现眼睑浮肿，两颊青紫，鼻出血、咯血，结膜下出血。咳嗽常自发，也常因进食、受寒、受累、吸入烟尘等而诱发。婴儿百日咳特点：常无痉咳和“鸡鸣”音，而表现为严重阵发性窒息，或因脑部缺氧导致抽搐，称为窒息性发作，可以导致死亡。较大儿童和成人症状轻且不典型，仅出现阵发性咳嗽或轻度咳嗽。此外，婴幼儿和体弱儿可因咳嗽引起呕吐、进食不足，从而导致营养不良。本期轻者持续数日，重者可长达 2～3 个月，如无继发感染，体温多正常，肺部无明显体征。

3. 恢复期　阵咳逐渐减少至咳嗽停止，如无并发症，持续时间为 2～3 周，有并发症可长至数月。痉咳期患者有发热则提示有并发症可能，肺炎是最常见的并发症，此外，可发生肺不张、肺气肿、皮下气肿、支气管扩张等。百日咳脑病主要见于幼儿，严重痉咳使脑部缺氧、充血、水肿、脑血管痉挛或出血，可引起昏迷、惊厥及高热。百日咳脑病虽较少见，但常有后遗症，恢复者可有失明、偏瘫、智力减退等。

六、实验室及其他检查

1. 血常规　白细胞总数可达(20～40)×10^9/L，淋巴细胞高达 60%～80%。

2. 细菌培养　早期阳性率高，起病初取鼻咽拭子涂片，痉咳期用咳碟法搜集标本做细菌培养。

3. 荧光抗体染色法　起病初取鼻咽拭子涂片，加入荧光标记的特异性抗体染色，在荧光显微镜下检查病原体，有助于早期诊断。

七、诊断要点

有与百日咳患者接触史，结合年龄、季节、当地百日咳流行情况，临床表现为发热、体温下降后咳嗽反而加剧，尤以夜间为甚，可做出临床诊断。鼻咽拭子细菌检查可确定诊断。

八、治疗要点

1. 一般治疗和对症治疗　轻症患儿可在家隔离治疗，重症患儿则宜住监护病房隔离治疗。病室保持安静、空气新鲜，应避免刺激、哭泣，以免诱发痉咳。给以易消化、营养丰富的饮食。咳嗽可用镇咳祛痰剂，如氯化铵，每天 30～60 mg/kg，分 3 次服用。咳嗽严重者可用地西泮或苯巴比妥，或水合氯醛灌肠。婴幼儿常有窒息发作，应注意看护，发生窒息时应及时进行人工呼吸、吸痰、给氧。痉咳严重的重症婴幼儿，可给予泼尼松，每天 1～2 mg/kg，连用 3～5 天。

2. 病原治疗　早期应用足量敏感的抗生素药物可抑制百日咳杆菌，减轻症状和缩短病程，若在卡他期应用可减少以至阻断痉咳的发生，病程超过 4 周，则抗生素效果不佳。以红霉素为首选，对百日咳杆菌最敏感，每天用量 30～50 mg/kg，或复方磺胺甲噁唑，疗程为 14～21 天。也可选用氨苄西林、庆大霉素肌内注射。

九、预防

1. 管理传染源　患者自起病后隔离 40 天，或痉咳开始后 30 天。接触者观察 21 天，出现症状应予以隔离治疗。药物预防有红霉素或复方磺胺甲噁唑，用药 7～10 天。

2. 切断传播途径　患者的痰、口鼻分泌物应做消毒处理。

3. 保护易感人群　接种百日咳、白喉、破伤风三联菌苗。出生 2～3 个月即可接种，皮下注射，1 月 1 次，连续 3 次，免疫力维持 2～5 年，1 年后加强注射 1 次，入幼儿园时可再注射 1 次。鉴于该菌苗接种后极少数可发生休克和惊厥，因此出生时有外伤史、过敏史、有精神神经疾病家族史和急性感染的，均不宜注射。对接触患者而又未完成自动免疫的婴幼儿应给予人工被动免疫或预防服药。

十、护理

(一)主要护理诊断

1. 清理呼吸道无效　与痰液黏稠不易咳出有关。

2. 体温过高　与继发感染有关。

3. 营养失调：低于机体需要量　与痉咳引起呕吐或拒食有关。

4. 潜在并发症：支气管肺炎、百日咳脑病等。

(二)护理措施

1. 隔离与消毒

(1)隔离：呼吸道隔离，百日咳患者自起病后隔离 40 天，或痉咳开始后 30 天。接触者观察 21 天，出现症状应予以隔离治疗。

(2)消毒：对百日咳患者的痰、口鼻分泌物应进行消毒处理。痰液要吐在纸内烧毁，患儿的衣物用乳酸或过氧乙酸熏蒸后送洗衣房洗煮，或日光暴晒 6 小时即达到灭菌作用。病室每天用紫外线空气消毒 1～2 次，或用过氧乙酸 1 g/m^3 熏蒸 2 小时消毒，消毒后通风。

2. 一般护理

(1)休息：痉咳频繁、体弱、年龄小及有并发症者应卧床休息，如痉咳次数不多，无并发症，可不必严格限制活动。病室应保持清洁、温暖、空气流通。

(2)饮食：应选择浓稠、不需长时间咀嚼、不久留胃内的营养丰富、高维生素、易消化的饮食，少量多餐。如入量不足、呕吐次数多者可给予静脉输液，并注意水、电解质平衡。因呕吐剧烈而拒食者，应鼓励患儿进食，并应少量多次喂食，以保证营养需要，各种护理操作应在餐前半小时进行。

3. 病情观察　应密切观察痉咳次数、发作表现及严重程度，痉咳发作诱因，呕吐次数、量、形状，以及并发症的表现，如并发肺炎，可有发热、呼吸困难、发绀等症状。

4. 对症护理

(1)病室应保证安静，空气清新，阳光充足。冬季注意保暖，但勿过热，以减轻咳嗽，避免温度骤变。室内应采用湿式擦扫，以免灰尘飞扬，避免烟雾、蒸汽的刺激。

(2)咳嗽或痉咳时，要为患儿擦拭口、鼻、眼的分泌物，必要时可加用腹带，对因咳嗽而疲乏的腹肌有支持作用。咳嗽频繁可用气雾吸入治疗。咳嗽剧烈，可按医嘱服用祛痰剂和镇静剂。痉咳频繁伴有窒息或抽搐时应设专人密切监护，必要时抱起患儿或使之侧卧，轻拍背部直至痉咳停止。如有阵发性屏气、发绀，应及时吸氧，并适度地按压胸部，以协助其呼吸。

(3)患儿要经常保持侧卧位，以免呕吐物呛入气管。呕吐后注意清洁口腔，并清理呕吐物。

十一、健康指导

(1)开展百日咳预防知识宣传。本病的预防重点是对3个月至7岁易感儿童进行预防接种，以提高特异免疫力。在百日咳流行期间，对托幼机构加强检诊，如发现有可疑者，也应隔离治疗，对密切接触者应严密观察，必要时可口服红霉素加以预防。对患儿的居室要通风换气，对被污染的衣物等要进行日晒或洗涤。

(2)帮助患者和家属掌握百日咳的相关知识和自我、家庭护理方法等，由于百日咳病程较长，因此，家庭护理显得更为重要。室内应保持安静、清洁、空气新鲜、阳光充足、温度适宜，不可有烟雾、尘土和异味，以免引起患儿咳嗽。选择富含营养、易消化、无刺激的饮食。为保证患儿的营养供给，应鼓励年长儿自觉进食，婴幼儿喂给时要有耐心。注意充分休息。加强口腔护理，每天用温盐水清洁口腔3～4次，以保持口腔清洁。本病预后与年龄及并发症有关，如1岁以下婴儿预后较差，3个月以下婴儿病死率高达40%以上，合并肺炎或脑症状者预后不良。

第八节　淋　　病

一、概述

淋病是由淋病奈瑟菌感染引起的，主要表现为泌尿生殖系统的化脓性感染。该病潜伏期短，传染性强，可导致多种并发症和后遗症，是我国性传播疾病中发病率最高的一种疾病。任何年龄均可发生，以20～30岁居多。

二、病原学

淋病的病原体是淋病奈瑟球菌，简称淋球菌，属于奈瑟菌属，革兰染色阴性，卵圆形或圆形，常成双排列，两菌接触面扁平或稍凹，像两瓣黄豆合在一起，大小为0.6 μm×0.8 μm。淋球菌喜潮湿，不耐干热，干燥环境中1～2小时即可死亡，55 ℃5分钟即死亡，一般消毒剂很易将其杀灭，1∶4 000硝酸银溶液7分钟可将其杀死。1%苯酚溶液1～3分钟可灭活。

三、流行病学

1. 传染源　人是淋球菌的唯一宿主，淋病患者是主要的传染源。

2. 传播途径　淋病主要通过性接触传播。少数情况下也可因接触含淋球菌的分泌物或被污染的用具(如衣裤、被褥、毛巾、浴盆、坐便器等)而被传染。女性因其尿道和生殖道短，易被感染。新生儿经过患淋病母亲的产道时，眼部被感染而引起新生儿淋菌性眼炎；妊娠期女性感染可累及羊膜腔导致胎儿感染。

3. 人群易感性　人群普遍易感，特别是性活跃期的中青年。

4. 流行特征　淋病是一种在世界上广泛流行的性病。新中国成立前，淋病的流行十分严重。解放初期淋病在性病中排列第 2 位，至 20 世纪 60 年代中期，淋病在我国基本被消灭。改革开放以来，淋病又重新传入我国，从沿海城市向内陆城市蔓延，而且每年发病率增长很快。淋病的发病有明显的季节性，每年的 7～10 月发病率最高。

四、发病机制及病理

人类是淋球菌的唯一天然宿主，主要侵犯黏膜，尤其对单层柱状上皮和移行上皮所形成的黏膜具有亲和力。感染后淋球菌侵入男性前尿道、女性尿道及宫颈等处，由于其表面的菌毛含有黏附因子，因而黏附到柱状上皮细胞的表面进行繁殖，并沿生殖道上行，通过柱状上皮细胞的吞噬作用进入细胞内繁殖，并导致细胞溶解破裂，淋球菌遂被排至细胞外的黏膜下层。淋球菌内毒素及淋球菌表面外膜产生的脂多精，与补体结合产生一种化学毒素，能诱导中性粒细胞聚集和吞噬，引起局部产生急性炎症，出现充血、水肿、化脓和疼痛。当细菌进入尿道腺体和隐窝后，腺管开口及隐窝被阻塞，潜藏的细菌成为慢性淋病的主要病灶。

五、临床表现

淋病主要分为无合并症淋病与有合并症淋病。淋病可发生于任何年龄。潜伏期一般为 2～10 天，平均 3～5 天，潜伏期患者具有传染性。临床上有 5%～20%的男性和 60%的女性感染后可无明显症状。

(一)无合并症淋病

1. 男性无合并症淋病　20%可无症状。

(1)男性急性淋菌性尿道炎(急性淋病)：潜伏期为 1～14 天，常为 2～5 天。早期症状有尿频、尿急、尿痛，很快出现尿道口红肿，有稀漳黏液流出，24 小时后病情加重，分泌物变成黄色脓性，量多。可有尿道刺激症状，有时伴发腹股沟淋巴结炎。包皮过长者可引起包皮炎、包皮龟头炎，甚至并发嵌顿性包茎；后尿道受累时可出现终末血尿、血精、会阴部轻度坠胀等，夜间常有阴茎痛性勃起。一般全身症状较轻，少数可有发热、全身不适、食欲不振等。①急性前尿道炎：初起尿道口红肿、发痒及轻微刺痛，并有稀薄透明黏液流出，约 2 天后，分泌物变得黏稠，尿道口溢脓，脓液呈深黄色或黄绿色，并有尿道炎性刺激症状，如尿痛、排尿困难。尿痛特点是排尿开始明显，入夜阴茎常有痛性勃起。可有腹股沟淋巴结肿大，红肿疼痛，亦可化脓破溃。病情第 1 周最严重，若不治疗，持续 3～4 周后症状逐渐减轻或消失。②急性后尿道炎：急性前尿道炎发病 2 周后，约有 60%的患者发生后尿道炎，表现为尿意窘迫、尿频、尿痛、急性尿潴留。一昼夜排尿可达 20～50 次，尿痛特点是排尿终末时疼痛或疼痛加剧，呈针刺样疼痛，还可有会阴坠痛，偶有终末血尿。

病情经过1～2周后，症状逐渐消失。急性淋菌性尿道炎还可伴有发热、头痛、全身不适。尿两杯试验，仅第1杯尿混浊为前尿道炎，2杯皆混浊为后尿道炎。

(2)男性慢性淋菌性尿道炎(慢性淋病)：症状持续2个月以上称为慢性淋菌性尿道炎。因治疗不彻底，淋球菌可潜伏于尿道腺体、尿道隐窝，使病程转为慢性。既往未经治疗的慢性淋菌性尿道炎，5～10年后可发生尿道狭窄。

2. 女性无合并症淋病　潜伏期不易确定，约60%为无症状淋病，故易漏诊。

(1)女性急性淋病：①淋菌性宫颈炎：女性泌尿生殖系统感染的主要部位是子宫颈内膜和尿道。70%的女性患者无症状或症状轻微，表现为子宫颈红肿、糜烂，黄绿色脓性分泌物(脓性白带)，常有外阴刺痒和烧灼感，偶有下腹痛及腰痛。淋球菌性宫颈炎的分泌物先为黏液性，后转为脓性，体检可见宫颈口红肿、触痛、脓性分泌物；淋球菌性尿道炎、尿道旁腺炎表现为单侧前庭大腺红肿、疼痛，严重时形成脓肿，可有发热和全身症状等。女童淋病多因与患淋病父母密切接触和使用公用浴室用具而感染。常见弥漫性阴道炎继发外阴炎，有时累及肛门和直肠。②淋菌性尿道炎：为尿道口红肿及脓性分泌物，有尿频、尿急、尿痛。③淋菌性前庭大腺炎：腺体开口处红肿、剧痛、溢脓，严重者形成脓肿。

(2)女性慢性淋病：急性淋病未经治疗或治疗不彻底，可转入慢性淋病。目前，女性慢性淋病已罕见。

(二)有合并症淋病

1. 男性有合并症淋病　淋病性尿道炎可有各种合并症，主要有前列腺炎、附睾炎、精囊炎、尿道球腺炎、尿道狭窄、淋病龟头包皮炎、淋病性副尿道炎等。

(1)前列腺炎：急性前列腺炎是淋球菌进入前列腺有排泄管、腺体引起的，有发热、寒战、会阴疼痛、排尿困难等症状。检查时前列腺有肿胀、压痛。但是，淋球菌不是引起急性前列腺炎的常见病因。淋球菌引起的前列腺炎主要表现为慢性病变，症状轻微，有会阴部不适，阴茎痛，清晨尿道口有“糊口”现象，尿中可见淋丝，前列腺按摩液有脓球及卵磷脂小体减少，涂片或培养可找到淋球菌，直肠指检可触到前列腺小结节，并有不适或痛感，在排泄管附近排脓最终形成瘢痕影响射精，并造成不育。慢性患者表现为会阴部有坠感、压痛、尿意频繁，常有腰痛。肛诊发现前列腺肥大、多处有硬结、触之有压痛，按摩时有黏液分泌物，镜检有白细胞。

(2)附睾炎：一般发生于急性尿道炎后，单侧居多。有低热，附睾肿大疼痛，触及表面有坚硬结节，常有放射状疼痛，急性期体温上升到39 ℃左右。同侧腹股沟和下腹部有反射抽痛，初起与睾丸界限清楚，后逐渐不清，有触痛，可同时有前列腺炎和精囊炎。

(3)精囊炎：急性期有发热、尿频、尿急、尿痛，终末尿液混浊带血。直肠指检可触及肿大的精囊，并有剧烈的触痛。慢性精囊炎一般无自觉症状。会阴部有坠胀感，排尿、排便时加剧，有股痛并向输精管及睾丸放射，尿液澄清。

(4)尿道球腺炎：出现指头大小结节，位于会阴或其左右，疼痛，急性化脓可破溃，压迫尿道引起排尿困难，可有发热等全身症状，进展缓慢。

(5)尿道狭窄：反复发作者可引起尿道狭窄，少数可发生输精管狭窄或梗阻。起初患者没有任何症状，随之出现排尿不畅。尿意频繁，尿细弱无力，不能直射，甚至不能排出或仅为滴出。严重者可有生命危险。

(6)淋病性龟头包皮炎：患者表现为局部烧灼及瘙痒感、微痛、包皮水肿、内叶糜烂，并有龟头潮红和轻度糜烂。

(7)淋病性副尿道炎：副尿道常开口于尿道外口周围，或系带部位，或阴茎背侧沿正中线皮肤处。需要重视的是其脓性分泌物中伴有淋球菌，所以很容易传染。

2. 女性有合并症淋病

(1)女性淋病的主要合并症有淋菌性盆腔炎，如急性输卵管炎、子宫内膜炎、输卵管卵巢脓肿。输卵管卵巢脓肿破裂可引起盆腔脓肿和腹膜炎。多在月经后突然发病，有高热、寒战、头痛、恶心、呕吐、下腹痛、脓性白带增多。双侧附件增厚、有压痛。

(2)幼女淋菌性阴道炎：与成年妇女不同，幼女阴道由柱状上皮组成，易被淋球菌感染，表现为外阴红肿、灼痛，阴道有脓性分泌物。

(三)其他部位淋病

1. 淋菌性结膜炎　成人多因自我接种或接触被分泌物污染的物品所感染。以新生儿多见，由产道感染，出生后 2～3 天发病，眼睑肿胀，结膜充血，有脓液外溢，俗称“脓漏眼”，若延误治疗，可致角膜溃疡，引起穿孔、失明。

2. 淋菌性咽炎　主要见于口腔性欲者，西方同性恋或异性恋者多见。约 80%咽部淋球菌感染者无症状，可表现为轻度咽炎和扁桃体炎，偶伴发热和颈淋巴结肿大，有咽干、咽痛和吞咽痛等表现。

3. 淋菌性直肠炎　主要见于男性同性恋。妇女则多由阴道自身感染所致。轻者仅有肛门瘙痒、烧灼感，排出黏液和脓性分泌物；重者有里急后重，可排出大量脓性和血性分泌物。

4. 淋菌性皮炎、淋菌性肝周围炎。

(四)播散性淋球菌感染

播散性淋球菌感染是由于淋球菌通过血行播散到全身，出现较严重的全身感染。发生率为淋病患者的 1%左右。引起播散性淋球菌感染的菌株多为 AHU-营养型，该菌株对正常人血清具有稳定的抵抗力。正常人血清中有对淋球菌脂多糖的 IgM 抗体，在补体的协助下，对大多数淋菌有杀菌作用。缺乏 C5、C6、C7 和 C8 等补体成分的患者很容易患淋菌性败血症或淋菌性脑膜炎。播散性淋球菌感染占淋病患者的 1%～3%，常见于月经期或妊娠妇女。淋球菌通过血管、淋巴管播散全身，可发生菌血症，病情严重者若不及时治疗可危及生命。临床表现为发热、寒战、全身不适。常在四肢关节附近出现皮损，开始为红斑，后发展为脓疱、血疱或中心坏死，散在分布，数目不多。另外，还可发生关节炎、腱鞘炎、心内膜炎、心包炎、胸膜炎、肝周炎及肺炎等。诊断主要根据临床表现和血液、关节液、皮损等处的淋球菌培养结果。

1. 淋菌性败血症　起初时发热，体温可高达 40 ℃，通常为 38～40 ℃，寒战不常见。有部分患者发生皮肤丘疹、瘀斑甚至脓疱性、出血性或坏死性皮肤损害，部分皮损处有疼痛症状。在皮损处用荧光免疫染色可查到淋球菌或培养有淋球菌生长，PCR 检测淋球菌 DNA 阳性。皮损的病理学表现为浅表性溃疡并有脓液形成，真皮及皮下组织弥漫性炎症，有多形核白细胞浸润，并累及小血管，有血栓形成和局限性的坏死。

2. 淋菌性关节炎　关节肿胀、疼痛，为一个或数个化脓性关节炎。一般不对称，很少累及髋、肩和脊柱关节。关节液化验有淋球菌存在，可导致骨质破坏而引起纤维化、骨关节强直。

3. 淋菌性角化症　可能是由于淋球菌或其毒素所致，皮损中找不到淋球菌，常与淋菌性关节炎并发。皮损好发部位为手足、踝跟部和腰部。通常为稍隆起的扁平角化性斑片或斑块，呈圆锥形，黄色、铜红色或灰白色。掌跖的皮损呈角质增生、大片角化。

4. 淋菌性心内膜炎　在抗生素使用前几十年中，淋球菌是心内膜炎的主要病原体。现在几乎见不到淋菌性心内膜炎。淋菌性心内膜炎和其他类型心内膜炎有相同的临床表现，常累及主动脉瓣或二尖瓣。因瓣膜的快速破坏所致的亚急性或急性心内膜炎可导致死亡。

5. 淋菌性脑膜炎　不常见，可伴有关节炎和典型皮疹，以区分球菌性脑膜炎。

(五)淋病对妊娠及新生儿的影响

当女性淋病并发输卵管炎时，可导致不孕。女性淋病引起不孕症的发病率为20%左右。随着感染次数的增加，不孕症发生率升高。对于感染3次以上的淋病妇女，不孕症发生率高达70%。淋菌性宫颈炎症可导致早期破膜、羊膜腔内感染、胎儿宫内感染、胎儿宫内发育迟缓和早产等。新生儿因早产、体重低，败血症的发病率和死亡率很高。经产道感染，新生儿可患淋病性结膜炎。产后淋球菌上行感染，可引起子宫内膜炎、产褥热，严重时引起产后败血症。

六、实验室及其他检查

1. 分泌物检查　取患者尿道分泌物或宫颈分泌物，做革兰染色，在多形核白细胞内找到革兰阴性双球菌，结合临床可以确诊，单阴性并不能排除淋病的诊断。

2. 细菌培养　从选择性培养基上分离到形态典型、氧化酶试验阳性的菌落，挑取菌落镜检见到革兰阴性双球菌。

七、诊断要点

根据性接触史、临床表现及实验室检查一般可确定诊断。

八、治疗要点

治疗原则：早期诊断，早期治疗，遵循及时、足量、规范用药的原则，性伴侣同时接受治疗。治疗有以下2个方案。

(1)卧床休息，注意局部卫生，禁止性生活。

(2)目前常用的药物有头孢曲松，成人1～2 g，分1～2次肌内注射，对于淋菌性咽炎，除可用头孢曲松外，仍推荐环丙沙星，对妊娠期妇女和儿童淋球菌感染禁用喹诺酮类药物。

九、预防

1. 管理传染源　加强性病监测，及时发现患者，做好消毒隔离工作。

2. 切断传播途径

(1)宣传教育，提倡高尚的性道德，严禁嫖娼卖淫。

(2)使用安全套，可使淋球菌感染发病率降低，但有30%的失败率。

(3)预防性使用抗生素可减少感染的危险，但不推荐普遍应用，或应用于已知与淋球菌患者有性接触的人。

(4)性伴侣同时接受治疗。

(5)患者注意个人卫生与隔离，不与家人、小孩尤其女孩同床、同浴。

(6)新生儿用硝酸银溶液或其他抗生素液滴眼，防止发生淋菌性眼炎。

十、护理

(一)主要护理诊断

1. 排尿障碍：尿频、尿急、尿痛　与淋球菌侵犯尿道有关。

2. 自尊紊乱　与疾病而导致的遗弃感、夫妻不和及歧视有关。

3. 潜在并发症：失明、不育和宫外孕等。

(二)护理措施

1. 隔离与消毒　采取接触隔离，严格执行消毒隔离制度，被患者分泌物污染的衣物、浴盆、浴巾、便具等应及时消毒，避免与他人混用。

2. 一般护理

(1)夫妻同治：夫妻双方同时接受治疗，由于该病具有较强的传染性，所以当夫妻双方中其中一方患病后，另一方也要进行治疗。

(2)虽多种性病都有可能复发，但大多数是可以治愈的，因此，得病后不必过分担心和忧虑，为了尽快恢复健康，除进行药物治疗外，良好的情绪、营养与适当锻炼至关重要。

(3)避免劳累：患淋病后，相当一部分患者因羞于启齿，常常带病坚持工作，这对淋病的治疗极为不利，淋病急性期患者应绝对卧床休息，避免劳累。

(4)注意个人卫生：淋病患者要勤洗澡，保持会阴部周围清洁。可用1∶5 000的高锰酸钾液清洁阴部周围。患者的内衣、内裤、被单等用品要勤洗、勤换，并经常放在阳光下暴晒。

(5)注意饮食：忌喝酒和吃辛辣食物。

(6)多饮开水：淋病急性期，尿道口红肿疼痛，特别在排尿时疼痛加重，故有的患者为了减少排尿而限制饮水量。但恰恰相反，淋病急性期患者应多饮开水，稀释尿液，以减轻尿液刺激所引起的尿痛，而且多排尿能起到冲洗、清洁尿道，促进体内毒素排泄的作用。

(7)慎入公共场所：淋病患者在治疗期间应自觉不去公共场所，如公共浴室、公共厕所、餐厅等。跟家人在一起，或家中有小孩的患者，被褥、衣服等生活日常用品应及时进行消毒处理。

3. 病情观察　观察尿道口有无发红、水肿、尿道分泌物的量及形状；如为宫颈炎，还需观察宫颈充血、糜烂以及阴道脓性分泌物有无增多。

4. 对症护理

(1)遵医嘱治疗十分必要，自行停药、增减药物，或找江湖游医治疗会有不良后果。

(2)定期复查对判断疗效和预后很有意义，需要遵医嘱到医院复查。

(3)约请配偶或性伴侣来医院检查是对自己和他人健康负责的行为。

(4)出现某些可疑的症状(皮疹、溃疡、阴道或尿道分泌物异常等)而怀疑有性病时，应早来正规医院检查治疗。早期诊断、早期治疗能够防止产生并发症和后遗症。

(5)严禁性生活：淋病患者在治疗过程中，应绝对禁止性生活，以免引起生殖器官充血水肿，使症状加剧，更主要的是淋病具有很强的传染性，以防传染给他人。

5. 心理护理　护理人员应关心和体贴患者，与其多沟通，维护其隐私权。促进和改善患者家庭成员之间的信任关系，避免负面评价。

十一、健康指导

(1)宣传性传播疾病知识，提倡高尚的道德情操，严禁嫖娼卖淫。

(2)使用安全套可降低淋球菌感染发病率。

(3)预防性使用抗生素可减少感染的危险，可在性交前后各服用诺氧沙星或阿莫西林，以有效地预防性病的感染。

(4)性伴侣应同时接受治疗。

(5)患者应注意个人卫生与隔离，不与家人、小孩尤其女孩同床、同浴。

(6)执行新生儿硝酸银溶液或其他抗生素滴眼的制度，防止发生淋菌性眼炎。

目标检测

1. 患者，女，20岁。因伤寒而入院治疗。护士体检时发现腹部触痛最明显部位应该是(　　)。

A. 右下腹部　　B. 右上腹部　　C. 左上腹部

D. 左下腹部　　E. 脐周

2. 患者，男，18岁，居住地流行伤寒，目前患者出现持续高热，相对缓脉，表情淡漠。如出现玫瑰疹，通常出现在病程的(　　)。

A. 1～5天　　B. 3～8天　　C. 5～11天

D. 7～14天　　E. 9～15天

3. 患者，男，23岁，因“伤寒”住院7周，目前体温已恢复正常10天，今日体温又出现增高。可能出现了(　　)。

A. 再燃　　B. 血栓性静脉炎　　C. 复发

D. 急性胆囊炎　　E. 骨髓炎

4. 细菌性痢疾患者病变部位常见于(　　)。

A. 回肠　　B. 十二指肠　　C. 乙状结肠、直肠

D. 盲肠　　E. 空肠

5. 菌痢流行间歇期的重要传染源是(　　)。

A. 急性期患者　　B. 慢性期患者和带菌者　　C. 重症患者

D. 急性恢复期患者　　E. 轻症患者

6. 关于霍乱患者粪便性状的描述，下列不正确的是(　　)。

A. 米泔水样　　B. 脓血黏液便　　C. 黄色水样

D. 水样　　E. 洗肉水样

7. 霍乱常见的并发症除外(　　)。

A. 代谢性酸中毒　B. 急性肾功能衰竭　C. 急性肺水肿
D. 肠出血、肠穿孔　E. 低血钾综合征

8. 流脑的传播途径是(　　)。

A. 生活密切接触　B. 蚊虫叮咬　C. 经呼吸道
D. 经输血制品　E. 经消化道

9. 到目前为止普通流脑病原治疗首选(　　)。

A. 氯霉素　B. 青霉素　C. 磺胺药
D. 氨苄西林　E. 头孢霉素

10. 百日咳最常见的并发症是(　　)。

A. 脑病　B. 肺病　C. 结膜下出血
D. 脐疝　E. 感染

第四章 立克次体感染性疾病

学习目标

1. 知识目标：了解立克体感染性疾病的病原学、流行病学、发病机制及病理改变、实验室及其他检查、诊断要点；熟悉相关疾病的并发症、治疗要点；掌握相关疾病的临床表现、护理诊断和措施，以及健康指导。

2. 技能目标：能够对立克次体感染性疾病的患者进行正确的护理及健康指导。

第一节　流行性斑疹伤寒

一、概述

流行性斑疹伤寒(epidemic macula typhus)又称虱传斑疹伤寒，是由普氏立克次体以人虱为传播媒介所导致的急性传染病。临床特点是急性起病、持续高热、剧烈头痛、特殊皮疹和中枢神经系统症状、肝脾肿大。本病全身感染严重，病程为 2 周左右，40 岁以上患者病情更为严重。

二、病原学

普氏立克次体呈多形性球杆状，大约(0.3～1.0) μm×(0.3～0.4) μm，最长可达 4 μm，其对热、紫外线及一般消毒剂均敏感。不耐热，56 ℃ 30 分钟或 37 ℃ 5～7 小时均可灭活，耐低温与干燥，−20 ℃以下可长期保存，在干燥的虱粪中能存活数月。

三、流行病学

1. 传染源　患者是主要的传染源，发病第 1 周传染性最强，一般不超过 3 周，个别患者病后立克次体可长期潜伏在单核巨噬细胞内引起复发。

2. 传播途径　人虱是本病的传播媒介，主要通过体虱叮咬传播，虱粪中的立克次体偶可随尘埃经呼吸道、口腔或眼结膜感染。

3. 人群易感性 人群普遍易感，但以 20～30 岁青壮年为主。病后可获得持久免疫力，但因机体免疫力下降可再次感染或复发。

4. 流性特征 主要流行于冬春季、寒冷地区，卫生条件差的地区多见。

四、发病机制及病理

立克次体通过体虱叮咬侵入人体后，先在小血管及毛细血管内皮细胞内生长繁殖，致使细胞破裂和病原体逸出，造成初次立克次体血症。普氏立克次体也通过感染毛细血管、小动脉和小静脉的内皮细胞引起血管炎，病原体死亡后，释放大量毒素可引起全身中毒症状。病程第 2 周随着机体抗感染免疫的产生出现变态反应，使血管病变进一步加重。

病理变化的特点是增生性、血栓性、坏死性血管炎及血管周围炎性细胞浸润所形成的斑疹伤寒结节。这种增生性、血栓性、坏死性血管炎可分布于全身各组织器官。多见于皮肤、心肌、中枢神经系统。中枢神经系统以大脑皮质、延髓、基底节的损害最为严重，脑桥、脊髓次之。脑膜可呈急性浆液性炎症。肺可有间质性炎症和支气管肺炎。肝脏汇管区有嗜碱性单核细胞浸润，肝细胞有不同程度的脂肪变性及灶性坏死和单核细胞浸润。肾脏主要呈间质性炎性病变。肾上腺可有出血、水肿和实质细胞退行性变，并有斑疹伤寒结节。

五、临床表现

1. 典型斑疹伤寒 常急性发作，少数患者有头痛、头晕、畏寒、乏力等前驱症状。

(1)发热：起病急骤，体温于 1～2 天内达 39～40 ℃，呈稽留热，少数呈不规则热或弛张热。伴寒战、乏力、剧烈头痛、面部及眼结膜充血等全身毒血症状。

(2)皮疹：为主要体征，90%以上患者在病程 4～6 天出现皮疹，皮疹从腋窝皮肤褶皱部及躯干上部开始出现，然后向心性传播，起初皮疹呈散在分布，色鲜红，压之褪色，数日内皮疹变成斑丘疹，颜色变暗，呈出血点样，相互融合，并波及全身，皮疹持续 1～2 周后消退，有色素沉着，但无焦痂。

(3)中枢神经系统症状：较明显且较早出现，表现为剧烈头痛，伴头晕、耳鸣及听力下降，也可出现反应迟钝或惊恐、谵妄，偶有脑膜刺激征，手、舌震颤，甚至大小便失禁、昏迷等。

(4)肝脾肿大：约 90%患者可出现肝脾肿大，少数患者有轻度肝肿大。

(5)心血管系统症状：可有脉搏增快，合并中毒性心肌炎时可有心音低钝、心律失常、奔马律、低血压，甚至循环衰竭。

(6)其他：还可出现恶心、呕吐、腹胀、便秘、腹泻等消化道症状。

2. 轻型斑疹伤寒 少数散发的流行性斑疹伤寒多呈轻型。具有以下特点：

(1)全身中毒症状轻，但全身酸痛，头痛明显。

(2)热程短，持续时间为 7～14 天，平均 8～9 天，体温一般在 39 ℃左右，呈弛张热。

(3)皮疹少，胸腹部出现少量充血性皮疹。

(4)神经系统症状较轻，兴奋、烦躁、谵妄、听力减退均少见。

(5)肝脾肿大少见。

3. 复发性斑疹伤寒 患者有斑疹伤寒史。具有以下特点：

(1)无季节性散发。

(2)毒血症及中枢神经系统症状轻。

(3)弛张热，热程短。

(4)无皮疹或皮疹稀少。

(5)并发症少，病死率低。

(6)外斐反应呈阴性，但补体结合试验呈阳性。

4. 并发症　支气管炎是常见的并发症，其他还有中耳炎、腮腺炎、中枢神经系统病变等。

六、实验室及其他检查

1. 血常规检查　白细胞总数多正常，中性粒细胞增多，嗜酸性粒细胞显著减少或消失，血小板减少。

2. 血清学检查

(1)外斐反应：效价 1∶320 以上有诊断意义，病程中呈 4 倍以上增高有诊断价值。

(2)补体结合试验：可用于诊断与地方性斑疹伤寒患者血清不发生交叉反应。

(3)立克次体凝集试验：普氏立克次体颗粒抗原与患者血清做凝集反应，阳性率高，特异性强。

(4)特异性抗体检测：用免疫荧光法检测特异性 IgM，早期诊断。

3. 病原体分离　取发热期患者血液接种于雄性豚鼠腹腔，7～10 天豚鼠发热，取其睾丸鞘膜和腹腔刮片涂片镜检，可查到立克次体。

4. X 线检查　可见肺部浸润。

七、诊断要点

1. 流行病学资料　在发病季节去过疫区，与患者接触或有人虱叮咬史。

2. 临床表现　起病急骤，高热、皮疹、头痛，并伴有其他中枢神经系统症状。

3. 实验室检查　外斐反应滴度大于 1∶320 或病程中效价升高 4 倍可确定诊断。

八、治疗要点

1. 病原治疗　四环素、多西环素、氯霉素对本病有特效，但须早期使用。

2. 对症治疗　高热者予以物理降温或小剂量退热药；中毒症状严重者可注射肾上腺皮质激素，静脉补充血容量；头痛剧烈、兴奋不安者，予以异丙嗪治疗。

九、预防

1. 管理传染源　早期隔离患者，给患者剃发、消毒灭虱，体温正常 12 天则可解除隔离。

2. 切断传播途径　是预防本病的重点，如灭虱、勤洗澡、勤换衣。

3. 保护易感人群　接种灭活鼠肺疫苗。

十、护理

(一)主要护理诊断

1. 体温过高　与立克次体感染有关。

2. 疼痛　与内毒素引起的中毒症状有关。

3. 皮肤完整性受损　与立克次体所致的皮肤血管病变有关。

(二)护理措施

1. 虫媒隔离

(1)灭虱是控制流行和预防本病的关键，患者入院后尽快彻底灭虱，剔除身体所有毛发，洗澡更衣，剃下的毛发包好焚烧，换下的衣服应立即灭虱。24 小时后观察灭虱的效果，必要时重复灭虱，10 天后再重复检查一次。

(2)患者的衣服可用高温消毒或加热的方法灭菌。

2. 一般护理

(1)休息：因持续高热，患者应严格卧床休息不少于 2 周。

(2)饮食：给予高热量、高蛋白、高维生素的半流质饮食，保证充足水分，水分摄入量每天在 3 000 mL 左右，必要时静脉输液，注意补充维生素 B 和维生素 C。

(3)大小便护理：保持大便通畅，便秘者可予以 2%温盐水低压灌肠以缓解便秘。

(4)心理护理：了解患者心理需求，积极给予心理支持。

3. 病情观察

(1)发热：高热期绝对卧床休息，每 1～2 小时测量体温一次，体温在 39～40 ℃时立即给予物理降温，忌用酒精擦浴，每天口腔护理 2 次。

(2)头痛：指导患者使用放松疗法，如缓慢深呼吸、全身肌肉放松等，头痛剧烈者可予以镇痛剂，注意观察药物的疗效与不良反应。

(3)精神、神经症状：严重者遵医嘱予以镇静剂，必要时加用床挡或使用保护具。

(4)皮疹：观察皮疹出现的时间、大小、范围及消退时间，剪短指甲，避免抓伤皮肤导致继发感染。

4. 用药护理　应用四环素治疗期间，向患者说明药物的名称、用法、疗程及作用，本药不良反应主要是胃肠道反应，饭后服用可减轻不良反应。

十一、健康指导

(1)宣传注意个人卫生和灭虱工作对预防本病的重要性。

(2)宣讲有关斑疹伤寒的疾病相关知识，使患者积极配合治疗，并指导家属做好消毒和灭虱工作。

(3)告诉患者在恢复期和出院后均要注意休息，避免劳累，注意营养搭配，均衡饮食。

第二节　地方性斑疹伤寒

一、概述

地方性斑疹伤寒(endemic typhus)也称鼠型斑疹伤寒，是由莫氏立克次体引起的，以鼠蚤为传播媒介的急性传染病，其临床特征与流行性斑疹伤寒类似，但病情较轻、病程较短，皮疹很少呈出血性，病死率低。

二、病原学

莫氏立克次体形态、染色特点、生化反应、培养条件及抵抗力均与普氏立克次体相似。但同时具有一些不同点：形态上多形性不明显，多为短丝状，与普氏立克次体有相同的耐热可溶性抗原而有交叉反应，但具有不同的不耐热型颗粒抗原。

三、流行病学

1. 传染源　家鼠是本病的主要传染源。患者也有可能作为传染源而传播本病。此外，牛、羊、猪、马、骡等动物也有可能是传染源。

2. 传播途径　主要通过鼠蚤叮咬传播，进食被病鼠排泄物污染的饮食也可致病，干蚤粪内的病原体偶可成为气溶胶，经呼吸道或眼结膜而使人受到感染。螨、蜱等节肢动物也因带有病原体而成为传播媒介。

3. 易感人群　普遍易感，感染后可获得强而持久的免疫力，与流行性斑疹伤寒有交叉免疫。

4. 流行特点　本病是自然疫源性疾病，全球散发，多见于热带和亚热带。我国华北、西南、西北地区发病率高，发病时间以晚夏和秋季多见，可与流行性斑疹伤寒同时存在于同一地区。

四、发病机制及病理

与流行性斑疹伤寒相似，但病变较轻，小血管的血栓形成较少见。

五、临床表现

1. 发热　起病急骤，多在39 ℃左右呈稽留热或弛张热，病程多为9～14天，体温多逐渐恢复正常，最长可持续25天，可伴发冷、头痛、全身肌肉酸痛和结膜充血。

2. 皮疹　50%～80%的患者发病第4～7天开始出现皮疹，初为红色斑疹，直径为1～4 mm，继而形成暗红色斑丘疹，压之褪色，极少为出血性。常初发于胸腹部，于24小时内迅速扩散至颈背肩臂下肢等处，颜面及掌跖部少见，皮疹于数日内可消退。

3. 中枢神经系统症状　患者神经系统症状较流行性斑疹伤寒轻，表现为头痛、头晕、失眠，较少发生烦躁、谵妄、昏睡、意识障碍，昏迷及大小便失禁。

4. 其他　大多表现为便秘、恶心、呕吐、腹痛等，一半以上有脾大，较少出现肝大。

六、实验室及其他检查

1. 血常规　大多数患者白细胞计数及分类正常，少数于病程早期出现血小板减少。

2. 肝功能　约90%患者血清AST、ALT、ALP和LDH轻度升高。

3. 免疫学检查　外斐反应阳性，但满意度较低。

七、诊断要点

1. 流行病学资料　对流行区发热患者或发病前1个月内去过疫区者，应警惕感染本病的可能。

2. 临床表现　起病急骤，中枢神经系统症状较流行性斑疹伤寒轻，表现为头痛、头晕、失眠，较少出现烦躁不安、谵妄、昏睡及意识障碍。

3. 实验室检查　外斐反应有筛选价值，进一步诊断依赖于补体结合试验和立克次体凝集试验等。流行性斑疹伤寒与地方性斑疹伤寒的鉴别如表4-1所示。

表4-1　流行性斑疹伤寒与地方性斑疹的鉴别

	流行性斑疹伤寒	地方性斑疹伤寒
病原	普氏立克次体	莫氏立克次体
疾病性质	中度至重度	轻度至中度
流行特点	流行性，多发生于冬春季	地方性散发，一年四季可以产生，多见于夏秋季
皮疹	斑丘疹，斑点或瘀斑常见，多遍及全身	斑丘疹，稀少
血小板减少	常见	不常见
外斐试验	强阳性，1∶320～1∶5 120	1∶160～1∶640
接种试验	病原体一般不引起豚鼠睾丸肿胀，偶可引起，但较轻	病原体引起豚鼠睾丸严重肿胀
病死率/%	6～30	<1

八、治疗要点

同流行性斑疹伤寒，国内报道多西环素的疗效优于四环素。

九、预防

1. 管理传染源　发现患者，要及时上报，及时就诊，正规治疗。适当隔离患者，对患者的住所要进行灭鼠、灭蚤，消灭传染源和媒介昆虫。对患者周围人群进行体检，确定是否感染本病。

2. 切断传播途径　是预防本病的主要措施。关键在于灭鼠灭蚤。堵鼠洞，清扫住所和周围环境，断绝鼠类食物来源，破坏蚤幼虫孳生地，在野外活动时要加强个人防护，避免跳蚤着身。

3. 保护易感人群　因是散发性疾病，一般不用预防注射，对灭鼠工作人员及与莫氏立克次体有接触的实验室工作人员，可以考虑预防注射，方法同流行性斑疹伤寒。

十、护理

同流行性斑疹伤寒。

十一、健康指导

(1)急性期患者应注意休息，及时就诊，在医生的指导下进行治疗。

(2)注意个人卫生。

(3)搞好环境卫生，切断传播途径。

目标检测

患者，女，48 岁，因持续发热、剧烈头痛、全身肌肉酸痛 4 天，失眠、疲乏 2 天，皮疹 1 天入院，T 39.2 ℃，眼结膜及面部充血，颈部、腋下、上臂内侧有直径 3～4 mm 椭圆形斑丘疹，压之褪色，左肾区有轻度叩击痛，实验室检查：WBC 5.6×10^9/L，PLT 160×10^9/L，外斐反应效价 1∶320。

1. 该患者最有可能的临床诊断是(　　)。

A. 流行性斑疹伤寒　B. 地方性斑疹伤寒　C. 伤寒

D. 恙虫病　E. 手足口病

2. 该患者存在的最主要的护理问题是(　　)。

A. 体温过高　B. 疼痛　C. 皮肤完整性受损(皮疹)

D. 自我形象紊乱　E. 知识缺乏

3. 下列关于该患者的护理要点说法不正确的是(　　)。

A. 灭虱是控制流行和预防本病的关键

B. 绝对卧床休息不少于 2 周

C. 给予高热量、高蛋白、高维生素饮食

D. 四环素应在饭前服用以减轻不良反应

E. 注意观察患者生命体征、神志和精神状况

4. 下列关于预防该类疾病发生的措施中不正确的是(　　)。

A. 管理传染源是预防本病的重点

B. 做好“四早”，即早发现、早诊治、早治疗、早隔离

C. 切断传播途径

D. 灭虱后体温正常 7 天即可解除隔离

E. 保护易感人群，进行预防接种

第五章 螺旋体感染性疾病

学习目标

1. 知识目标：了解螺旋体感染性疾病的概念、流行病学；熟悉螺旋体感染性疾病的临床表现和治疗要点；掌握螺旋体感染性疾病的护理措施。

2. 技能目标：能运用护理程序为螺旋体感染性疾病患者进行护理及健康指导。

第一节 钩端螺旋体病

一、概述

钩端螺旋体病(leptospirosis)简称钩体病，是由各种不同型别的致病性钩端螺旋体(leptospira，简称钩体)所引起的一种急性传染病，为人畜共患疾病。早期以高热、头痛、结膜充血、腓肠肌压痛及浅表淋巴结肿大为特征，继而可出现肺、肝、肾及中枢神经系统损害，严重者危及生命。

二、病原学

钩体为革兰阴性需氧菌，菌体形态呈细长丝状，有12～18个规则细密的螺旋，一端或两端弯成钩状。钩体的抗原结构复杂、多样，目前世界上已发现23个血清群，200多个血清型。我国已知有19个血清群、74个血清型。其中以黄疸出血群、波摩那群、犬群、七日热群和秋季热群分布为主。其中以波摩那群分布最广，常引起洪水型和雨水型流行，而黄疸出血群毒力最强、致病最重。钩体常用含兔血清的柯氏(Korthof)培养基培养，培养温度为28～30 ℃，约1周才能生长。钩体在湿、冷、弱碱性环境中生存能力强，但对干燥、热及化学消毒剂敏感。

三、流行病学

1. 传染源　最主要的传染源是南方的黑线姬鼠和北方家畜中的猪。患者带钩体者少，排除率低，且尿液为酸性而不适于钩体生存，故作为传染源的可能性很小。

2. 传播途径　直接接触传播是主要的传播方式。钩体随带钩体动物的尿液排出，污染周围环境，人在生产或生活活动中接触被污染的水、土壤及植物时，钩体可经皮肤(特别是破损的皮肤)和黏膜侵入人体而使人感染。此外，接触感染动物的皮毛、排泄物及血液，或误食被钩体污染的水和食物，也会导致感染。

3. 人群易感性　人群普遍易感，愈后可获得较强的同型免疫力，不同型别间无交叉免疫。外来人群较疫区常住人群易感染，且病情较重。

4. 流行特征　本病全年均可发生，主要流行于多雨的夏秋季。发病地区甚广，我国以长江流域及其以南地区多见。流行形式主要为稻田型、雨水型和洪水型，发病以青壮年农民、渔民与屠宰工人等多见。

四、发病机制及病理

钩体经皮肤、黏膜侵入人体后，迅速经淋巴管和毛细血管进入血流而播散至全身，并在血液中繁殖产生毒素，引起全身毛细血管感染中毒性损伤，导致钩体败血症。起病 3～14 天，可引起不同程度的肺、肝、肾及脑的损害。多数患者为单纯败血症，内脏损害轻，仅少数患者有较重的脏器损害，出现肺出血、黄疸、肝功能及肾功能损害、脑膜脑炎等临床表现。在发病后 1 周左右，血中开始出现特异性抗体。随着抗体滴度的增加，钩体数量逐渐减少，并最终消失。由于入侵钩体的菌型和机体免疫力不同，本病临床表现复杂，病情轻重不一。

本病的基本病理变化是全身毛细血管的感染中毒性损伤，严重的血管损伤可致相应的组织脏器发生出血、坏死及炎症反应。肝脏可见肝细胞肿胀、变性坏死，炎性细胞浸润，胆小管内胆汁淤积，肝包膜下出血。肾脏可见肾间质水肿、炎性细胞浸润，肾小管上皮细胞变性坏死。肺微循环障碍，毛细血管内皮细胞间隙增宽，红细胞渗入肺泡，肺毛细血管非破裂性弥漫性点状出血，严重者双肺有弥漫性大出血。脑组织可见血管损伤和炎性细胞浸润，表现为脑膜脑炎。钩体病的突出特点是器官功能严重障碍，但组织结构损害轻微，故临床治疗后易恢复且不留后遗症。

五、临床表现

潜伏期为 7～14 天(平均 10 天左右)。依其临床表现的不同，可分为以下 3 期。

(一)早期(感染中毒期)

起病后 1～3 天，表现为发热及全身感染中毒症状。

1. 发热　起病急骤、畏寒、发热伴寒战，多为稽留热，伴有明显头痛和全身乏力。

2. 疼痛　头痛及全身肌肉酸痛，尤以腓肠肌疼痛最为明显，轻者局部胀痛，重者拒按，因疼痛不能走路。

3. 结膜充血　发病第 1 天即可出现眼结膜充血，之后迅速加重。有疼痛和畏光感而无分泌物。

4. 淋巴结肿大　多于发病第 2 天出现，以双侧腹股沟淋巴结及腋窝淋巴结群多见，有压痛。

5. 其他　可有咽痛、咳嗽、纳差等。部分患者可有肝、脾肿大及触痛。

(二)中期(脏器损伤期)

起病 3 天后，部分病例出现明显脏器损害，分为以下 5 型。

1. 单纯型　此型最多见。无明显脏器损害，是早期临床表现的延续，可出现类似流行性感冒、上呼吸道感染或伤寒的表现，经治疗热退或自然缓解，病程一般为5～10天。

2. 肺出血型　于病程3～4天开始，根据出血程度不同分为肺出血轻型和肺弥漫性出血型。轻型仅痰中带血或轻度咯血，肺部可闻及少量湿啰音。重者可致肺弥漫性大出血，表现为心悸、气急，严重的缺血缺氧，血痰增多，甚至大量咯血，若抢救不及时，可因窒息、呼吸或循环衰竭而迅速死亡，是钩体病致死的主要类型。导致发生肺弥漫性大出血的因素可能有：①病原菌的毒力强。②患者的免疫力低下。③病后未及时休息与治疗。④抗生素特别是青霉素治疗后出现赫氏反应。

3. 黄疸出血型　在病程4～8天后出现肝损害、出血倾向及肾损害。

(1)肝损害：表现为食欲减退、厌油、恶心、呕吐、黄疸进行性加重、肝大、ALT升高等，中毒黄疸者可出现肝性脑病，发展为肝、肾衰竭而死亡。

(2)出血倾向：表现为皮肤黏膜出血点、瘀斑、鼻出血、咯血、便血、尿血等，严重者可因消化道大出血导致休克或死亡。

(3)肾损害：轻重不一，轻者仅有少量蛋白尿、镜下血尿，重者可发生少尿、氮质血症和尿毒症。急性肾衰竭是本型常见的死亡原因。

4. 脑膜炎型　此型少见。于起病后2～3天，患者出现头痛加重、呕吐、颈强直等脑膜炎表现，还可出现嗜睡、谵妄、意识障碍、抽搐等脑炎的表现。严重者可出现脑水肿、脑疝。脑脊液压力增高，白细胞计数$<500\times10^6$/L，蛋白增高。脑膜炎型病情较轻，预后较好。脑膜脑炎型病情较重，预后较差。

5. 肾衰竭型　可有不同程度肾损害的表现，多与黄疸出血型同时存在，单独肾衰竭型者少见。

(三)后期(恢复期或后发症期)

患者一般在病程10天以后逐渐好转、痊愈，不留后遗症。少数患者可在发热及其他症状消失后数日或数月，再次出现症状，称为钩体病后发症。常见的有后发热、眼后发症、变态反应性脑膜炎、闭塞性脑动脉炎等。

六、实验室及其他检查

1. 常规检查

(1)血常规：白细胞总数和中性粒细胞轻度增高或正常。

(2)尿常规：可有少量蛋白、红细胞、白细胞及管型。

2. 病原学检查

(1)钩体培养：发病1周内可采集血液、脑脊液及尿液进行钩体培养，阳性率为20%～70%。

(2)分子生物学检查：用PCR法检测血清、脑脊液、尿液中钩体DNA，特异性、敏感性高，且快速、简便，有助于早期诊断。

3. 血清学检查　采用显微镜凝集试验(MAT)可检测血清中特异性抗体，此法是目前国内最常用的诊断方法。如滴度≥1∶400或发病2周后血清效价4倍以上增高者，有诊断价值。也可采用ELISA法测定血清钩体IgM抗体，此法敏感性高于MAT。酶联免疫斑点法是我国首创的敏感性和特异性均较高的检查方法，可检测多群型钩体病血清抗体，用于钩体病早期诊断。

4. 其他检查　还应进行心电图、肝功能、肾功能、脑脊液及X线胸片等检查。

七、诊断要点

1. 流行病学资料　在流行季节，近期内到过疫区、有疫水接触史等。

2. 临床表现　起病急，早期有三个症状(即发热、全身疼痛、肢体软弱无力)，三个体征(即结膜充血、腓肠肌疼痛、浅表淋巴结肿大)。中期出现肺出血、黄疸出血、肝肾功能受损的表现等。

3. 实验室检查　血清学检查特异性抗体或病原学检查阳性即可确诊。

八、治疗要点

本病的治疗强调“三早一就地”的原则，即早发现、早诊断、早治疗和就地治疗。

(一)病原治疗

钩体对青霉素、庆大霉素等多种抗菌药物均敏感，早期抗生素治疗可以显著缩短病程，减轻内脏器官的损害。青霉素G对钩体病疗效很好，有直接杀死病原体的作用，为国内首选药物。常用40万U肌注，每6～8小时一次，一般疗程为5～7天或退热后3天。

部分钩体病患者在青霉素首剂治疗后发生赫氏反应。一般在首剂青霉素治疗后0.5～4小时患者突起寒战、高热，甚至超高热、头痛、脉速等原有症状加重，或体温骤降，出现低血压或休克等，一般于0.5～1小时消失。其发生原因与抗生素使螺旋体大量裂解，释放毒素有关。少数患者在出现反应之后，病情加重，可迅速出现肺弥漫性出血，应予以高度重视。为避免发生赫氏反应，首次剂量不宜过大，一旦发生赫氏反应，立即给予氢化可的松静注或静滴，同时给予物理降温、补液、升压、强心等对症处理。

青霉素过敏者可改用庆大霉素，8万U肌注，每8小时1次，或用多西环素，疗程同青霉素。

(二)对症治疗

本病临床表现复杂多样，除及早进行病原治疗外，还要注意做好相应的对症治疗。

1. 降温　高热者，以物理降温为主。

2. 止血　可酌情选用维生素K等止血药物治疗，必要时输新鲜血。

3. 肺出血型的治疗　有肺出血表现者可给予镇静剂及止血药治疗；注意保持呼吸道通畅，并应给予吸氧；有大出血趋势时，应及早应用激素治疗。

4. 黄疸出血型的治疗　应加强护肝、解毒、止血等治疗。肾功能障碍者应注意维持水、电解质平衡，避免使用对肾有害的药物。

5. 其他　出现心音减弱、奔马律等可给予毛花苷C等强心治疗；颅内压增高者给予甘露醇、高渗葡萄糖等脱水治疗。

九、预防

1. 管理传染源　疫区内应大力灭鼠，加强对猪、犬等家畜的管理，给予活菌菌苗免疫，并应定期检疫。

2. 切断传播途径　消除死水、泥塘，加强疫水管理，做好环境卫生及消毒工作。兴建水利，防止洪水泛滥。减少不必要的疫水接触，流行季节避免在河塘涉水或洗澡。若需进行有水作业时，应加强个人防护，如穿橡皮靴、戴橡皮手套等，以避免或减少接触机会。防止皮肤破损，减少感染机会。

3. 保护易感人群

(1)预防接种：可选用根据当地流行的主要菌群制备的多价钩体菌苗进行预防接种。接种对象主要包括重点流行区的人群、一般流行区内与疫水接触较多者、新入疫区者以及老疫区的青少年。钩体菌苗接种后1个月左右才产生免疫力，免疫力可持续1年左右。因此预防接种宜在流行前1个月进行，每年需皮下注射2次，两次间隔7～10天。14岁以上注射普通菌苗，第1次注射1 mL，第2次注射2 mL。浓缩菌苗剂量为普通菌苗的一半。

(2)预防用药：可口服多西环素(强力霉素)预防，每次0.2 g，每周1次，或肌注青霉素2～3天。

十、护理

(一)主要护理诊断

1. 体温过高　与钩端螺旋体感染有关。
2. 疼痛：肌肉酸痛　与钩端螺旋体感染引起肌肉损伤有关。
3. 躯体移动障碍：肌肉软弱无力　与钩端螺旋体感染引起肌肉损伤有关。
4. 气体交换受损　与肺毛细血管损伤有关。
5. 潜在并发症：出血、肝衰竭、肾衰竭、呼吸衰竭、脑水肿。

(二)护理措施

1. 一般护理　①隔离措施：采取接触隔离，住单间病室，保持环境清洁。早期应严格卧床休息，恢复期逐渐增加活动量，以患者不感到疲乏为宜。②饮食护理：给以高热量、低脂肪、适量蛋白、少渣易消化的流质或半流质饮食，保证充足的营养。禁食粗糙及刺激性食物，以防加重胃肠道出血。鼓励多饮水，每天应达到2 500 mL，以补充足够的液体。

2. 病情观察　①每4小时测量生命体征和意识状态1次，并做好记录。②出血的表现：有无皮肤、黏膜出血及其特点；有无鼻出血、咯血、呕血、便血及血尿等腔道出血表现；出血发生的频率及出血量等。③有无肺大出血先兆，如突发面色苍白、心悸、气急、烦躁不安等。④有无食欲减退、黄疸、氮质血症等肝、肾功能受损的表现。⑤记录24小时出入量。⑥及时了解血、尿、便常规，出凝血时间，肝功能，肾功能等检查结果。

3. 皮肤、黏膜的护理　患者可有呕血、咯血及口腔黏膜出血，应加强口腔护理，及时清理口腔中残留的血液及呕吐物，保持口腔黏膜清洁、湿润。

4. 肺出血的护理　①确保患者身心得到良好的休息：保持病房环境安静，尽量集中操作、避免不必要的检查或搬动；做好患者及家属的心理护理，减轻紧张、焦虑情绪，以利患者休息。②遵医嘱给予镇静剂、止血药及激素等。③给予氧气吸入，并做好相应的护理。④保持呼吸道通畅，防止窒息。当有大量血液或血块阻塞呼吸道时，应配合医生进行抢救。⑤患者可因肺大出血而出现出血性休克、呼吸或循环衰竭，或因大量咯血阻塞呼吸道而窒息，应事先做好急救准备，如备好抢救药品，以及吸引器、气管切开包、人工呼吸器等。

5. 肝衰竭　①保持环境安静，病人绝对卧床休息。②保证营养物质的摄入。③维持各种管路通畅。④皮肤护理：预防和减少皮肤出血，保持皮肤黏膜的完整性，使用清水清洁皮肤，可涂适量润滑油，预防皮肤瘙痒。低盐饮食，控制水肿。预防压疮。

6. 肾衰竭　护理措施详见第二章第六节“肾综合出血热”。

7. 药物治疗的护理　遵医嘱应用抗生素、激素类药物和镇静剂。早期应用抗生素可有效治疗败血症，减轻脏器损害。青霉素G是治疗本病的首选药物，患者在进行青霉素首剂治疗后有发生赫氏反应的可能，应做好预防与用药后观察：①首次治疗从小剂量40万U开始，逐渐增加至常规剂量。②同时静脉滴注氢化可的松。③用药后密切观察患者有无突起寒战、高热、心率和呼吸加快等表现。④一旦发生赫氏反应，及时遵医嘱给予大量氢化可的松和足量的镇静剂，同时给予物理降温等，对青霉素过敏者，可选用庆大霉素、头孢菌素等药物。

十一、健康指导

(一)疾病预防教育

1. 管理传染源　疫区内应大力灭鼠；加强对各种家禽及疫水的管理；加强检疫，注射畜用钩体疫苗。

2. 切断传播途径　在高流行地区，减少不必要的疫水接触；如需下田劳作或接触疫水，应加强防护，穿长筒橡胶靴、戴橡胶手套；兴建水利，防止洪水泛滥。

3. 保护易感人群　宣传预防接种的重要性及督促群众按时进行预防接种，疫苗接种后约1个月产生免疫力，当年保护率可达95%。接触疫水但未接种疫苗者，可口服多西环素200 mg，每周1次。对高度怀疑已被钩体感染者，可预防性应用青霉素G 20万～40万U肌内注射，每天2次，连续注射3天。

(二)疾病知识宣教

钩端螺旋体病为一种急性传染病，主要因人体接触被钩体污染的水经皮肤和黏膜感染。其临床表现复杂、轻重悬殊，严重者病死率较高。让患者了解钩体病的“三早一就地”原则。指导患者出院后要加强营养，以利机体恢复；适量活动，避免过度劳累。如果出现视力障碍、语言含糊不清、肢体运动障碍等症状，应警惕钩体病后发症，须及时就诊。

第二节　梅毒螺旋体病

一、概述

梅毒螺旋体病简称梅毒(syphilis)是由梅毒螺旋体(treponema pallidum，TP)感染人体引起的一种慢性的、系统性的性传播疾病，可侵犯皮肤黏膜、心血管和神经系统并累及全身其他系统脏器的损害，导致组织受到破坏、功能失常，甚至危及生命。

二、病原学

梅毒螺旋体被发现于1905年，属螺旋体目，密螺旋体科，密螺旋体属。TP菌体细长，由8～14个整齐规则、固定不变、折光性强的螺旋构成，可以旋转、蛇行、伸缩三种方式缓慢运动。实验室常用染料不易着色，故又称苍白螺旋体。TP是厌氧微生物，离开人体不易生存，煮沸、干燥、日照、肥皂水和普通消毒剂均可迅速将其杀灭，但其耐寒力强，在−78 ℃以下可保存数年仍具有传染性。

三、流行病学

梅毒呈世界性流行，据WHO估计，全球每年约有1 200万新发病例，主要集中在南亚、东南亚和撒哈拉以南非洲地区。梅毒于1505年经印度传入我国广东省，至今已将近有500年的历史。

1. 传染源　梅毒是人类特有的疾病，显性和隐性梅毒患者均是传染源，感染者的皮损分泌物、血液中含有大量的TP。

2. 传播途径　患者的皮损、血液、精液、乳汁和唾液中均存在TP。其常见的传播途径有以下3种。

(1)性接触传染：约95%患者通过性接触由皮肤黏膜微小破损传染。

(2)垂直传播：妊娠4个月后TP可通过胎盘及脐静脉由母体传染给胎儿。分娩过程中新生儿通过产道皮肤擦伤处产生接触性感染。

(3)其他途径：冷藏3天以内的梅毒患者血液仍具有传染性，可经医源性途径输入此种血液发生感染，少数患者可通过亲吻、握手、哺乳或接触污染衣物、用具而产生感染。

四、发病机制及病理

1. 闭塞性动脉内膜炎和小血管周围炎　闭塞性动脉内膜炎是指小动脉内皮细胞及纤维细胞增生，使管壁增厚、血管腔狭窄闭塞。小血管周围炎是指围管性单核细胞、淋巴细胞和浆细胞浸润。

2. 树胶样肿　又称梅毒瘤(syphiloma)。该肉芽肿质韧而有弹性，如树胶，故得名树胶样肿。镜下结构似结核结节，中央为凝固性坏死，形态类似干酪样坏死，但坏死不如干酪样坏死彻底，弹力纤维尚保存。

五、临床表现

根据传播途径的不同可分为获得性(后天)梅毒和胎传(先天)梅毒；根据病程的不同又可分为早期梅毒和晚期梅毒。

(一)获得性梅毒

1. 一期梅毒(primary syphilis)　主要表现为硬下疳和硬化性淋巴结炎，一般无全身症状。

(1)硬下疳：发生于不洁性交后的2～4周，好发于外生殖器，男性多见于阴茎冠状沟、龟头、包皮及其系带，女性多见于大小阴唇、阴唇系带、会阴及宫颈，少数发生在唇、咽、宫颈等处。硬下疳常为单个，偶为多个。典型的硬下疳初起为小红斑，迅速发展为无痛型炎性丘疹，数天内丘疹扩大形成硬结，表面发生坏死形成单个直径为1～2 cm、圆形或椭圆形无痛型溃疡，境界清楚，周边水肿并隆起，基底呈肉红色，触之具有软骨样硬度，表面有浆液性分泌物，内含大量的TP，传染性极强。未经治疗的硬下疳可持续3～4周或更长时间，接受治疗者在1～2周后消退，消退后遗留暗红色表浅性瘢痕或色素沉着。

(2)硬化性淋巴结炎：发生于硬下疳出现的1～2周后。常累及单侧腹股沟或患处附近淋巴结，受累淋巴结明显肿大，表面无红肿破溃，一般无疼痛、触痛、消退常需要数月的时间。淋巴结穿刺检查可见大量的TP。

2. 二期梅毒(secondary syphilis)　由于TP从淋巴系统进入血液，在体内播散后出现全身症状，在感染后的7～10周，可有低热、头痛、肌肉和关节痛等，也可伴有肝脾肿大及全身淋巴结肿大。

(1)梅毒疹：皮损内含有大量TP，传染性强，不经治疗一般持续数周可自行消退。皮损通常缺乏特异性，可表现为红斑、丘疹、斑丘疹、斑块、结节、脓疱或溃疡等，常以一种类型皮损为主，大多数泛发，不痒或轻微瘙痒。

(2)复发性梅毒疹：原发性梅毒疹自行消退后，约20%的二期梅毒患者将于1年内复发，二期梅毒的任何症状均可重新出现，以环状丘疹最为多见。

(3)梅毒性秃发：约占梅毒患者的10%，由TP侵害毛囊造成毛发区血供不足所致。表现为局限性或弥漫性脱发，边界不清，呈虫蚀状，头发稀疏，长短不齐，可累及长毛和短毛。秃发非永久性，及时治疗后毛发可以再生。

(4)黏膜损害：约50%的患者出现黏膜损害。多见于口腔、舌、咽、喉或生殖器黏膜，损害表现为一处或多处境界清楚的红斑、水肿、糜烂，伴有渗出或灰白膜。少数患者表现为外生殖器硬性水肿。

(5)骨关节损害：TP侵犯骨骼系统可引起骨膜炎、关节炎、骨炎、骨髓炎、腱鞘炎或滑囊炎。从骨膜炎最常见，多发生于长骨，表现为骨膜轻度增厚、压痛明显且夜间加重；关节炎常见于肩、肘、膝、髋及踝等处，且多呈对称性，表现为关节腔积液、关节肿胀、压痛、酸痛，症状昼轻夜重。

(6)眼损害：包括虹膜炎、虹膜睫状体炎、脉络膜炎、视网膜炎、视神经炎、角膜炎、基质性角膜炎及葡萄膜炎，均可引起视力损害。

(7)神经损害：主要有无症状神经梅毒、梅毒性脑膜炎、脑血管梅毒。无症状神经梅毒仅有脑脊液异常；梅毒性脑膜炎可引起高颅压症状、脑神经麻痹等；脑血管梅毒常与梅毒性脑膜炎并存，主要侵犯脑动脉造成管壁增厚、狭窄，导致血液应供不足。

(8)多发性硬化性淋巴结炎：发生率为50%～80%，表现为全身淋巴结无痛性肿大。

3. 三期梅毒(tertiary syphilis)　早期梅毒未经治疗或治疗不充分，经过3～4年(最早2年，最晚20年)，40%患者发生三期梅毒，其中晚期梅毒15%为良性，15%～20%为恶性。

(1)皮肤黏膜损害：主要为结节性梅毒疹和梅毒性树胶肿，近关节结节少见。

①结节性梅毒疹(nodular syphilid)：好发于头面、肩、背及四肢伸侧。皮损直径为0.2～1 cm，呈簇集排列的铜红色浸润性结节，表面可脱屑或坏死溃疡，新旧皮损可此起彼伏，

迁延数年，呈簇集状、环状、匍行奇异状分布或融合，成凹凸不平的大结节，无自觉症状。

②梅毒性树胶肿(syphilitic gumma)：又称梅毒瘤，是三期梅毒的标志，也是破坏性最强的一种皮损。好发于小腿，表现为深溃疡形成，萎缩样瘢痕；发生于上额部时，常引起组织坏死、穿孔；发生于鼻中隔者则骨质遭到破坏，形成马鞍鼻；发生于舌部者表现为穿凿性溃疡；阴道损害常形成溃疡，进而引起膀胱阴道漏或直肠阴道漏等。

(2)骨梅毒：发生率仅次于皮肤黏膜损害。最常见的是长骨骨膜炎，表现为骨骼疼痛、骨膜增生，胫骨受累后形成佩刀胫；骨髓炎、骨炎及关节炎可导致病理性骨折、骨穿孔、关节畸形等。

(3)眼梅毒：表现类似于二期梅毒眼损害。

(4)心血管梅毒：发生率为10%，多在感染10～20年后发生。主要侵犯主动脉弓部位，表现为单纯性主动脉炎、主动脉瓣关闭不全、冠状动脉狭窄或阻塞、主动脉瘤及心肌树胶肿等，即梅毒性心脏病。

(5)神经梅毒：发生率为10%，多在感染10～20年后发生。主要类型有无症状神经梅毒、脊髓痨、麻痹性痴呆、脑(脊髓)膜血管型神经梅毒等。

(二)胎传梅毒

胎传梅毒是母体内的TP由血液通过胎盘传入胎儿血液中，从而导致胎儿感染。多发生于妊娠4个月后。先天性梅毒的特点是不发生硬下疳，早期病变较后天性梅毒重，常有严重的内脏损害，骨骼及感觉器官受累多而心血管受累少。对患儿的健康影响很大，病死率高。

1. 早期先天梅毒(early congenital syphilis)　多在生后2周到3个月内出现症状。患儿表现为消瘦，皮肤松弛多皱褶，哭声嘶哑，发育迟缓，常因鼻炎而导致呼吸、哺乳困难。皮肤损害可表现为斑疹、斑丘疹、水疱、大疱、脓疱等，多分布在头面、肢端、口周皮肤、口周可见皲裂、愈后留有辐射状瘢痕。患儿多早产，发育不良、消瘦、脱水、皮肤松弛，貌似老人，哭声低弱嘶哑，躁动不安。

2. 晚期先天梅毒(late congenital syphilis)　一般于5～8岁发病，13～14岁才相继出现多种症状，患儿发育不良、智力低下，皮肤黏膜损害与成人相似。以角膜炎、骨损害和神经系统损害常见，心血管梅毒罕见。

3. 胎传潜伏梅毒(latent syphilis)　先天性梅毒未经治疗，无临床症状，而血清反应呈阳性。

六、实验室及其他检查

1. 暗视野显微镜检查　是一种检查TP的方法。它便于检查苍白螺旋体，对早期梅毒的诊断具有十分重要的意义。

2. 梅毒血清学检测

(1)非梅毒螺旋体血清试验：这类试验的抗原分为心磷脂、卵磷脂和胆固醇的混悬液，用来检测抗心磷脂抗体。可用作临床筛选，并可作定量，用于疗效观察。

(2)梅毒螺旋体血清试验：包括荧光密螺旋体抗体吸收试验(FTA-ABS)、梅毒螺旋体血凝试验(TPHA)、梅毒螺旋体制动试验(TPⅠ)等。这类试验特异性高，主要用于诊断试验。

3. 梅毒螺旋体 IgM 抗体检测　阳性的一期梅毒患者经过青霉素治疗后，在 2～4 周时梅毒螺旋体 IgM 消失。二期梅毒螺旋体 IgM 阳性患者经过青霉素治疗后，2～8 个月内消失。由于 IgM 抗体分子较大，母体 IgM 抗体不能通过胎盘，因此如果婴儿梅毒螺旋体 IgM 阳性则表示已被感染。

4. 脑脊液检查　检查项目应包括细胞计数、总蛋白测定、VDRL 试验及胶体金试验。

七、诊断要点

1. 病史　包括有无不洁性交史，婚姻配偶或性伴侣有无梅毒，已婚妇女有无早产、流产、死产史，父母兄弟姐妹有无性病。

2. 体格检查　应做全面检查，对感染时间较短的患者应注意检查其皮肤、黏膜、外阴、肛门、口腔等处。对感染时间较长的患者除检查其皮肤黏膜外，还应注意检查心血管、神经系统、眼、骨骼等。

3. 实验室检查　①暗视野显微镜检查：早期梅毒皮肤黏膜损害可查到梅毒螺旋体。②梅毒血清试验：用非螺旋体抗原试验做初试，如为阴性，则怀疑为梅毒患者，应进一步检查；如为阳性，结合病史及体格检查符合梅毒特征，可以进行确定诊断。

八、治疗要点

(一)治疗原则

强调早发现、早诊断、早治疗，越早治疗效果越好；剂量足够，疗程规则。不规则治疗可增加复发及促使晚期损害提前发生；青霉素，如水剂青霉素、普鲁卡因青霉素、苄星青霉素等为首选药物。治疗后要经过足够时间的追踪观察；对性伴侣同时进行检查和治疗。

(二)治疗方案

1. 早期梅毒　普鲁卡因青霉素 G 每天 80 万 U，肌内注射，连续 15 天；或苄星青霉素 240 万 U，分两侧臀部肌注，每周 1 次，共 2 次。

2. 晚期梅毒　普鲁卡因青霉素 G 每天 80 万 U，肌内注射，连续 20 天为 1 个疗程，停药 2 周后可考虑进行第 2 疗程的治疗；或苄星青霉素 240 万 U，分两侧臀部肌注，每周 1 次，连续 3～4 次。

3. 心血管梅毒　如有心力衰竭，首先治疗心力衰竭，待心功能可代偿时，首选水剂青霉素 G，需从小剂量开始以避免发生吉海反应，造成病情加剧或死亡。

4. 神经梅毒、眼梅毒　应住院治疗，为避免赫氏反应，应口服泼尼松。首选水剂青霉素 G 1 800 万～2 400 万 U 静脉滴注，连续 10～14 天。

5. 早期胎传梅毒(＜2 岁)推荐方案

(1)脑脊液异常者：水剂青霉素 G 每天 10 万～15 万 U/kg，出生后 7 天以内的新生儿，每次 5 万 U/kg，静脉滴注每 12 小时 1 次，以后每 8 小时 1 次，直至总疗程 10～14 天。

(2)脑脊液正常者：苄星青霉素 G 5 万 U/kg，分 2 次臀部肌内注射。

6. 晚期胎传梅毒(＞2 岁)推荐方案　水剂青霉素 G 1.5 万 U/kg，分次静脉滴注，连续 10～14 天为 1 个疗程，可用 1～2 个疗程。

7. 妊娠期梅毒　在妊娠期新确诊患梅毒的孕妇，应按相应梅毒分期治疗。治疗原则与非妊娠患者相同，妊娠前 3 个月及妊娠后 3 个月各进行 1 个疗程的治疗。但禁用四环素、多西环素，治疗后每月做 1 次定量非梅毒螺旋体血清学试验，观察有无复发及再感染。

九、预防

杜绝不正当的性行为，提倡洁身自爱。若有可疑梅毒接触史，应及时进行梅毒血清试验，以便及时发现、及时治疗；对可疑患者均应进行预防检查，进行梅毒血清试验；发现梅毒患者必须强迫进行隔离治疗；对可疑患梅毒的孕妇，应及时给予预防性治疗，以防感染给胎儿。

十、护理

(一)主要护理诊断

1. 有感染的危险　与梅毒螺旋体经接触传播有关。
2. 皮肤完整性受损　与梅毒螺旋体所致的皮肤、黏膜破损有关。
3. 焦虑　与疾病久治不愈及担心传染他人有关。
4. 知识缺乏：缺乏梅毒相关知识。

(二)护理措施

1. 隔离防护　是本病的护理重点。

(1)管理传染源：①早发现、早报告、早诊断：梅毒确诊后要按有关规定登记，24 小时内上报；患其他性病时应常规进行梅毒血清抗体检测；若有可疑梅毒接触史，应及时做梅毒血清抗体试验。②早隔离：隔离治疗至梅毒螺旋体消失。梅毒早期传染性强，需加强隔离。晚期患者因脏器感染、衰竭导致组织完整性受损，应予以保护性隔离。③早治疗：本病应及早、足量、规则治疗，尽可能避免发生严重并发症。梅毒患者治疗期间，其配偶也需要进行检查。④执行相关规定：献血前对献血者进行梅毒血清抗体检查。婚前体格检查也应包括梅毒血清抗体检查。严禁梅毒患者献血、献器官、献精液。

(2)切断传播途径：①注意个人卫生：早期梅毒及治疗期间，禁止性生活；患病两年以上者也应尽量避免性生活；杜绝不安全性行为；如果患者未婚，应待梅毒治愈后方可结婚。个人用品如毛巾、衣服、剃刀等，应分开使用，单独清洗、煮沸消毒，防止感染。避免共用注射器和针头。②严格消毒：可用煮沸(100 ℃)、干燥、肥皂水和一般消毒剂杀灭梅毒螺旋体。接触皮肤分泌物后要洗手。皮肤黏膜出现深部溃疡时需进行换药，换药时严格消毒创面，换药后将用物敷料等物品进行消毒。指导患者和家属掌握消毒隔离知识，教会家属消毒处理污物的方法。③切断母婴传播途径：患病期间不宜怀孕，如果怀孕，要尽早开始治疗。④严禁使用不洁血制品，规范献血制度；严禁重复使用一次性无菌用品和器械；执行无菌操作，避免医源性感染。

(3)保护易感者：①严密观察密切接触者，如梅毒患者性伴侣、梅毒患者所生孩子、家庭其他成员等，发现异常及时诊治。②目前暂无有效预防梅毒的药物，所以保护易感者的关键是避免不安全性行为，规律生活，加强锻炼，提高自身抵抗力。③医务人员要加强自我防护，在诊疗护理时按标准预防处理患者。

2. 指导休息　提供良好的休息环境。急性期及晚期严格卧床休息，恢复期可适当活动，以不感到疲劳为宜。

3. 饮食护理　给予清淡、易消化、高热量、高蛋白、高维生素饮食(晚期患者酌情加强肠外营养)，增强机体抵抗力。部分患者使用大量抗生素时，可能有食欲缺乏，胃肠道不适等情况，可根据患者喜好给予相应食物，增加食欲。避免进食过冷、过热及过硬食物，以及辛辣刺激的食物。

4. 用药护理　预防及抢救赫氏反应。

5. 严密观察　观察生命体征；观察皮肤黏膜(硬下疳的消退情况，是否有梅毒疹、扁平湿疣、梅毒性脱发、梅毒性树胶样肿等)；观察骨关节损害、局部淋巴结等情况；观察器官损害情况，如眼损害、神经损害等；了解患者营养状况。

6. 对症护理　发生硬下疳或外阴、肛周扁平湿疣时，可使用清热解毒、除湿杀虫的中草药煎水熏洗坐浴。但不能与他人同盆而浴。保持局部清洁、干燥，避免摩擦、挤压。与病变部位接触的内裤、手等，要清洗、消毒，纸张焚烧。医务人员在病变部位进行操作时要戴手套。

7. 心理护理　加强心理沟通，使患者了解病情的发作和治疗，减轻其焦虑与自卑。

十一、健康指导

宣传有关梅毒的预防、护理、治疗知识，指导患者定期随访检查。

(1)常规治疗后随访2～3年。第1年每3个月复查1次，以后每半年复查1次，第3年末最后复查1次。

(2)若有复发，调整治疗剂量，进行复治。

(3)神经梅毒要随访脑脊液，每半年1次，直至脑脊液完全转为正常。

(4)病程达1年以上，复发或伴有视力、听力异常的患者，需接受脑脊液检查，以了解是否存在神经梅毒。

目标检测

患者，男，35岁。因“畏寒、发热3天、伴剧烈头痛、全身酸痛明显、乏力、食欲差、腹泻、呕吐”入院。发病前一周曾到池塘游泳。护理体检：T 39.5 ℃，P 114次/分，R 23次/分，BP 125/80 mmHg。颜面潮红，眼结膜充血；肝区有叩击痛；腹股沟及腋下可触及蚕豆大的淋巴结，轻微触痛；腓肠肌压痛明显，拒按。实验室检查：WBC 12×10^9/L，N 75%，L 25%，HB 140 g/L；尿蛋白+，尿WBC 0～5个HP，尿RBC 2～5个/HP，ALT 100 U/L。

1. 采集病史时应特别注意询问的是(　　)。

A. 流行病学史、疫水接触史　　B. 既往病史　　C. 吸烟史

D. 手术外伤史　　E. 家族史

2. 经检查确诊钩体病，青霉素G治疗3小时后出现胸闷、心悸、面色发绀、神志恍惚，BP 90/50 mmHg。目前最主要的护理问题是(　　)。

A. 活动无耐力　　B. 体温过高　　C. 出血

D. 疼痛　　E. 呼吸衰竭

3. 出现上述症状最可能的原因是(　　)。

A. 致病型、毒力强、数量大

B. 患者免疫功能低下

C. 未及时治疗和休息

D. 青霉素诱发的赫氏反应

E. 未及早给予止血药物

患者，男，36 岁，两周前发现阴茎龟头溃疡并有 1 个暗红色的小丘疹，无任何不适，未就诊。后丘疹形成硬结，溃疡面逐渐扩大到直径约 1.5 cm，并附少量浆液性分泌物。

4. 该患者最可能的医疗诊断为(　　)。

A. 一期梅毒　　B. 二期梅毒　　C. 三期梅毒

D. 晚期先天梅毒　　E. 潜伏梅毒

5. 目前患者的主要护理诊断是(　　)。

A. 有传播的可能　　B. 社交孤立　　C. 硬下疳

D. 活动无耐力　　E. 皮肤完整性受损

6. 护理此类患者的重点是(　　)。

A. 对症护理　　B. 用药护理　　C. 病情观察

D. 隔离防护　　E. 随访指导

第六章 原虫感染性疾病

学习目标

1. 知识目标：了解原虫感染性疾病的病原学、有诊断价值的实验室检查及治疗要点；熟悉原虫感染性疾病的发病机制及临床表现；掌握原虫感染性疾病的预防及护理。

2. 技能目标：能够结合原虫感染性疾病的流行病学制定预防措施；能够进行原虫感染性疾病患者的整体护理及健康指导。

第一节　阿米巴病

一、概述

阿米巴病(amebiasis)是由溶组织内阿米巴原虫感染人体所引起的疾病，按病变部位和临床表现的不同，可分为肠阿米巴病(intestinal amebiasis)和肠外阿米巴病(extraintestinal amebiasis)。

肠阿米巴病又称阿米巴痢疾(amoebic dysentery)，是溶组织内阿米巴原虫侵入结肠所引起的病变，以近端结肠和盲肠为主要病变部位。临床上以腹痛、腹泻、排出暗红色带有腥臭味的粪便为主要特征。本病易于复发，易转变为慢性，也可并发肝脓肿等肠外阿米巴病。

二、病原学

溶组织内阿米巴有滋养体(trophozoite)和包囊(cyst)两期。

1. 滋养体　可分为小滋养体和大滋养体两种类型。

(1)小滋养体(肠腔型滋养体)：直径为10～20 μm，伪足不明显，活动力不强，无侵袭力，不吞噬红细胞，寄生于结肠腔中，以宿主肠内容物为营养。小滋养体在一般情况下随食物下至横结肠后，由于成形粪便增加，水分被吸收，营养减少，滋养体逐渐停止活动，虫体团缩，并分泌出一层较硬的外壁形成包囊，随粪便排出体外。

(2)大滋养体(组织型滋养体)：当机体抵抗力下降或肠壁受损时，小滋养体凭借机械运动和分泌溶组织酶的水解作用侵入结肠肠壁组织，并大量繁殖，体积增大，直径可达 20～60 μm，有明显伪足，活动力增强。大滋养体有致病力，从被破坏的组织中摄取营养，并有吞噬血中红细胞的能力。其抵抗力很弱，排出体外后，在室温下数小时内死亡。

2. 包囊　呈圆形，直径 5～20 μm，碘液染色呈黄色，外周有透明囊壁，内含 1～4 个核，中央有核仁，成熟的包囊有 4 个核，具有感染性。如果感染人体后，包囊在小肠下端受碱性消化酶的作用，虫体活动，从囊壁小泡逸出而形成滋养成体。包囊在外界中有较强的抵抗力，在粪便中能存活 2 周以上，在潮湿的环境中能存活数周或数月。普通饮水消毒的含氯浓度对其无杀灭作用。不耐热，50 ℃数分钟即可杀灭，在干燥的环境中也很快死亡，在 50%乙醇中即可死亡。

三、流行病学

1. 传染源　主要传染源为无症状包囊携带者、慢性和恢复期肠阿米巴患者。带包囊的饮食工作者在流行病学上有重要意义。急性期患者和症状明显患者粪便中仅排出滋养体，滋养体抵抗力很弱，在外环境中可迅速死亡，故不是主要传染源。

2. 传播途径　主要通过被阿米巴包囊污染的水、食物、手等经口感染。苍蝇和蟑螂等可携带包囊，故也起到一定的间接传播作用。水源被污染可引起地方性流行。

3. 人群易感性　人群普遍易感，营养不良、免疫力低下及接受免疫抑制剂治疗者的感染率较高。由于感染后不产生保护性抗体，故可重复感染。

4. 流性特征　本病遍及全球，以热带、亚热带居多，夏秋季高发。农村多于城市，男性多于女性，成人多于儿童。感染率的高低与社会经济发展、卫生条件、生活习惯等因素有关。

四、发病机制及病理

阿米巴包囊被摄入后，可不被胃酸杀灭而进入小肠下段，包囊经胰蛋白酶作用脱囊释放出小滋养体，随粪便下行到达盲肠、结肠等部位寄生，以肠腔内的细菌和上皮细胞为营养来源。此时宿主成为无症状带虫者，在人体抵抗力下降的时候，小滋养体开始侵袭结肠的肠壁组织，转变为大滋养体，黏附于结肠黏膜上皮细胞，借助于伪足及在各种水解酶的溶解破坏性作用下，损害结肠黏膜，并深入黏膜下层及肌层，使组织坏死，形成黏膜下小脓肿，脓肿破溃后形成大小不等的溃疡，临床上出现腹痛、腹泻及脓血便等症状。

病变部位常见于回盲部、升结肠及直肠。主要病理改变是：在黏膜下层至肌层形成口小底大的烧瓶状溃疡，溃疡腔内充满黄色的坏死组织，溃疡间的组织大多完好，病灶周围炎症反应较少。当溃疡累及肌层及浆膜层时，可并发肠穿孔；当溃疡累及血管时，可造成出血。

五、临床表现

潜伏期为 1～2 周，最短 4 天，长者达 1 年以上。阿米巴病可有以下几种临床类型。

1. 无症状型(包囊携带者)　临床上常无任何症状，但通过粪便检查多数能找到溶组织内阿米巴包囊。当被感染者免疫功能低下时，此型可以转变为急性肠阿米巴痢疾。

2. 急性肠阿米巴痢疾　起病缓慢，主要症状有腹痛、腹泻，每天大便10次左右，量中等，呈暗红色或紫红色果酱样黏液脓血便，糊状、有腥臭味、内含大量滋养体。有时仅表现为血便或单纯性腹泻，如病变累及直肠时可有里急后重。右下腹常有压痛，全身症状轻，可有低热或不发热。急性期持续数天后可自行缓解或转为慢性。

3. 暴发型肠阿米巴病　本型少见，起病急骤，中毒症状显著，有高热和极度衰竭。先出现较长时间的剧烈肠绞痛，随之每天排出十几次至几十次的黏液脓血便或血水样大便，量多、有奇臭味，伴呕吐、里急后重，甚至出现不同程度的脱水、酸中毒、电解质紊乱。严重者可出现循环衰竭，并发肠出血、肠穿孔。

4. 慢性肠阿米巴病　急性肠阿米巴病患者若未彻底治愈，病程迁延达2个月以上则转为慢性。临床表现为腹泻反复发作与便秘交替，每天大便3～5次，呈黄糊状，带少量的黏液和血液，有腐臭味，常伴脐周及右下腹疼痛。症状可持续存在或有间歇，间歇期可无症状，时间长短不一。常因疲劳、饮食不当、寒冷及情绪变化而复发。久病者可有贫血和营养不良，极易发生并发症。

5. 并发症

(1)肠道外并发症：以阿米巴肝脓肿最常见，其次还可有阿米巴肺脓肿、阿米巴脑脓肿、阿米巴阴道炎等。

(2)肠道内并发症：可有肠穿孔、肠出血、阑尾炎、结肠肉芽肿和肛门瘘等。

六、实验室及其他检查

1. 血常规　周围血白细胞总数正常或轻度增高，重者或有细菌继发感染者白细胞总数和中性粒细胞比例增高，慢性患者可有贫血。

2. 粪便检查　肉眼可见暗红色果酱样便，含血和黏液，腥臭，粪质较多。镜检可见大量聚团状红细胞，少量白细胞和夏科雷登结晶。如检到伸展伪足活动、吞噬红细胞的阿米巴滋养体有确诊价值。慢性患者粪便镜检可见包囊。

3. 血清学检查

(1)检测特异性抗体：用酶联免疫吸附试验等方法检测其抗体，也是特异和灵敏的诊断方法，有辅助诊断价值。IgG抗体阴性者可排除本病，IgM阳性提示近期或现症感染，阴性不排除本病。

(2)检测特异性抗原：用单克隆抗体等检测患者粪便溶组织内阿米巴滋养体抗原，阳性可作为明确诊断的依据。

4. 乙状结肠镜或纤维结肠镜检查　必要时做肠镜检查，可见乙状结肠、直肠壁有大小不等的散在性溃疡，表面覆盖有黄色脓液，边缘整齐、稍充血，溃疡间黏膜大多正常。取溃疡表面刮取的标本涂片镜检可检到滋养体。

5. B型超声波检查　是最方便、有效的检查方法，可发现肝脓肿部位、大小、数目、与皮肤距离，也可指导穿刺抽脓的方向和深度，对诊断阿米巴肝脓肿有重要价值。

6. 肝穿刺抽脓　如能抽到典型的棕褐色脓液即可确定阿米巴肝脓肿的诊断，有时脓液中还可找到阿米巴滋养体。

七、诊断要点

根据发病前是否有不洁食物史或与慢性腹泻患者密切接触史等流行病学资料，结合腹痛、腹泻、低热、肠鸣音亢进等临床表现，可做出临床诊断。粪便中检测到阿米巴滋养体和包囊即可确诊。

八、治疗要点

1. 一般治疗　急性期注意休息、饮食及保持水、电解质平衡。

2. 病原治疗

(1)硝基咪唑类：①甲硝唑(灭滴灵)：对阿米巴滋养体有很强的杀灭作用，为首选药物。成人 400 mg/次，3 次/日，口服，10 天为 1 疗程。动物实验研究发现本药有致畸性，因而妊娠 3 个月以内和哺乳妇女禁用。②其他硝基咪唑类药物：可选用替硝唑、奥硝唑等。

(2)二氯尼特(糠酯酰胺)：是最有效的杀灭包囊药，每次 0.5 g，3 次/日，口服，10 天为 1 疗程。

(3)抗生素：主要通过抑制肠道共生菌而影响阿米巴的生长繁殖，可用巴龙霉素或喹诺酮类抗菌药。

3. 并发症治疗

(1)阿米巴肝脓肿的治疗：①抗阿米巴的治疗：选用甲硝唑，剂量及疗程同肠阿米巴，必要时可酌情重复。②肝穿刺抽脓：对阿米巴肝脓肿脓腔较大或表浅者，可进行肝穿刺抽脓。较大脓肿可在抽脓后注入甲硝唑 0.5 g，有助于脓腔闭合。

(2)其他并发症的治疗：肠出血时及时输血、止血。肠穿孔时及时手术治疗，并用甲硝唑和广谱抗生素。有细菌混合感染时加用敏感的抗生素。

九、预防

1. 管理传染源　彻底治疗患者及排包囊者，特别应注意检查和治疗从事饮食业的慢性患者及排包囊者。实行消化道隔离至症状消失或大便连续 3 次找不到滋养体或包囊。

2. 切断传播途径　加强水源和粪便管理，注意饮食、饮水卫生，消灭苍蝇和蟑螂。

十、护理

(一)主要护理诊断

1. 腹泻　与阿米巴原虫所致肠道病变有关。

2. 疼痛：腹痛　与阿米巴原虫所致肠道感染，肠壁受损有关。

3. 体温过高　与阿米巴原虫引起肝组织坏死、脓肿形成有关。

4. 营养失调：低于机体需要量　与进食减少、肠道吸收功能下降、腹泻有关。

5. 潜在并发症：休克、肠出血、肠穿孔。

(二)护理措施

1. 消化道隔离　急性期症状明显时应卧床休息，随病情好转可逐渐增加活动量，但要避免因活动量突然增加引发肠道并发症。

2. 饮食护理　能进食者给予高蛋白、高热量、少渣、易消化的流质或半流质饮食，少量多餐、忌食生冷及刺激性食物。食欲不佳者应更换食物品种，如米汤、藕粉、蒸蛋羹等，以维持良好的营养状态。频繁腹泻并伴有呕吐的患者可暂时禁食，静脉补充所需营养。如无心、肾功能受损，每天应至少摄入 2 500 mL 的液体，以防脱水。

3. 病情观察　①观察粪便的性状、次数、量、色、气味，是否伴有脱水，严密监测有无血便、腹痛症状。②对暴发型患者还应密切观察生命体征及有无水、电解质紊乱的表现。③观察并发症的表现，如肠出血、肠穿孔、肝脓肿肝区痛等表现，发现异常及时报告医生。

4. 腹泻、腹痛的护理　详见和三章第二节“细菌性痢疾”。

5. 肝区痛　可采取左侧卧位或患者舒适体位以减轻疼痛，如疼痛剧烈可按医嘱给予止痛剂。

6. 用药护理　遵医嘱用药，硝基咪唑类是目前治疗肠内、肠外各型阿米巴病的首选药物，常用甲硝唑，无效者可选用替硝唑。应告诉患者药物名称、用法、疗程及不良反应等。本药不良反应有一过性白细胞减少、神经系统障碍，如头昏、眩晕、共济失调等，应注意观察。

7. 粪便标本采集的注意事项　①及时采集新鲜粪便标本，挑选血和黏液部分，立即送检。②天冷时，让患者用经温水冲洗过的便盆，以防滋养体死亡。③如遇有镜检阴性时，需反复多次检查。

8. 肝穿刺抽脓的护理　协助医生进行穿刺抽脓，术前应向患者解释手术目的、方法及术中配合的注意事项，以取得患者的合作及减轻其紧张、焦虑。术中严格无菌操作，注意观察患者的生命体征，并记录脓液性质、颜色、气味及量，抽取的脓液标本应立即送检。术后 8 小时内应严密观察患者生命体征及面色变化，注意有无出血，发现异常及时报告医生；嘱患者术后禁食 2 小时，卧床休息 24 小时。

9. 并发症的护理

(1)肠出血的护理：①病情监测：严密观察血压、脉搏、神志变化及腹痛、便血情况，如发现面色苍白、四肢湿冷、血压下降等休克征象，应立即通知医生并配合抢救。②饮食与体位：出血期间禁食，绝对卧床休息。已发生休克者取休克体位，由专人监护。③保持水、电解质平衡：发现便血时遵医嘱使用止血药静脉滴注，并维持水、电解质平衡。④术前准备：经积极治疗仍出血不止者，应考虑手术治疗，做好术前准备。

(2)肠穿孔的护理：①病情监测：每 0.5～1 小时测量一次生命体征，严密监测腹痛、腹肌紧张、腹部压痛、反跳痛等表现。②饮食与体位：禁食、胃肠减压，绝对卧床休息，取半卧位。③术前准备：治疗效果不佳者，应考虑手术治疗，及早做好术前准备工作。

十一、健康指导

(1)进行预防教育，说明加强水源、粪便管理和注意个人卫生及饮食、饮水卫生对预防阿米巴病的重要意义。定期对餐饮业工作者进行体检。大力消灭苍蝇和蟑螂。

(2)向患者讲解肠阿米巴病的疾病知识，如传播途径、主要症状、药物用法、疗程、不良反应；遵医嘱按时、按量、按疗程服药的重要性；腹泻时的休息、饮食、饮水等自我护理知识及留取粪便标本的注意事项。

(3)对阿米巴肝脓肿患者，讲述此病的疾病过程、检查及治疗措施，特别是肝穿刺抽脓是本病的治疗措施之一，讲解此手术的有关注意事项，以使患者配合治疗。

(4)告知患者出院后3个月内应每月复查大便一次，防止复发，若有症状应及时就诊。平时适当锻炼，建立良好的生活规律，排便后应彻底洗手，防止经手传播。

第二节　疟　　疾

一、概述

疟疾(malaria)是经按蚊叮咬或输入带疟原虫者的血液而感染疟原虫所引起的虫媒传染病，临床特点为间歇性定时发作的寒战、高热、大汗，继之缓解，可有脾肿大及贫血等体征。间日疟及卵形疟可出现复发，恶性疟发热不规则，病情较重，可引起脑型疟等凶险发作。

二、病原学

疟原虫有两个宿主，蚊为终宿主，人为中间宿主。寄生于人体的疟原虫有四种，即间日疟原虫、三日疟原虫、恶性疟原虫和卵形疟原虫。4种疟原虫的发育过程分2个阶段：

1. 人体内阶段　疟原虫在人体内的裂体增殖阶段为无性繁殖期。当蚊叮咬人时，感染性子孢子随按蚊唾液注入人体，30分钟后在肝细胞内进行裂体增殖而成为裂殖体(schizont)，被寄生的肝细胞肿胀破裂，释放出大量裂殖子(merozoite)，称为红细胞外期。一部分裂殖子被吞噬细胞吞噬而消灭，另一部分进入血流并侵入红细胞内，形成红细胞内期。当被寄生的红细胞破裂时，释放出裂殖子及代谢产物，引起临床上典型的疟疾发作。释放的裂殖子再次侵犯未被感染的红细胞，重新开始新一轮的无性繁殖，形成临床上的周期性发作。因疟原虫在红细胞内裂体增殖所需的时间不同，故发作周期不同，间日疟和卵形疟的周期为48小时，三日疟为72小时，恶性疟为36～48小时，发育先后不一，临床发作不规则。

疟原虫子孢子多型性假说认为，间日疟和卵形疟在遗传上有速发型子孢子和迟发型子孢子两种表现。速发型潜伏期短，为12～20天；迟发型要经过一段“休眠状态”后才发育成熟，潜伏期长达6个月以上，是间日疟和卵形疟复发的根源。

2. 按蚊体内阶段　疟原虫在按蚊体内的繁殖为有性繁殖。雌、雄配子体被雌按蚊吸入胃内，进行交配后，发育成圆形合子，继之成为动合子，动合子穿过蚊胃壁发育成囊合子，囊合子发育成孢子囊，其中子孢子进入按蚊唾液腺内，当按蚊叮咬人时，子孢子随唾液侵入人体。间日疟原虫生活史如图6-1所示。

三、流行病学

1. 传染源　疟疾患者和无症状带虫者为传染源。

2. 传播途径　疟疾的自然传播媒介是按蚊，我国主要为中华按蚊。经蚊虫叮咬皮肤为主要传播途径，极少数患者可因输入带疟原虫的血液或经母婴传播后发病。

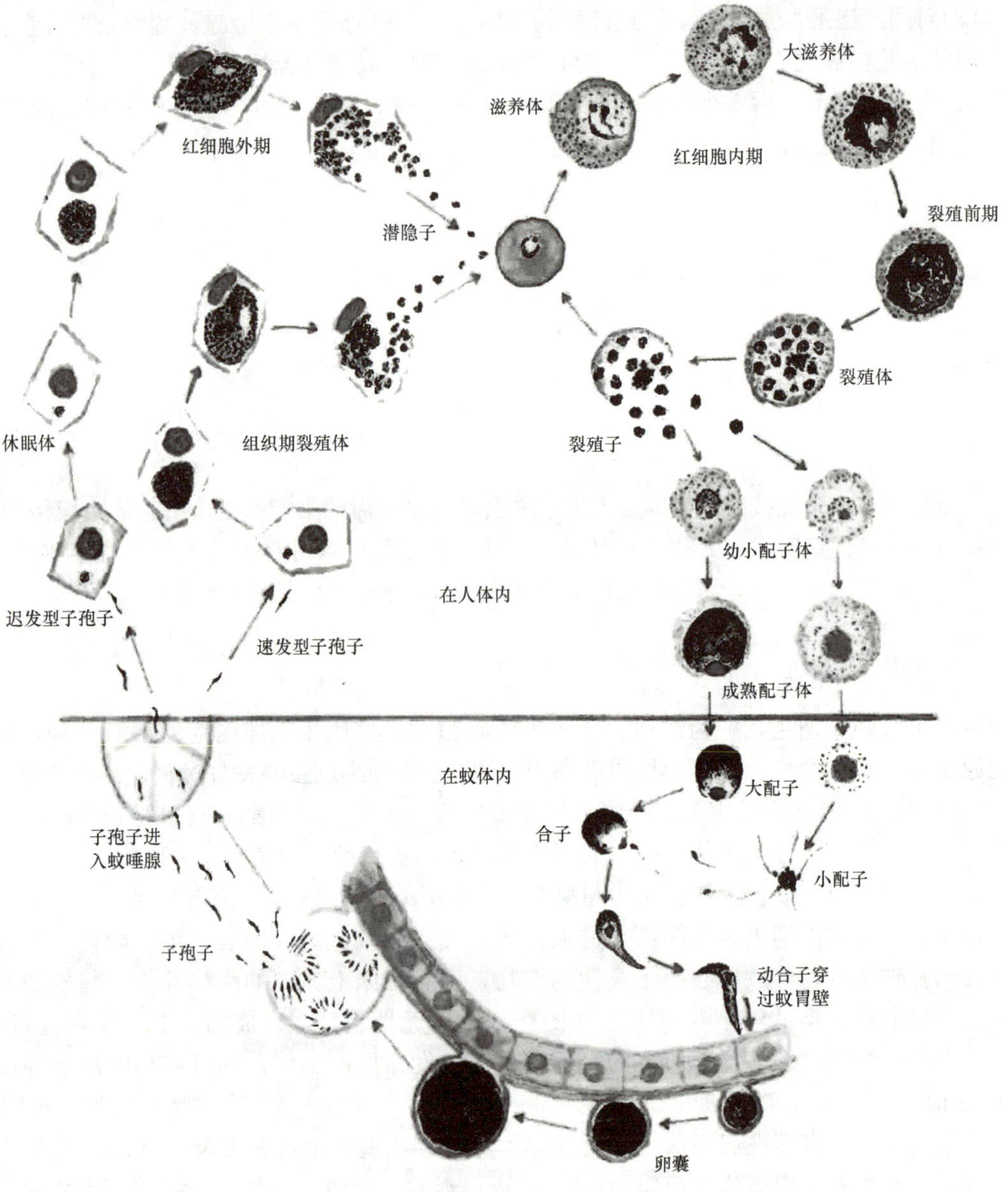

图 6-1 间日疟原虫生活史

3. 人群易感性　人群普遍易感。感染后可产生一定的免疫力，但产生缓慢，维持时间不长，如再感染则症状较轻或无症状。各型疟疾之间无交叉免疫性。

4. 流行特征　一般夏秋季发病较多。在高度流行地区，成人发病率较低，儿童和外来人口发病率较高。主要流行在热带和亚热带，其次为温带。我国除少数地区外，均有疟疾流行，自北向南渐趋严重。间日疟最多，恶性疟主要见于南方。

四、发病机制及病理

疟原虫在肝细胞和红细胞内增殖时并不引起症状，当红细胞被裂殖体涨破后，大量裂殖子、疟色素和代谢产物进入血流，才引起临床发作。一部分裂殖子侵入其他红细胞再进行裂体增殖而引起间歇性疟疾发作。由于裂殖体成熟的时间不同，故各型疟疾发作时间也不同。反复多次的疟疾发作使红细胞遭到大量破坏，可产生贫血。反复发作或重复感染使机体获得一定免疫力，故血中虽仍有疟原虫增殖，但可不出现间歇性疟疾发作而成为带疟原虫者。

间日疟原虫和三日疟原虫的红细胞内期裂体增殖多在周围血中进行，其病变引起强烈的吞噬反应，导致全身单核-巨噬细胞系统显著增生，表现为肝、脾肿大，以脾肿大为主，骨髓也有增生。

五、临床表现

间日疟的潜伏期为 10～20 天，三日疟为 24～30 天，恶性疟为 7～12 天，卵形疟为 13～15 天。

1. 典型发作　4 种疟疾发作的症状基本相似。

(1)寒战期(chilly stage)：突起畏寒、寒战、面色苍白、唇指发绀、四肢发凉，持续 10 分钟到 2 小时。

(2)高热期(febrile stage)：体温迅速上升至 40 ℃或更高，伴头痛、全身酸痛、面色潮红、皮肤干热、脉快而有力，持续 2～6 小时。

(3)大汗期(sweating stage)：高热后期全身大汗淋漓，体温骤降至正常或正常以下，自觉症状明显缓解，但仍感疲乏、口干，持续 2～3 小时。

寒热发作后有缓解间歇期，此期一般无明显症状。早期患者的间歇期可不规则，发作数次后逐渐变得规则。反复发作造成大量红细胞破坏，可出现不同程度的贫血和脾大，恶性疟疾贫血较明显。

2. 凶险发作　主要见于恶性疟。

(1)脑型：急起高热、剧烈头痛、呕吐、谵妄和抽搐等。严重者可发生脑水肿、呼吸衰竭而死亡。

(2)过高热型：持续高热可达 42 ℃，烦躁不安、谵妄，继之出现昏迷、抽搐，可在数小时内死亡。

(3)厥冷型：患者肛温在 38～39 ℃，软弱无力、皮肤苍白或轻度发绀、体表湿冷，常有频繁呕吐、水样腹泻，继而血压下降、脉搏细弱，多死于循环衰竭。

(4)胃肠型：患者伴有腹泻，粪便先为黏液水便，每天数十次，后可有血便、柏油便，伴下腹痛或全腹痛，无明显腹部压痛。重者死于休克和肾衰竭。

3. 再燃和复发　4 种疟疾都有发生再燃的可能性，多见于病愈后的 1～4 周，可多次出现。复发由迟发型子孢子引起，其发作与初发相似，时间距初发后半年以上。多见于间日疟和卵形疟，三日疟与恶性疟无远期复发。

4. 输血疟疾　由输入带疟原虫的血液而引起，潜伏期为 7～10 天，长者可达 1 个月左右。症状与蚊传疟疾相似，因只有红细胞内期疟原虫，无肝内迟发型子孢子，故治疗后一般无复发。

5. 并发症　黑尿热是恶性疟疾的严重并发症，又称溶血尿毒综合征。主要表现为急起寒战、高热、腰痛、酱油样尿、急性贫血与黄疸，严重者可发生急性肾衰竭。

六、实验室及其他检查

1. 血常规　白细胞正常或减少，大单核细胞增多，多次发作后红细胞和血红蛋白可下降。

2. 疟原虫检查　①血涂片：血涂片染色查疟原虫是确诊的最可靠方法。应在寒战或发热初期采血。②骨髓穿刺涂片：阳性率高于外周血涂片。

3. 血清学检查　检测血清特异性抗体，可对疟疾做回顾性诊断、献血员检查、流行病学调查、防治效果考核等。因在感染后需要3～4周才能产生抗体，所以血清抗体的检测没有重要的临床价值。

4. PCR检测　可检测到疟原虫的存在，对早期诊断具有重要价值。

七、诊断要点

有在疟疾流行地区生活或旅游史，近年来有疟疾发作史或近期接受过输血。典型的周期性寒热发作，间日或3日发作1次，发作时有明显的寒战、高热和大汗，继之缓解，也可有不规则发热，并有脾肿大与贫血等典型临床表现，可做出初步诊断。脑型疟有急起高热、寒战、昏迷与抽搐。血涂片或骨髓穿刺涂片找到疟原虫可明确诊断。

八、治疗要点

(一)一般对症治疗

高热以物理降温为主；入量不足且不能进食者给予静脉输液；贫血者应给予铁剂治疗。

(二)病原治疗

根据疟原虫对抗疟药的敏感程度，疟疾分为氯喹敏感性疟疾和抗氯喹敏感性疟疾两大类。

1. 氯喹敏感性疟疾　氯喹是最常用和最有效的控制临床疟疾发作的首选药物，对红细胞内滋养体和裂殖体有迅速杀灭作用。适用于间日疟、三日疟及无抗药性的恶性疟疾患者。常用治疗方法为3天10片疗法，即第1天、第2天0.15 g(基质)/次，每天4次，第3天0.15 g(基质)/次，每天2次，总剂量为1.5 g(基质)。服药后24～48小时退热，48～72小时血中疟原虫消失。口服吸收快、排泄慢、作用持久。如48小时内体温不降，且血涂片中疟原虫不减少反而上升者表明已有抗药性，应考虑改用其他抗疟疾药物，如奎宁、哌喹等。

间日疟及卵形疟患者应同时或在氯喹治疗后服用伯氨喹，15 mg/天(基质)，连服14天，可为杀灭肝细胞内速发型和迟发型的疟原虫，有病因预防和防止复发的作用。还能杀灭各种疟原虫的配子体，有防止传播的作用。

2. 抗氯喹敏感性疟疾　目前首选的药物为青蒿素及其衍生物，其次为奎宁。

(1)青蒿素及其衍生物：对红细胞内期疟原虫有强大且快速的杀灭作用，因而可迅速控制疟疾的临床发作及症状。①双氢青蒿素片：从中药青蒿中提取，成人60 mg/天，首次加倍，1次/天，连用7天。②其他：青蒿琥酯、蒿甲醚。

(2)奎宁及其他抗疟药：奎宁对抗氯喹的恶性疟疾有良好疗效。其他抗疟药如咯萘啶、哌喹等。

(三)凶险疟疾的治疗

1. 一般治疗

(1)发热：体温过高者给予物理降温，将体温控制在 38 ℃以下，此外，可用肾上腺皮质激素，如地塞米松等。

(2)DIC 治疗与预防：应用低分子右旋糖酐，可防止血管内红细胞凝集，有利于 DIC 治疗与预防。

(3)抽搐：可用镇静剂。

(4)脑水肿：用 20%甘露醇 250 mL 快速静滴，每天 2～3 次。

2. 抗疟治疗　凶险疟疾需快速、足量应用有效的抗疟药物，尽快给予静脉滴注，如可用二盐酸奎宁或青蒿琥酯滴注。

九、预防

1. 管理传染源

(1)根治疟疾现症患者：间日疟采用氯喹及伯氨喹联合疗法。急性期患者症状消失后可解除隔离。

(2)根治带疟原虫者：对在 1～2 年有疟疾史者，在流行高峰前 1～2 个月进行抗复发治疗，常采用乙胺嘧啶与伯氨喹联合治疗。

2. 切断传播途径　消灭按蚊孽生地及杀灭蚊虫。

3. 保护易感人群

(1)采取防蚊措施。

(2)药物预防：对高疟区、暴发流行区的人群和流行地区的外来人群给予预防性服药，可用氯喹或乙胺嘧啶。

十、护理

(一)主要护理诊断

1. 体温过高　与疟原虫感染、大量致热源释放入血有关。

2. 疼痛　头痛、全身痛与高热有关。

3. 有意识障碍的危险　与凶险疟疾发作有关。

4. 活动无耐力　与红细胞大量破坏导致贫血有关。

5. 潜在并发症：惊厥发作、黑尿热、呼吸衰竭、急性肾衰竭等。

(二)护理措施

1. 采取虫媒隔离。

2. 休息　急性发作期应卧床休息，以减轻体力消耗。

3. 病情观察　①对疟疾典型发作患者主要观察体温，随时记录体温的变化；观察面色，注意有无贫血表现。②对恶性疟疾患者应注意观察生命体征、意识状态、头痛、呕吐、抽搐等表现。

4. 饮食　能进食者给予高热量、高蛋白、高维生素、富含铁质的流质或半流质饮食，以补充消耗，纠正贫血。有呕吐、不能进食者，可静脉补充营养，缓解后可进食普通饮食。

5. 典型疟疾各期的护理　典型发作寒战期，应注意保温，如加盖棉被、放热水袋等。发热期给予物理降温，温度过高可给阿司匹林类退热药。大汗期后给予温水擦浴，及时更换衣服及床单，避免着凉，并应多饮水防止虚脱。缓解间歇期应保证患者安静休息，以恢复体力。

6. 凶险疟疾的护理　应密切监测病情变化，对凶险发作有脑水肿、呼吸衰竭时，应协助医生进行抢救并做好相应护理，注意保持呼吸道通畅，防止突然死亡。

7. 药物治疗的护理　①使用氯喹者，可有食欲减退、恶心、呕吐、腹痛等胃肠道反应，另外，应特别注意观察循环系统的变化，因氯喹过量可引起心动过缓、心律失常及血压下降。②服用伯氯喹 34 天后可发生发绀或溶血反应，应注意观察，出现上述反应时需及时通知医生停药。③凶险发作应用静脉点滴药物时，应掌握药物浓度与滴速，并密切观察毒性反应。

8. 黑尿热的护理　①密切观察患者生命体征的变化，记录 24 小时出入量，监测血生化指标，及时发现肾衰竭。②立即停用奎宁、伯氨喹等诱发溶血反应、导致黑尿热的药物。③遵医嘱应用氢化可的松、5%碳酸氢钠等药物，以减轻溶血和肾损伤。保持每天 3 000～4 000 mL 液体摄入量，尿量在 1 500 mL 以上。④给予持续吸氧。⑤应严格卧床休息到急性症状消失，减少不必要的搬动，避免诱发心力衰竭。⑥贫血严重者，遵医嘱配血，少量多次输新鲜全血。

十一、健康指导

(1)向患者讲述本病的传染过程、主要症状、治疗方法、药物不良反应、复发的原因等。应特别强调坚持服药的重要性，除服用控制发作药物外，还应服用抗复发药，以达到彻底治愈疾病的目的。

(2)进行预防教育，及时规范疫情报告，根治疟疾患者及带疟原虫者。疟疾病愈未满 3 年者，不可输血给其他人。宣传防蚊、灭蚊的重要性。因疟原虫抗原的多样性，目前尚无有效疫苗，药物预防是目前较常应用的措施。

目标检测

患者，男，46 岁。因“畏寒、发热伴腹痛、腹泻半月”入院。患者 1 月前进食隔夜食物后出现低热、畏寒、脐周腹痛，大便为稀水样，每天达 5～6 次。护理体检：T 38.6 ℃，P 98 次/分，R 24 次/分，BP 130/80 mmHg。脐周及右上腹压痛(+)，肝区叩击痛(+)，肝肋下 3 cm，肠鸣音每分钟 5 次。实验室检查：WBC 18.1×10^9/L，N 79%，L 16%；白蛋白 32 g/L，ALP 400 U/L，血清胆碱酯酶 2 000 U/L；粪便检出阿米巴滋养体。

1. 该患者最可能的医疗诊断为(　　)。

A. 急性细菌性痢疾　B. 急性结肠炎　C. 阿米巴痢疾
D. 急性阑尾炎　E. 血吸虫病

2. 该病最常见的病变部位是(　　)。

A. 盲肠、升结肠　　B. 直肠、乙状结肠　　C. 空肠、回肠
D. 盲肠、回肠　　E. 结肠、空肠

3. 下列护理措施中哪项是错误的？（　　）
A. 肠道隔离，症状消失后可解除隔离
B. 急性期严格卧床休息
C. 流质少渣饮食
D. 采集粪便标本过程应注意保温
E. 频繁腹泻伴腹痛时可行腹部热敷

患者，男，23 岁。因“寒战、稽留高热 6 天，伴意识障碍 3 天”入院。发病前从国外回来半个月，有野外露营史、蚊虫叮咬史。护理体检：T 40.2 ℃、P 115 次/分、R 22 次/分、BP 115/75 mmHg。昏睡状态，皮肤巩膜黄染，脾大。实验室检查：WBC 11×10^9/L、N 82%，Hb 60 g/L；血涂片见恶性疟原虫。

4. 该患者最可能的医疗诊断是(　　)。
A. 血吸虫病　　B. 乙型脑炎　　C. 伤寒
D. 疟疾　　E. 流行性出血热

5. 临床上最简便的用于确诊该病的实验室检查方法是(　　)。
A. 血或骨髓涂片检查疟原虫
B. 间接荧光抗体测定
C. PCR 法测定血中疟原虫 DNA
D. 间接红细胞凝集试验
E. 外周血检查发现贫血和嗜酸性粒细胞增多

6. 用于防止该病复发及传播的药物是(　　)。
A. 氯喹　　B. 奎宁　　C. 青蒿素
D. 伯氯喹　　E. 乙胺嘧啶

第七章 蠕虫感染性疾病

学习目标

1. 知识目标：了解蠕虫感染性疾病的病原学、发病机制与病理改变；熟悉蠕虫感染性疾病的概念、临床表现、实验室及其他检查、诊断要点、治疗要点及预防；掌握蠕虫感染性疾病的流行病学、护理和健康指导。

2. 技能目标：能够对不同蠕虫所致的感染性疾病患者进行正确的护理，通过全面的健康指导指导患者进行规范治疗、准确切断传播途径和保护易感人群，使蠕虫感染性疾病患者得到及时有效的治疗。

第一节 日本血吸虫病

一、概述

日本血吸虫病(schistosomiasis japonicum)是由日本血吸虫寄生在门静脉系统所引起的疾病。主要病变为由虫卵沉积于结肠、肝脏等组织而引起的肉芽肿。急性期主要以发热、肝大与压痛、腹泻或脓血便、血中嗜酸粒细胞显著增多为特征；慢性期以腹泻或痢疾样粪便、肝脾大为主；晚期导致血吸虫性肝硬化，表现为门静脉高压、巨脾和腹水。

二、病原学

寄生于人体的血吸虫主要有日本血吸虫、埃及血吸虫、曼氏血吸虫、间插血吸虫及湄公血吸虫 5 种。在我国流行的只有日本血吸虫。

日本血吸虫成虫雌雄异体，常雌雄合抱寄生于人的门静脉系统(主要在肠系膜下静脉)。雌虫在肠壁黏膜下层末梢静脉产卵，大多沉积于肠黏膜和肝组织内，少数虫卵破坏肠黏膜进入肠腔，随粪便排出体外。从粪便中排出的虫卵入水后，在温度适宜(25～30 ℃) 条件下，经 12～24 小时孵出毛蚴，毛蚴具有趋光性和向上性，在水中做直线活动，遇中间宿主钉螺时，即钻入其体内发育，经母胞蚴和子胞蚴二代发育产生尾蚴。7～8 周后尾蚴不断从螺旋体逸出，随水漂流。当人、畜直接接触疫水时，尾蚴迅速从皮肤或黏膜钻入人体内，尾部脱落，发育成童虫。童虫经微小血管或淋巴管进入静脉，随血流经右心、肺、左心进入体循环，其中部分到达肠系膜静脉，随血流移至肝内门脉系统分支，发育为成虫后再逆血流方向移行到肠系膜静脉，雌雄交配产卵。从尾蚴经皮肤感染至成虫交配产卵一般需要30天左右。成虫可在人体内生存2～3年，长者可达30年。

三、流行病学

1. 传染源　自然界中有四十余种哺乳动物是日本血吸虫的保虫宿主。主要是患者及受感染的动物如牛、羊、猪及野鼠。患者是水网地区的主要传染源；牛和猪是湖沼地区的主要传染源；野鼠等野生动物是山丘地区的主要传染源。

2. 传播途径　通过接触疫水传播，造成传播必须具备3个条件：①带虫卵的粪便入水；②钉螺的孳生；③接触疫水。

3. 人群易感性　人群普遍易感，感染后有部分免疫力。

4. 流行特征　血吸虫病的流行有严格的地区性，其地理分布和钉螺的地理分布相一致，主要流行于长江流域及其以南的湖沼地区。感染季节多为夏秋季。患者以青壮年农民和渔民为多见。

四、发病机制及病理

日本血吸虫生活史中各个时期均可引起一系列免疫反应。感染初期，尾蚴侵入皮肤引起局部皮炎。童虫移行于肺时，引起肺点状出血和细胞浸润，出现发热、咳嗽、荨麻疹及血中嗜酸性粒细胞增多等临床表现，此与虫体及代谢产物引起的变态反应有关。慢性血吸虫病的主要病变由虫卵引起。含毛蚴的虫卵释放的抗原物质称为虫卵可溶性抗原，使T淋巴细胞释放各种淋巴因子，引起迟发型变态反应，单核细胞和嗜酸性粒细胞等聚集于虫卵周围，形成虫卵肉芽肿。成虫主要寄生在肝内门脉系统分支，移行至肠系膜下静脉与痔静脉内产卵，其虫卵沉着于肠壁黏膜下层，并可顺门静脉血流至肝内门脉小分支，故病变以肝脏和结肠最为显著。严重感染时，童虫可达门静脉系统之外的器官，成熟产卵，产生肉芽肿性异位损害。

1. 结肠病变　主要在直肠、乙状结肠及降结肠。急性期黏膜充血、水肿，并有较多黄褐色颗粒(虫卵结节)，溃破后形成浅表溃疡，排出脓血便。慢性期由于纤维组织增生，使肠壁增厚变硬，黏膜粗糙不平，息肉样增生和结肠狭窄。虫卵沉积于阑尾，易引起炎症。

2. 肝脏病变　日本血吸虫病肝纤维化实质是一种由血吸虫虫卵在肝脏沉积引起的慢性肝损伤的伤口愈合反应，主要病理学特征是肝结缔组织异常增生，包括间质细胞、胶原纤维、基质、蛋白多糖和非胶原糖蛋白等，以及肝窦毛细血管化，基底增厚和窗孔消失。早期可有肝大，表面可见粟米状黄色颗粒(虫卵结节)。晚期由于门静脉分支周围有大量纤维组织增生，使肝脏变硬、缩小，表面有大小不等的结节，形成血吸虫性肝硬化。门静脉细支发生窦前性阻塞门静脉高压，导致门静脉侧支循环的建立使食管下端静脉及胃底静脉曲张。脾脏因门静脉高压而瘀血肿大，继发脾功能亢进。

3. 异位损害　虫卵和(或)童虫寄生在门静脉系统之外的器官引起病变，以肺部和脑部多见。

五、临床表现

潜伏期一般为30～60天。临床表现复杂而多样化，视虫卵沉着部位、感染轻重和机体免疫反应而异。按其病程和主要临床表现，可分为急性、慢性、晚期及异位血吸虫病。

（一）急性血吸虫病

急性血吸虫病发生于夏秋季，以7～9月份最常见，儿童与男性青壮年居多。起病多较急，以全身症状为主。在接触疫水后数小时至2～3天，尾蚴侵入部位可出现尾蚴性皮炎。局部皮肤出现粟粒大的红色丘疹或疱疹，奇痒，经3～5天自行消退。童虫移行于肺部，可有低热、咳嗽和皮肤荨麻疹等表现，持续1～2周可自行消退。成虫成熟期，由于免疫复合物作用，导致血清病样表现，可持续1～2个月。

1. 发热　患者均有发热，以间歇热、弛张热型多见，体温在下午或晚上较高，可达40 ℃，持续数日至1个月以上。清晨热退时出汗。

2. 过敏反应　以荨麻疹为多见，常发生于发热早期，持续数天至1～2周，此外，有淋巴结肿大及压痛，血管神经性水肿等，血嗜酸性粒细胞显著增多。

3. 消化道症状　以腹痛、腹泻多见。腹部压痛，有柔韧感。腹泻者初为稀水样便，继而排黏液脓血便。每天3～5次，此时粪便易查到虫卵。

4. 腹部特征　进行性肝肿大，以肝左叶显著，伴压痛。半数以上有轻度脾肿大。若蛔虫进入胆管，造成胆管堵塞，引起黄疸等症状。重者可发展为肝硬化并出现腹水。

（二）慢性吸血虫病

在急性症状消退而未经治疗或反复轻度感染而获得部分免疫力者，病程超过半年以上，称为慢性血吸虫病。临床表现以隐匿型间质性肝病或慢性结肠炎为主。大多数患者无症状，仅在体检时或因其他疾病就医而被发现；部分患者有腹痛、腹泻、消瘦、贫血、乏力、劳动力减退等，每天排黏液脓血便数次，伴里急后重，类似慢性细菌性痢疾。肝脾多肿大。

（三）晚期血吸虫病

晚期血吸虫病由慢性血吸虫病的继续发展而来。根据其主要表现可分为巨脾型、腹水型、结肠肉芽肿型、侏儒型。各种类型可单独或合并存在。

1. 巨脾型　最常见，脾脏明显肿大，可达脐下甚至盆腔，质硬、表面光滑，可有贫血、白细胞及血小板减少等脾功能亢进表现。

2. 腹水型　是失代偿期肝硬化的表现。患者腹胀、极度乏力、腹部膨隆、腹壁静脉曲张、脐疝。常伴有贫血、消瘦、下肢水肿等表现。常伴有食管下端和胃底静脉曲张，易并发上消化道出血、感染、肝性脑病或感染而死亡。

3. 结肠肉芽肿型　以结肠病变为主，表现为腹痛、腹泻、便秘或两者交替出现，左下腹可触及肿块、有压痛，较易发生癌变。

4. 侏儒型　极少见。为幼年时期反复感染血吸虫，使肝脏促生长因子分泌减少，脑垂体功能减退，生长发育障碍。临床表现患者身材矮小，面容衰老，男性睾丸细小，女性无月经，缺乏第二性征，俗称“小老人”。但智力发育正常。

（四）异位血吸虫病

1. 肺血吸虫病　多见于急性血吸虫病患者，是由虫卵沉积引起的肺间质性病变。轻者仅有咳嗽，重者有气急、哮喘、胸闷或咯血，可闻及少量干湿啰音，痰中有嗜酸性粒细胞。胸片X线检查见肺部弥漫云雾状、点片状及粟粒样浸润阴影，以中下肺野为多，肋膈角模糊不清。

2. 脑血吸虫病 临床上分为急性与慢性两型，多见于青壮年。急性型类似脑膜脑炎，表现为嗜睡、意识和精神障碍，脑膜刺激征及锥体束征阳性，脑脊液细胞数和蛋白偏高。慢性型以癫痫发作为主，尤以局限性癫痫多见，脑脊液检查一般无明显变化。颅脑CT扫描显示单侧多发性高密度结节影，多见于颞叶。

(五)并发症

1. 晚期肝硬化的并发症 可有食管下段和胃底静脉曲张，易发生上消化道大出血，导致休克或诱发肝性脑病，有腹水者可并发自发性细菌性腹膜炎。

2. 肠道并发症 以阑尾炎多见。此外，常有结肠癌、结肠狭窄引起的不完全性肠梗阻。

六、实验室及其他检查

1. 血常规检查 急性期白细胞计数和嗜酸性粒细胞均增高，白细胞计数在(10～30)×10^9/L之间，嗜酸性粒细胞在20%以上，偶有高达90%。慢性期嗜酸性粒细胞仍增高，晚期可因脾功能亢进，全血细胞减少伴贫血。

2. 肝功能检查 急性期血吸虫病患者血清球蛋白显著增高，血清ALT、AST轻度增高。晚期患者由于肝纤维化，血清蛋白明显降低，A/G比例下降或倒置。

3. 粪便检查 从粪便中检测到虫卵或孵化出毛蚴可确诊。急性期患者粪检阳性率高，晚期患者则阳性率低。

4. 免疫学检查 包括皮内试验、环卵沉淀试验、ELISA试验酶免疫法、快速EIA检测循环中抗原和抗体等，其敏感性和特异性均较高。抗原检查对诊断及考核疗效有重要意义，但抗体存在时间长，不易区分现症感染和过去感染。

七、诊断要点

根据流行区居住、疫水接触史；急性期发热、过敏反应、腹痛、腹泻等消化道症状及肝脾肿大；慢性期菌痢样症状、肝脾肿大或门静脉高压等临床表现进行诊断；粪便中查到虫卵或孵化出毛蚴，或结肠镜及直肠黏膜活组织检出活虫卵是确定诊断的依据，免疫学检查有助于本病的诊断。

八、治疗要点

1. 病原治疗 首选药物是吡喹酮，其具有高效、低毒、可口服、疗程短等优点，可用于各期各型血吸虫病患者。①急性血吸虫病：成人总剂量为120 mg/kg，儿童140 mg/kg，超过60 kg者按60 kg计算，于2～3天分次服完，每天剂量分2～3次服用。②慢性血吸虫病：成人总剂量为60 mg/kg，儿童体重小于30 kg者，总剂量为70 mg/kg，分2天服完，每天剂量分3次服用。③晚期血吸虫病：肝功能尚好者，按慢性血吸虫病治疗；若肝功能差、年老体弱或有并发症者，适当减少总剂量或延长疗程，以免引起严重心律失常。

2. 对症治疗 急性血吸虫病全身症状明显者应住院治疗，晚期血吸虫病按肝硬化治疗，采取内外科结合、病原治疗与对症治疗结合以及中西医结合治疗的原则。

九、预防

血吸虫病患者急性期若能早期接受病原治疗，多可痊愈。

1. 管理传染源　在流行地区对患者和病畜进行普查普治，重点人群每年给予吡喹酮 40 mg/kg 顿服 1 次，耕牛每年春秋季各治 1 次，吡喹酮 30 mg/kg 灌服 1 次。

2. 切断传播途径　用物理或化学方法消灭螺钉是关键；粪便实施无害化处理，防止污染水源；加强饮用水管理，提倡使用自来水。

3. 保护易感人群　提高疫区居民的防护意识，尽量避免接触疫水，水中作业时皮肤和上衣上涂防护剂，穿长筒橡胶靴、防水裤，戴橡胶手套，接触疫水者可预防性服药。

十、护理

(一)主要护理诊断

1. 体温过高　与血吸虫急性感染后虫卵和虫体代谢产物作用有关。
2. 营养失调：低于机体需要量　与结肠、肝脏病变致营养吸收、合成障碍有关。
3. 腹泻　与结肠、直肠病变有关。
4. 活动无耐力　与长期发热、肝脏病变有关。

(二)护理措施

1. 休息与活动　急性期有明显腹痛、腹泻、发热者，应卧床休息。慢性期患者可适当活动，避免劳累。肝硬化失代偿期患者以卧床休息为主。

2. 饮食护理　急性期患者给予高热量、高蛋白、高维生素、易消化饮食。避免煎炸、油腻、产气食物，减少脂肪摄入。高热、中毒症状严重者，注意供给足够水分，保持水、电解质平衡。慢性患者可给予营养丰富易消化食物，少量多餐，可多食豆腐、猪血、瘦肉、猪肝、鱼，以及新鲜蔬菜，避免进食粗、硬、过热、多纤维、辛辣油腻等刺激性食物。若有消瘦、贫血、肝硬化失代偿期的表现，可遵医嘱静脉补充血浆、白蛋白，输新鲜血。

3. 用药护理　遵医嘱使用吡喹酮。本药毒性小，不良反应短暂而轻微，主要有头晕、头痛、乏力、恶心、腹痛，少数可有过敏反应，一般不需处理。若服用剂量偏大或过量，也可引起严重心律失常。应指导患者按时、按量服药，并观察可能出现的不良反应。有明显头晕、嗜睡等神经系统反应者，治疗期间与停药后 24 小时内勿进行驾驶、机械操作等工作。哺乳期妇女于服药期间直至停药后 72 小时内不宜喂乳。

十一、健康指导

(一)疾病预防指导

1. 控制传染源　在流行区对患者、病畜进行普查普治。

2. 切断传播途径　以消灭钉螺为重点，防止人粪和畜粪污染水源，提倡使用自来水。加强灭螺，可用氯硝柳胺乙醇盐 50%可湿性粉剂等。

3. 保护易感人群　加强个人综合性防护措施，增强防病知识与自我保护能力。

(二)疾病知识指导

向疫区群众及旅游者介绍血吸虫病的有关知识，如血吸虫病学特点、临床表现、治疗、常见并发症及其表现等。急性期患者应及早就医，争取急性期彻底治愈。慢性期患者应注意养成良好的生活习惯，保证充分的睡眠，防止并发感染、增加饮食营养、限制吸烟、饮酒，以免加重肝损害。定时复查，一旦发生并发症，如阑尾炎、血吸虫肉芽肿所致的肠梗阻等，应及时就医。

第二节　钩虫病

一、概述

钩虫病(hookworm disease)是由十二指肠钩口线虫和(或)美洲板口线虫寄生于人体小肠所引起的肠道寄生虫病。主要临床特征是贫血(以缺铁性贫血为主)和营养不良为主要临床表现的疾病，严重者可引起心功能不全或儿童发育障碍，轻者无症状。

二、病原学

病原体为十二指肠钩口线虫(简称十二指肠钩虫)和美洲板口线虫(简称美洲钩虫)。钩虫生活史包括虫卵、幼虫(分为杆状蚴和丝状蚴)、成虫3个阶段。成虫长约1 cm，形态细长呈灰白色，雌雄异体。成虫寄生于小肠的上段，以空肠为主。虫卵呈椭圆形，无色透明，卵壳薄，内含2～8个细胞。虫卵随宿主粪便排出，在温度为25～30 ℃、湿度为70%、疏松的土壤中经24～48小时发育为杆状蚴，5～7天后发育为具有感染性的丝状蚴。丝状蚴对外界的抵抗力较强，可在土壤中生存数周。当接触人体皮肤、黏膜时，可侵入人体，经局部微血管或淋巴管进入右心至肺，穿破肺微血管进入肺泡，沿支气管上行至咽部，随吞咽活动经食管、胃而到达小肠，发育为成虫，交配产卵。从感染性蚴虫侵入皮肤至成虫成熟产卵一般需要5～7周。多数成虫在1～2年排出体外，但亦有寿命达5～7年者。

三、流行病学

1. 传染源　为钩虫病患者和钩虫感染者。患者粪便排出的虫卵数量多，其作为传染源的意义更大。

2. 传播途径　主要感染方式是丝状蚴经皮肤侵入人体。如赤足行走、下田劳动时接触污染的土壤或因进食含有丝状蚴的生蔬菜或饮用生水直接经口腔黏膜感染。

3. 人群易感性　人群普遍易感。可多次重复感染。

4. 流行特征　钩虫病见于世界各地，尤其是热带及亚热带地区。我国感染率约为17.6%，农村感染率高于城市，可达30%～40%。感染者以青壮年男性农民为多，夏季为感染高峰季节。本病的流行与自然条件及生产方式有关，南方气候温暖潮湿，感染季节长。

四、发病机制及病理

幼虫可引起皮肤和肺损害。丝状蚴经皮肤侵入人体，导致局部皮肤充血、水肿及中性与嗜酸性粒细胞浸润，临床表现为钩虫性皮炎。当蚴虫移行至肺部时，可引起肺部点状出血、炎性病变及过敏反应，表现为肺炎、支气管肺炎或支气管哮喘。

钩虫成虫借口囊咬附在小肠黏膜绒毛上，每天更换吸附部位，以摄取黏膜上皮与血液为食，同时分泌抗凝物质，使被咬附的黏膜伤口不断渗血，渗血量多于钩虫吸血量，终使患者因慢性失血而导致贫血。伴低蛋白血症，导致临床上出现水肿的表现。长期严重贫血与缺氧可引起心、肝、肾等重要脏器出现不同程度的脂肪变性及退行性病变。儿童期严重感染可因缺血缺氧、低蛋白血症导致生长发育障碍。

五、临床表现

(一)蚴虫所致症状

1. 钩蚴皮炎　俗称“粪毒”或“地痒疹”。当丝状蚴侵入人体皮肤时，在局部如指趾间、足缘、手或臀部等产生红色点状丘疱疹，奇痒。通常在1周内自行消失。若局部破溃，易继发细菌感染。

2. 钩蚴性肺炎　感染后3～7天患者出现咳嗽、咳痰，偶有痰中带血，可伴咽部发痒、哮喘与低热，持续数天至1个月。X线检查可见肺纹理增粗或点状浸润。

(二)成虫所致症状

1. 消化系统症状　表现为胃肠功能紊乱。多在感染后1～2个月逐渐出现，早期食欲亢进、上腹隐痛不适、反酸等，后期出现食欲减退、消化不良、腹泻等，偶有消化道大出血者，易被误诊为十二指肠溃疡出血。

2. 贫血及营养不良　缺铁性贫血是钩虫病的主要表现，严重者可出现心脏扩大，甚至心力衰竭。还可伴有营养不良性水肿，表现为下肢水肿、腹水等。

3. 婴儿钩虫病常有严重贫血，易并发明显水肿及感染，可因心力衰竭而死亡。孕妇感染因缺铁性贫血引起流产或早产，新生儿死亡率也较高。

六、实验室及其他检查

1. 血液检查　常有不同程度的贫血，属于小细胞低色素性贫血。红细胞数减少，网织红细胞正常或轻度增高，嗜酸性粒细胞可轻度增多，血清铁浓度显著降低，一般在9 μmol/L以下。

2. 骨髓检查　可见造血旺盛，但红细胞发育受阻于幼红细胞的阶段，中幼红细胞显著增多。因骨髓储铁减少，游离含铁血黄素与铁粒细胞减少或消失。

3. 粪便检查　常用涂片法与饱和盐水漂浮法，查见钩虫虫卵是确诊本病的直接依据。

七、诊断要点

在流行区有赤足下田劳动史，出现贫血、营养不良、胃肠功能紊乱等临床表现，应疑为钩虫病，如粪便检出虫卵即可确诊。

八、治疗要点

1. 病原治疗　常用阿苯达唑 400 mg 顿服，隔 10 天重复 1 次。甲苯达唑 100 mg，每天 2 次，连服 3 天，儿童与成人剂量相同。

2. 局部治疗　钩蚴皮炎在感染后 24 小时内可用左旋咪唑涂肤剂或者 15%阿苯达唑软膏，每天 2～3 次，重者连用 2 天。皮炎广泛者可口服阿苯达唑，每天 10～15 mg/kg，分 2 次服用，连用 3 天。

3. 对症治疗　补充铁剂、维生素 C、维生素 B_{12}、叶酸等。严重贫血者，尤其是孕妇、婴儿，可少量输血。

九、预防

本病经病原治疗后大多预后良好。婴儿严重感染预后较差。孕妇患钩虫病易并发妊娠期高血压综合征、缺铁性贫血，可引起流产、早产或死胎。预防重点可在钩虫病感染率高的地方进行普查，及时发现钩虫病患者，及时控制传染源；加强粪便管理，推广粪便无害化处理，注意饮食卫生，防止钩蚴经口感染；可在钩虫病感染率高的地方开展集体驱虫治疗。

十、护理

(一)主要护理诊断

1. 活动无耐力　与钩虫病导致的贫血、食欲减退、营养吸收障碍有关。
2. 营养失调：低于机体需要量　与长期慢性失血、胃肠功能紊乱有关。
3. 潜在并发症：心力衰竭、儿童生长发育障碍、肺炎。

(二)护理措施

1. 休息与活动　贫血程度较重者，应卧床休息。严重贫血的患者易继发感染，故应加强生活护理。

2. 饮食护理　增加营养，纠正贫血，以增强机体抵抗能力。应给予高蛋白、高热量、高维生素、含铁丰富的食物。驱虫期间宜给予半流质饮食，忌食油腻及粗纤维食物。

3. 病情观察　①观察有无呼吸系统症状。②注意患者食欲和进食情况，有无消化不良、腹泻、消化道出血。③观察贫血所致的症状体征及治疗效果，儿童有无生长发育迟缓和智力发育障碍。严重贫血者应注意心功能，有无并发心力衰竭。

4. 用药护理　苯咪唑类药物作用较缓慢，一般于治疗后 3～4 天才排出钩虫，但其杀虫效果好，不良反应轻微且短暂，仅少数患者出现头晕药物、恶心、腹痛等。噻嘧啶驱虫作用较苯咪唑类药物快，但疗效略差，不良反应与苯咪唑类药物相似。服药以睡前顿服为宜，不必服泻药。对严重贫血患者应先纠正贫血，再驱虫治疗，以免加重不适。输液或输血时，每分钟滴数应控制在 30 滴以内，以防诱发心力衰竭。

十一、健康指导

1. 疾病预防指导　应向疫区群众解释钩虫病的感染过程。推广粪便无害化处理，加强个人防护，避免赤足下田劳动，应穿橡胶鞋或局部涂擦防护药物，如劳动前以 1%的碘酊或明矾水涂擦皮肤。不吃可能受污染的生蔬菜。有赤足劳动、局部出现症状者，定期检查，以便早发现、早治疗。

2. 疾病知识指导　向患者及家属解释钩虫病的临床过程、治疗方法，指导患者配合驱虫治疗。

3. 出院指导　嘱患者于驱虫治疗后 1 个月内复查粪便，如仍有钩虫卵，应重复驱虫 1 次。说明服用铁剂的方法和注意事项，贫血纠正后仍需按医嘱坚持服药一段时间，以彻底治疗贫血。保证充足的休息。

第三节　蛔 虫 病

一、概述

蛔虫病(ascariasis)是由似蚓蛔线虫寄生于人体小肠或其他器官所引起的传染病。本病患者以儿童发病率高。临床表现根据寄生或入侵部位、感染程度不同而异。仅限肠道者称肠蛔虫病，多无明显症状，部分患者有不同程度的腹痛和肠道功能紊乱等消化道表现。蛔虫钻入胆道、阑尾及肝脏等脏器，或蚴虫移行，还可引起胆道蛔虫症、蛔虫性肠梗阻、胰腺炎等并发症。

二、病原学

蛔虫属于线形动物门、蛔虫亚目、蛔虫科的蠕虫，是寄生在人体内的最大线虫之一。蛔虫寄生于小肠上段，成虫虫体呈乳白色或淡粉红色。受精卵随粪便排出体外，在环境适宜的土壤中发育为感染性虫卵，内含杆状蚴。感染性虫卵被人误食后在小肠中孵化出幼虫，幼虫侵入肠壁静脉，经肝、右心至肺部，穿破毛细血管进入肺泡，后沿支气管、气管移行至咽部，被吞入胃内，到达小肠，发育为童虫，数周后发育为成虫。成虫多寄生于空肠。自人体感染到雌虫产卵需 10～11 周。人体内寄生的蛔虫成虫一般为一条至数十条，可存活 10～12 个月。

三、流行病学

1. 传染源　人是蛔虫的唯一终末宿主，蛔虫感染者和患者是传染源。

2. 传播途径　感染性虫卵经口进入人体，污染的土壤、蔬菜、水果等是主要传播媒介。

3. 人群易感性　人群普遍易感，学龄期儿童感染率高。有生食蔬菜习惯者易被感染，粪便未经无害化处理即施肥的农村，感染率可达 50%。

四、发病机制及病理

(1)感染初期，幼虫可损坏小肠上皮细胞，并引起肠黏膜及黏膜下层嗜酸性粒细胞、中性粒细胞及巨噬细胞的浸润。幼虫移行至肺可引起点状出血、渗出和嗜酸粒细胞即组织细胞浸润，甚至形成肉芽肿。寄生在小肠的成虫也可引起肠黏膜的损伤。蛔虫钻入胆管、阑尾时，还可引起继发细菌性感染。蛔虫在肠道内扭结成团，可引起肠梗阻。

(2)成虫代谢产物有毒性作用，浓度高时可引起肠管痉挛性收缩，致阵发性腹痛。

(3)蛔虫的寄生可引起空肠黏膜的损伤，导致消化和吸收障碍。

(4)幼虫在体内移行时，可引起宿主Ⅰ型变态反应，表现为荨麻疹、血管神经性水肿等现象。

五、临床表现

1. 蛔虫移行症　短期内吞食大量蛔虫受精卵后，幼虫移行到肺时，引起蛔虫性哮喘或蛔虫性嗜酸性肺炎，表现为发热、乏力、咳嗽、哮喘样发作，严重者可出现呼吸困难。肺部可闻及干啰音，X线胸片示肺门阴影增粗，肺野有“游走性”点状、絮状阴影。病程一般持续7～10天。

2. 肠蛔虫症　成虫主要寄生于空肠和回肠，大多无症状。少数出现阵发性腹痛、脐周压痛，有时呈绞痛。严重感染者可出现食欲减退、体重下降、贫血等营养不良的表现。部分患者可排出或呕吐出蛔虫。

3. 异位蛔虫症　蛔虫钻入消化道的各种孔道，可引起胆道蛔虫病、胰管蛔虫病和阑尾蛔虫病等。

4. 蛔虫性脑病　以幼儿多见。蛔虫的某些分泌物可作用于神经系统出现神经、精神症状，如头痛、失眠、夜间磨牙、惊厥、智力发育障碍等，严重者可出现癫痫、脑膜刺激征，甚至昏迷。

5. 过敏反应　蛔虫代谢产物可引起宿主的皮肤、肺、结膜和肠黏膜的过敏反应，表现为荨麻疹、哮喘、结膜炎和腹泻等。

六、实验室及其他检查

1. 血常规　幼虫移行、异位蛔虫症及并发感染时血液白细胞和嗜酸性粒细胞增多。

2. 病原学检查　粪便检查可发现虫卵，检查方法有图片法、盐水浮聚法和改良加藤法，其中，改良加藤法检出率高。B超和逆行胰胆管造影有助于诊断异位蛔虫症。

七、诊断要点

根据有不良饮食卫生习惯，有生食蔬菜、水果等流行病学资料，结合乏力、哮喘、脐周疼痛、厌食、体重下降、排出或呕吐出蛔虫等临床表现可做出临床诊断。粪便检查发现虫卵或胃肠钡餐检查发现蛔虫阴影，即可确诊。

八、治疗要点

1. 驱虫治疗　是最根本的治疗，可选用甲苯咪唑和阿苯咪唑。

2. 异位蛔虫症及并发症的治疗　胆道蛔虫症以解痉止痛、驱虫、抗感染治疗为主。蛔虫性肠梗阻应服用适量花生油或豆油，可使蛔虫团松解，再进行驱虫治疗。

九、预防

1. 管理传染源　在蛔虫感染率高的地区开展大规模普查普治工作。

2. 切断传播途径　加强粪便管理，推广粪便无害化处理。注意个人卫生，做到饭前便后要洗手，不吃不洁食物。

3. 疾病相关知识介绍　告知患者及家属蛔虫病的症状及驱虫药物的不良反应。驱虫期间避免食用甜、冷、生、辣等食物。

十、护理

(一)主要护理诊断

1. 疼痛：腹痛　与蛔虫成虫寄生于小肠内引起肠黏膜损伤、肠痉挛有关。

2. 营养失调：低于机体需要量　以蛔虫成虫吸食营养、损伤肠黏膜影响宿主的消化吸收功能有关。

3. 气体交换受损　与蛔虫幼虫代谢产物引起支气管痉挛有关。

4. 有受伤的危险　与蛔虫代谢产物作用于神经系统引起癫痫发作有关。

5. 潜在并发症：胆道蛔虫病、肠梗阻、阑尾炎、胰腺炎、腹膜炎等。

(二)护理措施

1. 一般护理

(1)隔离措施：严格进行消化道隔离。感染严重者或有并发症时，应注意休息，安慰患者，消除其紧张不安的情绪。

(2)饮食护理：加强营养，给予低脂、易消化的饮食。驱虫期间，避免进食生冷、辛辣食物，以免激惹蛔虫引起异位损害。

2. 病情观察　观测生命体征，观察有无发热、乏力、咳嗽哮喘样发作等呼吸系统症状，有无食欲减退、阵发性腹痛、脐周压痛等消化系统症状。对于蛔虫性脑病患者，注意观察有无癫痫病先兆以及颅内压增高表现。

3. 用药护理　常用的驱虫药物有阿苯达唑、甲苯咪唑、伊维菌素。驱虫药物应空腹或睡前服用。驱虫药物不良反应轻微，常见的有恶心、呕吐、头晕、腹痛等，偶见蛔虫躁动现象，可能发生胆道蛔虫症等。服用1～3天，观察粪便中有无蛔虫排出。不可多次连续驱虫和任意加大药物剂量，以免引起毒副作用。

4. 对症护理

(1)腹痛的护理：给予热水袋热敷脐周或轻柔腹部以缓解疼痛，无效者遵医嘱给予解痉止痛药。

(2)蛔虫性哮喘的护理：采取半卧位或端坐位，给予吸氧。哮喘发作时，观察患者意识状态及呼吸情况，遵医嘱给予平喘药物。如用气雾剂，指导患者喷药后，立即用清水漱口，以减轻局部反应和胃肠道吸收。大量出汗者，应做好口腔和皮肤护理。

(3)癫痫发作的护理：遵医嘱给予镇静剂，并做好安全护理，防止患者受伤。

5. 并发症的护理　胆道蛔虫症者，遵医嘱给予解痉止痛药和驱虫药。蛔虫性部分肠梗阻者，应禁饮食、胃肠减压，给予适量植物油口服，使蛔虫团松解，再遵医嘱使用驱虫药。完全肠梗阻、阑尾蛔虫症、蛔虫性腹膜炎、急性坏死性胰腺炎者需手术治疗，应做好术前术后护理。

十一、健康指导

(一)对患者的指导

向患者介绍蛔虫病的感染过程、治疗方法及预后，解释养成良好饮食卫生习惯对预防本病的重要性。

(二)疾病预防指导

1. 管理传染源　对蛔虫病患者和感染者进行驱虫治疗。

2. 切断传播途径　饭前便后要洗手，不吃未洗净的生蔬菜和水果，不喝生水；对粪便进行无害化处理。

3. 保护易感人群　在幼儿园、中小学校开展卫生宣传教育，使儿童从小养成良好的卫生习惯，定期开展普查普治工作。

第四节　蛲　虫　病

一、概述

蛲虫病是由蠕形住肠线虫寄生于人体肠道而引起的传染病。该病分布于世界各地，估计患者有 2 亿多人，儿童是主要的感染人群和患者。主要症状为肛门周围和会阴部瘙痒。

二、病原学

蛲虫成虫细小，呈乳白色。虫卵为椭圆形，不对称，一侧扁平，一侧稍凸，无色透明。雄虫交配后死亡，雌虫在盲肠发育成熟后沿结肠向下移行，在宿主入睡后爬出肛门产卵，每次产卵约 10 000 个。刚排出的虫卵内常有蝌蚪形胚胎，在适宜体温条件下可发育为含幼虫的虫卵，即感染性虫卵。蛲虫成虫主要寄生于人体回盲部，头部附着在肠黏膜上。虫卵经手、污染食物和水进入人体消化道，孵出幼虫并沿小肠下行，经两次蜕皮至结肠部位发育为成虫。这种自身感染是蛲虫病的特征，也是多次治疗才能治愈的原因。

三、流行病学

蛲虫病为世界性疾病，发展中国家的发病率高于发达国家；温带、寒带地区感染率高于热带，尤以居住拥挤、卫生条件差的地区多见。

1. 传染源　人是蛲虫唯一的终宿主，患者是唯一的传染源，排出体外的虫卵具有传染性。

2. 传播途径

(1)直接感染：虫卵多从肛门至口入而感染，为自身感染的一种类型。

(2)间接感染：虫卵经生活用品及受污染的食品而感染。

(3)通过呼吸道感染：虫卵可漂浮于空气尘埃中，从口鼻吸入而咽下感染。

(4)逆行感染：虫卵在肝门周围孵化，幼虫从肛门逆行进入肠内而感染。

3. 人群易感性　人群普遍易感，3～7 岁儿童的感染率高，幼儿园儿童的感染率为 40%，有的高达 60%。在集体机构和家庭有聚集现象，无明显季节性。并且可反复多次发生感染。

四、发病机制及病理

蛲虫头部刺入肠黏膜下层，引起炎症及微小溃疡。由于蛲虫寄生期短暂，故肠黏膜病变轻微。蛲虫偶尔可穿破肠壁，侵入腹腔或阑尾，诱发急性或亚急性炎症反应。极少数女性患者会发生异位寄生，如侵入阴道、输卵管、子宫，引起相应部位炎症。雌虫在肛门周围爬行、产卵导致局部瘙痒，长期慢性刺激和搔抓可产生局部皮肤损伤、出血和继发感染。

五、临床表现

1. 瘙痒　蛲虫病的主要症状为肛门周围和会阴部瘙痒，以夜间表现最为明显。由于抓挠致局部炎症、破溃和疼痛。儿童患者常有睡眠不安、磨牙、夜惊等表现，可伴有食欲不振、腹痛、恶心等消化道症状。

2. 泌尿系统　蛲虫侵入尿道可出现尿频、尿急、尿痛和遗尿。若侵入生殖道可引起阴道分泌物增多和下腹疼痛不适。

3. 其他　蛲虫可经子宫与输卵管侵入盆腔，形成肉芽肿，易误诊为肿瘤。轻度感染者一般无症状，卫生习惯良好者可自愈。

六、实验室及其他检查

1. 成虫检查　根据雌虫的生活习性，于患者入睡后1～3小时，可在其肛门、会阴、内衣等处查找成虫，反复检查可明确诊断。

2. 虫卵检查　最常用棉签拭子法及透明胶纸粘贴法。一般在清晨便前检查，检查3～5次，检出率可接近100%。由于雌虫多不在肠道内产卵，因此粪虫卵检出率小于50%。

七、诊断要点

主要症状为肛门周围和会阴部瘙痒；患者入睡后肛门周围见白色细小线虫、棉签拭子法或透明胶纸粘贴法见虫卵即可确诊。

八、治疗要点

1. 病原治疗　甲苯咪唑和阿苯达唑为首选驱蛲虫药物。

2. 外用药物　蛲虫膏、2%氧化氨基汞软膏涂于肛门周围，具有杀虫和止痒双重作用。

九、预防

根据本病的流行特点，只靠药物不易根治，需采取综合性防治措施。

1. 控制传染源　发现集体性儿童机构或家庭内感染者，应进行普查，7～10天重复检查一次，以消除传染源。

2. 切断传播途径　切断传播途径是防治的基本环节之一。要加强个人卫生防治，对污染物品要进行彻底消毒处理。

十、护理

(一)主要护理诊断

1. 有感染的危险　与抓挠有关。

2. 睡眠型态紊乱　与肛门周围和会阴部奇痒有关。

(二)护理措施

1. 一般护理　夜间观察肛门、会阴是否有成虫爬出。肛周奇痒者应每晚临睡前用热水清洗肛门，并涂于蛲虫膏或2%氧化氨基汞软膏，既能止痒，又可减少重新感染的机会。

2. 用药护理　极少数患者服驱虫药后可出现恶心、腹部不适、腹痛、腹泻、皮疹等症状，应密切观察。服驱虫药疗程满后，应用棉签拭子法及透明胶纸粘贴法检测虫卵，明确是否治愈。

十一、健康指导

告知患者及家属蛲虫病的症状、病原治疗药物的用法及可能出现的不良反应。

目标检测

崔某，男，19岁，汉族，务农。近一周患者持续发热，体温最高可达40 ℃，体温高峰在下午和夜间，清晨出汗热退。查乙肝两对半示HBsAb(+)，余为(－)，心肺未见明显异常。全腹软，肝肋下3 cm伴压痛。脾肋下可触及肿大，质中。移动性浊音(－)。实验室检查：血常规：白细胞计数为21×10^9/L，嗜酸性粒细胞为87%；肝功能：ALT 210 U/L，球蛋白42 g/L。

1. 该患者目前可能的医疗诊断是(　　)。
   A. 日本血吸虫病　B. 钩虫病　C. 疟疾
   D. 阿米巴病　E. 蛔虫病
2. 有确定性诊断意义的表现是(　　)。
   A. 白细胞明显增高　B. 血清中嗜酸性粒细胞明显增高
   C. 发热　D. 检出虫卵　E. 球蛋白升高
3. 该患者护理诊断不可能的是(　　)。
   A. 营养失调　B. 水、电解质紊乱　C. 活动无耐力
   D. 上消化道出血　E. 疼痛

患者钱某，男，32岁，务农，贫血面容，双足趾间及臀部可见散在脓疱，肝脾轻度肿大；实验室检查：血常规：白细胞计数为7×10^9/L，嗜酸性粒细胞为77%，血清铁：5 μmol/L，红细胞平均体积：65 fl，红细胞平均血红蛋白为20 pg，红细胞平均血红蛋白浓度为21%。

4. 该患者目前可能的医疗诊断是(　　)。
   A. 日本血吸虫病　B. 钩虫病　C. 疟疾
   D. 阿米巴病　E. 蛔虫病
5. 有确定性诊断意义的表现是(　　)。
   A. 脓疱　B. 血清中嗜酸性粒细胞明显增高
   C. 发热　D. 实验室粪便检查出虫卵或幼虫培养为阳性
   E. 贫血

第八章 近年新发或流行的传染病

学习目标

1. 知识目标：了解近年新发或流行的传染病的类型；熟悉近年新发或流行的传染病的主要特征及防控措施；掌握近年新发或流行的传染病的护理要点。

2. 技能目标：能够对近年新发或流行的传染病患者进行护理及健康指导。

第一节 黄热病

一、概述

黄热病（yellow fever）是一种由黄热病毒引起，经蚊叮咬传播的急性传染病。临床表现主要为发热、黄疸、出血等。主要在中南美洲和非洲的热带地区流行。据世界卫生组织估计，2013 年非洲因黄热病造成的严重病例为 8.4 万～17 万例，其中死亡为 2.9 万～6 万例。首例病例于 2015 年 12 月 5 日在安哥拉确诊，截止到 2016 年 3 月 20 日共报告疑似病例 1 132 例，确诊 375 例，死亡 168 例。我国于 2016 年 3 月 12 日确诊首例输入性黄热病病例，截至 2016 年 3 月 24 日共发现 6 例输入性病例，均来自于安哥拉。

二、病原学

黄热病毒为单股正链 RNA 病毒，属于黄病毒科黄病毒属。病毒颗粒呈球形，直径为 40～60 nm，外有脂质包膜，表面有棘突，基因组长度约为 11 kb。黄热病毒只有一个血清型，根据 prM、E 和 3UTR 核苷酸序列的差异分为多个基因型。黄热病毒抵抗力弱，不耐酸、不耐热。60 ℃30 分钟可灭活，或 70%乙醇、0.5%次氯酸钠、脂溶剂、过氧乙酸等消毒剂及紫外线照射均可灭活。黄热病毒可与黄病毒科其他成员如登革病毒、西尼罗病毒、圣路易脑炎病毒、寨卡病毒等产生交叉血清学反应。

三、流行病学

1. 传染源　按照传播方式，黄热病主要分为城市型和丛林型。城市型的主要传染源为患者和隐性感染者，特别是发病 5 天以内的患者，以“人—埃及伊蚊—人”的方式循环。丛林型的主要传染源为猴及其他非人灵长类动物，以“猴—非洲伊蚊或趋血蚊属等—猴”的方式循环，人因进入丛林被蚊叮咬而感染。蚊叮咬感染病毒的人或非人灵长动物后，经 8～12 天可具传染性。受感染的蚊可终身携带病毒，并可经卵传代。

2. 传播途径　主要经蚊叮咬传播。城市型黄热病传播媒介主要是埃及伊蚊。丛林型的媒介蚊种比较复杂，包括非洲伊蚊、辛普森伊蚊、趋血蚊属、煞蚊属等。

3. 人群易感性　人群普遍易感。感染或接种疫苗可获得持久免疫力。

4. 流行特征

(1)地区分布：主要流行于非洲和中南美洲的热带地区。

(2)季节分布：在流行地区全年均可发病，蚊媒活跃季节高发。

四、发病机制及病理

1. 发病机制　黄热病的发病机制尚不明确。病毒可在叮咬部位复制，通过淋巴和血液扩散至其他器官和组织，并在其中不断繁殖，然后释放入血，引起病毒血症，主要侵入肝脏、脾脏、心脏、骨髓和横纹肌等。靶器官损害可能为病毒直接作用所致。肝脏是主要的靶器官，患者由于肝脏受损而出现血清转氨酶、胆红素升高和凝血酶原时间延长等，同时可见肾脏、心脏等受累。肝脏和脾脏的巨噬细胞产生的 TNF 等细胞因子、氧自由基堆积、内皮细胞损伤、微血栓形成和弥漫性血管内凝血，是多脏器损害和休克的可能原因。出血可能是由于血小板减少、维生素 K 依赖性凝血因子在肝脏合成减少和弥漫性血管内凝血等原因引发。

2. 病理改变　本病可引起广泛的组织病变，其中肝脏病理变化具有诊断特异性。肝脏可肿大，肝小叶中央实质细胞坏死，肝细胞浑浊肿胀，细胞核变大，呈多发性微小性空泡性脂肪改变，凝固性坏死及嗜酸透明变性，严重时可发生整个肝小叶坏死，但无明显的炎症反应和纤维组织增生，网状结构塌陷少见。肾脏肿大，肾小管急性坏死(多见于近曲小管)，肾小管上皮脂肪变性、脱落或坏死，管腔内充满颗粒样碎屑。肾小球也有破坏，特殊染色发现基底膜 Schiff 染色阳性，在肾小球囊腔和近曲小管腔内有蛋白样物质沉积。心肌呈脂肪变性，浊样肿胀和退行性改变。脾充血，脾脏及淋巴结中淋巴细胞明显减少，代之以大单核细胞和组织细胞。脑组织可有小的出血灶及水肿，而无明显的炎症细胞浸润。此外，尚可见皮肤、胃肠黏膜出血，胸腹腔少量积液。

五、临床表现

潜伏期通常为 3～6 天，也可长达 10 天。人感染黄热病毒后大多数无症状或轻症感染。典型病例临床过程可分为以下 4 期。

1. 感染期　此期为病毒血症期，持续 3～5 天。急性起病，寒战、发热(可达 39～41 ℃)、全身不适、头痛、畏光、腰骶部和下肢疼痛(特别是膝关节)、肌痛、厌食、恶心、呕吐、烦躁、易怒、头晕等，但症状无特异性。体格检查可有相对缓脉，皮肤、结膜和牙龈充血，特征性舌苔改变，肝大和上腹压痛。

2. 缓解期　发病 3～5 天后，患者进入缓解期，体温下降，症状减轻。大多数患者开始恢复，但约15%的患者在48小时之内病情再次加重，进入中毒期。

3. 中毒期(肝肾损害期) 此期特点是病情再次加重，出现多器官功能损伤表现，常累及肝脏、肾脏和血液系统等。临床表现为体温再次升高，黄疸逐渐加重，频繁呕吐，上腹痛，可出现多部位出血，如皮肤瘀点、瘀斑、鼻衄、黏膜出血，甚至腔道大出血、休克。肾功能异常，有蛋白尿、血尿，尿量减少，甚至无尿。心电图可见ST-T异常，少数可出现急性心脏增大。神经系统表现为躁动、谵妄、昏迷，脑脊液检查压力明显增高，蛋白升高，但白细胞升高不明显。约有50%进入中毒期的患者死亡。

4. 恢复期 恢复期可持续2～4周。体温下降至正常，症状逐步消失，器官功能逐步恢复正常。但疲乏症状可持续数周。黄疸和转氨酶升高可持续数月。患者可在恢复期死亡，多死于心律失常。

六、实验室及其他检查

1. 一般检查

(1)血常规：外周血白细胞减少，中性粒细胞比例降低，血小板下降。

(2)尿常规：蛋白尿，并有颗粒管型及红细胞。

(3)粪便检查：粪便隐血试验阳性。

(4)生化检查：血清转氨酶升高早于胆红素，门冬氨酸氨基转移酶(AST)升高程度高于丙氨酸转移酶(ALT)，可达20 000 U/L以上。血清胆红素也可明显升高，可达255～340 μmol/L。还可见血氨升高、血糖降低等。

(5)凝血功能检查：凝血酶原时间延长、凝血酶原活动度下降、凝血因子(Ⅰ、Ⅴ、Ⅶ、Ⅸ和Ⅹ)下降。部分病例出现弥漫性血管内凝血，相应凝血功能异常。

(6)肾功能检查：血肌酐水平升高。

(7)心肌损伤标志物检查：心肌损害时血肌钙蛋白明显升高。

(8)其他生化检查：肌红蛋白、血淀粉酶、脂肪酶、尿淀粉酶也可明显升高。

2. 血清学检查

(1)血清特异性IgM抗体：采用ELISA、免疫荧光等方法检测，捕获法检测IgM抗体的结果较为可靠。一般发病后第5～7天可检出IgM抗体，可持续数年。

(2)血清特异性IgG抗体：采用ELISA、免疫荧光抗体测定(IFA)、免疫层析等方法检测。

黄热病毒抗体与其他黄病毒属的登革病毒、寨卡病毒和西尼罗病毒抗体等有较强的交叉反应，易产生假阳性，在诊断时应注意鉴别。

3. 病原学检查

(1)核酸检测：应用RT-PCR等核酸扩增技术检测血液、尿液及其他体液标本黄热病毒RNA，可用于疾病的早期诊断。

(2)病毒分离：发病后5天内患者血液或死亡病例的组织标本可用于病毒分离。可用新生乳鼠脑内接种或Vero细胞和C6/36细胞等敏感细胞，在BSL-3实验室培养分离病毒。

(3)抗原检测：使用免疫组化方法检测组织标本中的病毒抗原；采用ELISA方法检测血液等标本中的病毒抗原。

七、诊断要点

根据流行病学史、临床表现和相关实验室检查综合判断。

1. 疑似病例　符合流行病学史且有相应临床表现。

(1)流行病学史：发病前 14 天内有在黄热病流行地区居住或旅行史。

(2)临床表现：难以用其他原因解释的发热、黄疸、肝肾功能损害或出血等。

2. 临床诊断病例　疑似病例且黄热病毒 IgM 抗体检测阳性。

3. 确诊病例　疑似病例或临床诊断病例经实验室检测符合下列情形之一者。

(1)黄热病毒核酸检测阳性。

(2)分离出黄热病毒。

(3)恢复期血清黄热病毒抗体滴度较急性期呈 4 倍及以上升高，同时排除登革热、寨卡病毒等其他常见黄病毒感染。

需要注意的是，本病可与疟疾、登革热同时发生。

八、治疗要点

本病无特效抗病毒药物治疗，主要为对症和支持治疗。

1. 一般治疗　急性期患者应卧床休息，采取有效防蚊隔离措施。密切观察病情变化，监测生命体征。有频繁呕吐、消化道出血时应禁食、静脉补液，维持水、电解质及酸碱平衡。

2. 对症和支持治疗　高热时予以物理降温，必要时给予小剂量解热止痛剂，如对乙酰氨基酚，成人用法为每次 250～500 mg，每天 3～4 次，儿童用法为每次 10～15 mg/kg，可间隔 4～6 小时 1 次，24 小时内不超过 4 次，禁用阿司匹林。肝功能损害时，给予保肝、降酶、退黄治疗，补充维生素 K 促进凝血因子合成，严重出血时补充凝血因子、血小板、新鲜血浆等，必要时输注红细胞。急性肾损伤时，必要时可予肾脏替代治疗。

上消化道出血时可予质子泵抑制剂、凝血酶等治疗。出现脑水肿时，予渗透性利尿剂(3%高渗盐水或者 20%甘露醇)脱水治疗。

3. 中医治疗　辨证选择口服中药汤剂、中成药或静脉滴注中药注射液，可选择清热解毒、凉血化瘀、益气固脱、醒脑开窍类制剂等。

九、预防

1. 控制传染源　对疑似、临床诊断和确诊病例应采取有效防蚊隔离措施。对来自黄热病疫区人员实施卫生检疫。

2. 切断传播途径　防蚊灭蚊是本病的重要防控措施。

3. 保护易感人群　前往黄热病流行区人员应在出发前至少 10 天接种黄热病疫苗，同时采取个人防蚊措施。

十、护理

(一)主要护理诊断

1. 体温过高　与感染黄热病毒有关。

2. 潜在并发症：重要脏器功能衰竭。

(二)护理措施

1. 休息与活动　发热患者卧床休息，减少能量消耗，保持病室通风，注意防蚊灭蚊，必要时使用蚊帐等防止蚊虫叮咬。

2. 饮食护理　给予高热量、高蛋白、高维生素、易消化的流质饮食，注意补充足够的体液及电解质，必要时静脉补液。若有心肌损害，补液不宜过多过快。

3. 病情观察　观察生命体征、热型及伴随症状，因黄热病毒感染可出现相对缓脉，要注意区分。重点观察患者有无并发症发生，若体温下降后再次升高，应警惕多器官功能损伤。如有黄疸加重、呕吐频繁上腹疼痛、出血征象等，提示肝功能受损；若出现血尿、蛋白尿、尿量减少甚至无尿，应警惕肾功能异常；如出现心电图 ST-T 异常，应警惕心肌细胞受损；患者出现躁动、瞻妄、昏迷等神经系统症状，应考虑脑组织受损。在恢复期脏器功能逐步恢复正常，但仍有患者死于心律失常，因此在恢复期应注意观察患者心律。

4. 对症护理　高热者给予物理降温，必要时遵医嘱使用退热药。遵医嘱给予保肝、止血、保护心肌等药物，注意观察药物的毒副作用。

十一、健康指导

指导患者正确认识黄热病，流行地区健康人群重视免疫接种。注意防蚊灭蚊，采取消灭蚊虫孳生地、杀灭成蚊等措施控制媒介密度，防止发生疾病传播。教会患者及家属识别重要脏器受损的典型表现，如恢复期出现心悸、心慌、胸闷等应注意休息，避免心律失常的发生。

第二节　寨卡病毒病

一、概述

寨卡病毒病是由寨卡病毒引起并通过蚊媒传播的一种自限性急性疾病。寨卡病毒主要通过埃及伊蚊叮咬传播，临床特征主要为发热、皮疹、结膜炎或关节痛，极少引起死亡。世界卫生组织认为，新生儿小头畸形、格林-巴利综合征可能与寨卡病毒感染有关。

寨卡病毒病主要在全球热带及亚热带地区流行。1952 年，在乌干达和坦桑尼亚的人体中分离到该病毒。此后，多个国家有散发病例报道。2007 年，首次在西太平洋国家密克罗尼西亚的雅普岛发生寨卡病毒疫情暴发。2016 年 2 月，我国发现首例输入病例。

二、病原学

寨卡病毒属黄病毒科黄病毒属，呈球形，直径为 40～70 nm，有包膜。基因组为单股正链 RNA，长度约为 10.8 kb，分为亚洲型和非洲型两个基因型，目前在南美地区流行的病毒为亚洲型。病毒可在蚊源细胞(C6/36)、哺乳动物细胞(Vero)等中培养繁殖并产生病变。寨卡病毒的抵抗力尚不明确。

三、流行病学

1. 传染源　患者、无症状感染者和感染寨卡病毒的非人灵长类动物是该病的可能传染源。

2. 传播途径

(1)蚊媒传播：为寨卡病毒的主要传播途径。蚊媒叮咬寨卡病毒感染者而被感染，其后再通过叮咬的方式将病毒传染给他人。

(2)人与人之间的传播：主要为母婴传播，有研究证明寨卡病毒可通过胎盘由母亲传染给胎儿。产妇可能在分娩过程中将寨卡病毒传播给新生儿。在乳汁中曾检测到寨卡病毒核酸，但尚无寨卡病毒通过哺乳感染新生儿的报道。寨卡病毒可通过血液及性传播。

3. 人群易感性　包括孕妇在内的各类人群对寨卡病毒普遍易感。曾感染过寨卡病毒的人可能对再次感染具有免疫力。

四、发病机制及病理

寨卡病毒的发病机制尚不明确，有研究认为经虫媒传播感染皮肤，病毒的主要靶细胞为树突细胞或表皮角质细胞，复制后通过感染的树突细胞或淋巴细胞扩散到淋巴结，经淋巴引流进入静脉，血液中病毒感染血细胞或组织，导致进一步扩散和二次病毒血症。此外，病毒经血液跨越血脑屏障，引起神经系统病变。

五、临床表现

寨卡病毒病的潜伏期一般为3～12天。人感染寨卡病毒后，仅20%出现症状，且症状较轻，主要表现为皮疹(多为斑丘疹)、发热(多为中低度发热)，并可伴有非化脓性结膜炎、肌肉和关节痛、全身乏力以及头痛，少数患者可出现腹痛、恶心、腹泻、黏膜溃疡、皮肤瘙痒等。症状持续2～7天可缓解，预后良好，重症与死亡病例罕见。婴幼儿感染病例还可出现神经系统、眼部和听力等改变。

孕妇感染寨卡病毒可能导致胎盘功能不全、胎儿宫内发育迟缓、胎死宫内和新生儿小头畸形等。

六、实验室及其他检查

1. 一般检查　血常规检查，部分病例可有白细胞和血小板减少。

2. 血清学检查

(1)寨卡病毒IgM检测：采用酶联免疫吸附法(ELISA)、免疫荧光法等进行检测。

(2)寨卡病毒中和抗体检测：采用空斑减少中和试验(PRNT)检测血液中和抗体。应尽量采集急性期和恢复期双份血清开展检测。

寨卡病毒抗体与同为黄病毒属的登革病毒、黄热病毒和西尼罗病毒抗体等有较强的交叉反应，易于产生假阳性，在诊断时应注意鉴别。

3. 病原学检查

(1)病毒核酸检测：采用荧光定量RT-PCR检测血液、尿液、精液、唾液等标本中的寨卡病毒核酸。

(2)病毒抗原检测：采用免疫组化法检测寨卡病毒抗原。

(3)病毒分离培养：可将标本接种于蚊源细胞(C6/36)或哺乳动物细胞(Vero)等方法进行分离培养，也可使用乳鼠脑内接种进行病毒分离。

七、诊断要点

根据流行病学史、临床表现和相关实验室检查综合判断。发病前14天到过疫区，接触过疑似或确诊病例，临床表现有难以用其他原因解释的发热、皮疹、关节痛或结膜炎等。结合实验室检查，符合以下情形之一者。

1. 寨卡病毒核酸检测阳性。

2. 分离出寨卡病毒。

3. 恢复期血清寨卡病毒中和抗体阳转或者滴度较急性期呈4倍以上升高，同时排除登革热、流行性乙型脑炎等其他常见黄病毒感染。

八、治疗要点

本病一般为自限性疾病，目前尚无针对该病的特异性抗病毒药物，临床上主要采取对症治疗。

(一)一般治疗

寨卡病毒病通常症状较轻，不需要做出特别处理，以对症治疗为主，加强营养支持。在排除登革热之前避免使用阿司匹林等非甾体类抗炎药物治疗。

(二)对症治疗

(1)高热不退患者可服用解热镇痛药，如对乙酰氨基酚，成人用法为每次250～500 mg，每天3～4次，儿童用法为每次10～15 mg/kg，可间隔4～6小时1次，24小时内不超过4次。儿童应避免使用阿司匹林以防并发瑞氏综合征。

(2)伴有关节痛患者可使用布洛芬，成人用法为每次200～400 mg，4～6小时1次，儿童用法为每次5～10 mg/kg，每天3次。

(3)伴有结膜炎时可使用重组人干扰素-α滴眼液，每次1～2滴滴眼，每天4次。

(三)中医中药治疗

本病属中医“瘟疫·疫疹”范畴，可参照“疫疹”辨证论治。

九、预防

目前尚无疫苗进行预防，最佳预防方式是防止蚊虫叮咬。建议准备妊娠及妊娠期女性谨慎前往寨卡病毒流行地区。患者及无症状感染者应当实施有效的防蚊隔离措施10天以上，4周内避免献血，2～3个月内如发生性行为应使用安全套。

十、护理

(一)主要护理诊断

1. 体温过高　与感染寨卡病毒有关。

2. 皮肤完整性受损　与病毒感染引起皮疹有关。

(二)护理措施

详见总论“发热及皮疹”。

十一、健康指导

由于目前塞卡病毒感染尚无疫苗预防，因此，防蚊灭蚊是重要的预防措施，及时清除蚊虫孳生地。

第三节　埃博拉出血热

一、概述

埃博拉出血热是由埃博拉病毒引起的一种急性传染病。主要通过接触患者或感染动物的血液、体液、分泌物和排泄物等而感染，临床表现为突起发热、呕吐、腹泻、出血和多脏器损害，病死率高，目前在西非流行的扎伊尔型病死率为 53%。

二、病原学

埃博拉病毒属于丝状病毒科，为不分节段的单股负链 RNA 病毒。病毒呈长丝状体，可呈杆状、丝状、L 形等多种形态。毒粒长度平均为 1 000 nm，直径约 100 nm。病毒有脂质包膜，包膜上有呈刷状排列的突起，主要由病毒糖蛋白组成。埃博拉病毒基因组是不分节段的负链 RNA，大小为 18.9 kb，基因编码为 7 个结构蛋白和 1 个非结构蛋白。埃博拉病毒可在人、猴、豚鼠等哺乳类动物细胞中增殖，对 Vero 细胞和 Hela 细胞敏感。

埃博拉病毒可分为本迪布焦型、扎伊尔型、莱斯顿型、苏丹型和塔伊森林型。其中扎伊尔型毒力最强，苏丹型次之，莱斯顿型对人体不致病。不同亚型病毒基因组核苷酸构成差异较大，但同一亚型的病毒基因组相对稳定。

埃博拉病毒对热有中度抵抗力，在室温及 4 ℃存放 1 个月后，感染性无明显变化，60 ℃灭活病毒需要 1 小时，100 ℃ 5 分钟即可灭活。该病毒对紫外线、γ 射线、甲醛、次氯酸、酚类等消毒剂和脂溶剂敏感。

三、流行病学

1. 传染源　埃博拉出血热的患者是主要传染源，尚未发现潜伏期患者有传染性；感染埃博拉病毒的大猩猩、黑猩猩、猴、羚羊、豪猪等野生动物可为首发病例的传染源。目前认为埃博拉病毒的自然宿主为狐蝠科的果蝠，但其在自然界的循环方式尚不清楚。

2. 传播途径　接触传播是本病最主要的传播途径。可以通过接触患者和被感染动物的血液、体液、分泌物、排泄物及其污染物感染。患者感染后血液和体液中可维持较高的病毒含量。医护人员、患者家属或其他密切接触者在治疗、护理患者或处理患者尸体过程中，如果没有严格的防护措施，很容易受到感染。虽然尚未证实空气传播的病例发生，但应予以警惕，做好防护。据报道，埃博拉出血热患者的精液、乳汁中可分离到病毒，故存在相关途径传播的可能性。

3. 人群易感性　人类对埃博拉病毒普遍易感。发病主要集中在成年人，可能与其暴露或接触机会较多有关。尚无资料表明不同性别间存在发病差异。

四、发病机制及病理

关于发病机制和病理改变研究较少。埃博拉病毒具有广泛的细胞嗜性。病毒进入机体后，可能在局部淋巴结首先感染单核细胞、巨噬细胞和其他单核吞噬系统的细胞(mononuclear phagocytic system，MPS)。当病毒释放到淋巴或血液中，可以引起肝脏、脾脏以及全身固定的或移动的巨噬细胞感染。从MPS细胞释放的病毒可以感染相邻的细胞，包括肝细胞、肾上腺上皮细胞和成纤维细胞等。感染的MPS细胞同时被激活，释放大量的细胞因子和趋化因子，包括白细胞介素2、6、8和肿瘤坏死因子等。这些细胞活性物质可增加血管内皮细胞的通透性，诱导表达内皮细胞表面黏附和促凝因子，以及组织破坏后血管壁胶原暴露，释放组织因子等，引起弥散性血管内凝血、休克，最终导致多器官功能衰竭。主要病理改变是皮肤、黏膜、脏器的出血，多器官可以见到灶性坏死。

五、临床表现

潜伏期为2～21天，一般为5～12天。感染埃博拉病毒后可不发病或呈轻型，非重病患者发病后2周逐渐恢复。

1. 初期　典型病例急性起病，临床表现为高热、畏寒、头痛、肌痛、恶心、结膜充血及相对缓脉。2～3天后可有呕吐、腹痛、腹泻、血便等表现，半数患者有咽痛及咳嗽。患者最显著的表现为低血压、休克和面部水肿。

2. 极期　病程的4～5天进入极期，可出现神志的改变，如谵妄、嗜睡等，重症患者在发病数日可出现咯血，鼻、口腔、结膜下、胃肠道、阴道及皮肤出血或血尿，少数患者出血严重，多为病程后期继发弥散性血管内凝血。并可因出血、肝肾功能衰竭及致死性并发症而死亡。

病程在5～7天可出现麻疹样皮疹，以肩部、手心和脚掌多见，数天后消退并脱屑，部分患者可较长期地留有皮肤的改变。由于病毒持续存在于精液中，也可引起睾丸炎、睾丸萎缩等迟发症。90%的患者在发病后12天(7～14天)内死亡。

六、实验室及其他检查

(一)一般检查

1. 血常规检查　早期白细胞减少和淋巴细胞减少，随后出现中性粒细胞升高和核左移。血小板可减少。

2. 尿常规检查　早期可有蛋白尿。

3. 生化检查　AST和ALT升高，且AST升高大于ALT。

4. 凝血功能　凝血酶原(PT)和部分凝血活酶时间(PTT)延长，纤维蛋白降解产物升高，表现为弥散性血管内凝血。

(二)血清学检查

1. 血清特异性 IgM 抗体检测　多采用 IgM 捕捉 ELISA 法检测。
2. 血清特异性 IgG 抗体检测　采用 ELISA、免疫荧光等方法检测。

(三)病原学检查

1. 病毒抗原检测　由于埃博拉出血热有高滴度病毒血症，可采用 ELISA 等方法检测血清中病毒抗原。

2. 核酸检测　采用 RT-PCR 等核酸扩增方法检测。一般发病后 1 周内的患者血清中可检测到病毒核酸。

3. 病毒分离　采集发病 1 周内患者血清标本，用 Vero 细胞进行病毒分离。

七、诊断要点

应根据流行病学史、临床表现和相关病原学检查综合判断。流行病学史的依据有以下几点：

(1)发病前 21 天内，有在埃博拉传播活跃地区居住或旅行史。

(2)发病前 21 天内，在没有恰当个人防护的情况下，接触过埃博拉出血热患者的血液、体液、分泌物、排泄物或尸体等。

(3)发病前 21 天内，在没有恰当个人防护的情况下，接触或处理过来自疫区的蝙蝠或非人灵长类动物。

八、治疗要点

尚无特异性治疗措施，主要是对症和支持治疗，注意水、电解质平衡，预防和控制出血，控制继发感染，治疗肾功能衰竭和出血、DIC 等并发症。

1. 一般支持和对症治疗　卧床休息，给予少渣、易消化的半流质饮食，保证摄入充分热量。

2. 补液治疗　有证据表明，早期补液，维持水、电解质和酸碱平衡治疗，可明显提高存活率。可使用平衡盐溶液，以维持有效血容量；加强胶体液的补充如白蛋白、低分子右旋糖酐等，预防和治疗低血压休克。

3. 保肝抗感染治疗　应用甘草酸制剂。

4. 出血的治疗　止血和输血，新鲜冰冻血浆可补充凝血因子，预防 DIC。

5. 预防及控制继发感染　应减少不必要的有创操作，严格无菌操作，及时发现继发感染。一旦发生继发感染，应早期经验性应用抗生素。

6. 肾功能衰竭的治疗　必要时行血液净化治疗。

7. 呼吸衰竭的治疗　及时行氧疗等呼吸功能治疗。

8. 病原学治疗　未经过人体学试验的三联单克隆抗体，在紧急状态下被批准用于埃博拉出血热患者的治疗。目前已有 7 人接受此治疗，5 人获得较好疗效；恢复期血清治疗曾在小范围内应用，亦有较好的效果，但和三联单克隆抗体一样，还有待于在应用时机、不良反应等方面做进一步观察，目前无法推广应用。

九、预防

由于埃博拉出血热最主要经过接触传播，因此，对于密切接触者，如共同居住、照顾患者和未按规定严格采取防护措施进行诊治、转运患者及处理尸体的人员，应做好防护。患者及疑似病例的血液、体液、分泌物和排泄物(如粪便、尿液、唾液、精液)、尸体及被其污染的物品如衣物、床单或用过的针头应严格进行消毒隔离。有密切接触者应进行隔离和医学观察。

十、护理

(一)主要护理诊断

1. 体温过高　与感染埃博拉病毒有关。

2. 组织灌注改变　与血管壁损伤致组织器官出血有关。

3. 潜在并发症：与出血、多器官功能衰竭等有关。

(二)护理措施

1. 病情观察　埃博拉病毒感染后有的可不发病或呈轻型，典型病例起病急，若出现高热、畏寒、肌肉痛、呕吐、腹泻、血便等非特异症状，结合流行病学史应警惕是否有埃博拉病毒感染。在病程的4～5天时，若患者出现神志改变、口、鼻、结膜下、胃肠道等出血，应警惕患者出现DIC或多器官功能衰竭，并及时报告医师协助处理。

2. 休息与活动　发病后立即卧床休息，不宜活动，以免加重出血。恢复期患者逐渐增加活动量。

3. 饮食　给予易消化、高热量、高维生素的流质或半流质饮食，保证充分的热量供给。发热期间注意补液，有器官功能衰竭者注意维持水、电解质、酸碱平衡，若患者有消化道出血，应暂时禁食。

4. 皮肤及黏膜护理　病程后期出现麻疹样皮疹，数天后消退并脱屑。护理时应减少对皮肤的刺激，给予棉质柔软的衣裤，保持床单位清洁平整干燥，忌用刺激性的肥皂等刺激皮肤。给予口腔、会阴护理，注意观察是否有黏膜出血，护理时应动作轻柔。

5. 多器官功能衰竭护理　按照危重症患者进行护理。进行各项护理操作时做好接触隔离。

十一、健康指导

预防是本病的关键，做好接触隔离，对于有密切接触史者应进行医学观察。患病后积极进行对症和支持治疗。由于病死率高，因此，患者会出现紧张、焦虑、恐惧等心理表现，应积极做好心理疏导，鼓励患者配合治疗。

第四节　朊 粒 病

一、概述

朊粒(prion)是一类特殊的传染性蛋白粒子，曾称为朊病毒、朊毒体。朊粒的主要成分是蛋白酶抗性蛋白，不含核酸，可引起传染性海绵状脑病(transmissible spongiform encephalopathies，TSE)，TSE 是一类累及人和动物中枢神经系统的退行性脑病，潜伏期长，致死率高达 100%。由朊粒所致的疾病称为朊粒病。目前人类认识的有五种朊粒病，即库鲁病、克-雅病、格斯特曼综合征、致死性家族性失眠症和新型克雅病。

二、病原学

朊粒能通过细菌滤器，它既不是细菌，也不是一般的病毒，而是一种不含核酸的有感染性的蛋白质。朊粒蛋白是这种病原体的唯一关键的组分。朊粒的一大特点是它对许多常用的去污剂有很强的抵抗力。能使核酸失活的物理方法(如煮沸、紫外线照射、电离辐射等)和化学方法(如核酸酶、羟胺、锌离子作用等)均对其无影响。而一些能使蛋白质消化、变性、修饰而失活的方法，均可能使朊粒失活。

三、流行病学

1. 传染源　感染朊粒的人和动物均可成为传染源。

2. 传播途径　本病的传播途径尚不明确，但已证明的途径有以下 2 种。

(1)消化道传播：进食朊粒感染宿主或加工物可导致感染。如库鲁病就是由于巴布亚-新及内亚东部高地的土著部落，有食用已故亲人的脏器或脑组织以示对死者的尊重，该习俗导致库鲁病在当地传播。而牛海绵状脑病，又称疯牛病，是因使用加工不当的动物内脏作饲料而致该病在动物中传播。

(2)医源性传播：器官移植、注射尸体来源的人体激素等已被证明可引起克雅病的医源性传播。

3. 人群易感性　人群普遍易感，感染朊粒后，尚未发现保护性抗体的产生。

四、发病机制及病理

朊粒致病的过程：首先经过一定的传播途径侵入机体并进入脑组织，其后沉积于不同的神经元溶酶体内，导致被感染的脑细胞受损、坏死，释出的朊粒又侵犯其他脑细胞，使病变不断发展。病变的神经细胞死亡后，脑组织中留下大量小孔呈海绵状，并出现相应的临床症状，称为海绵状脑病。

人朊粒病的主要脑组织病理特点有海绵状改变、神经元丢失(尤其是皮质Ⅲ～Ⅴ层)而无炎症、异常朊粒蛋白聚集。

五、临床表现

1. 库鲁病　本病是最早被研究的人类朊粒病，曾经仅见于巴布亚-新几内亚东部高地有食用已故亲人脏器习俗的土著部落，自这一习俗被废止后已无新发病例。库鲁病潜伏期长，为 4～30 年不等，起病隐匿，前驱期患者仅感头痛及关节疼痛，继之出现共济失调、震颤、不自主运动，后者包括舞蹈症、肌阵挛等，在病程晚期出现进行性加重的痴呆。与克雅病相反，先有震颤及共济失调，后有痴呆是本病的临床特征。患者多在起病 3 个月到 2 年内因为合并肺炎而死亡。

2. 克-雅病　本病是最常见的人类朊粒病，多呈散发性，平均发病年龄在 65 岁左右，性别构成明显差异。医源性克-雅病的潜伏期为3～22年不等。多数患者以痴呆、行为异常起病，且进展迅速。患者的另一突出表现是肌阵挛，常由惊吓引发，并逐渐加重。病情继续发展，多会出现锥体外系及小脑损害的表现，包括行动迟缓、肢体僵直、眼球及肢体震颤和共济失调。典型表现往往是先出现痴呆后有共济失调。约半数患者尚可出现皮质脊髓通路的功能异常，包括神经反射亢进、身体强直等。部分患者出现视觉异常，如视野缺损、皮质盲和视觉丧失等主要表现。患者大多在起病的第7～9个月后死亡。新变异型克雅病已于近年被发现。本病可能是疯牛病传播于人的表现，其发病特点是：年龄轻，多在30岁以下；病程较长，平均为1个月左右；临床表现以感觉异常(如疼痛、感觉迟钝或麻木)和精神症状(如抑郁、焦虑及精神分裂)为主；与散发性克雅病不同，肌电图及脑电图大多正常；神经病理表现为围绕以海绵状病变的、中心嗜酸性而周边苍白的广泛淀粉样斑块形成。

3. 格斯特曼综合征　本病是由于人朊粒蛋白基因突变所致的一种罕见的常染色体显性遗传朊粒病，发病年龄多在40～50岁，平均病程约为5年，以小脑病变表现为主，如失调、步履蹒跚和步行障碍等，可同时伴有辨距障碍、构音障碍、肢体及眼球震颤等，痴呆仅在晚期出现，甚至极少出现。本病少见肌阵挛。因人朊粒蛋白基因突变不同致其表型差异，故本病也可有其他不同表现。

4. 致死性家族性失眠症　是一种家族性常染色体遗传朊粒病，多在中晚年起病，病程约1年。早期出现注意力障碍、易醒及思绪混乱，失眠进行性加重，常伴自主神经功能失调，如多汗、低热、心动过速及血压增高等。此外，尚可出现共济失调、肌阵挛、身体强直、神经反射亢进及构音障碍等运动异常的表现，多数患者伴内分泌异常。本病患者痴呆少见。

5. 新型克-雅病　与典型克-雅病的区别呈：出现症状的年龄轻，疾病进展缓慢，临床表现和病程不同，神经病理改变不同。

六、实验室及其他检查

1. 脑脊液　脑脊液常规和生化检查基本正常，无细胞数增多，葡萄糖含量正常，约40%患者脑脊液蛋白可有轻微升高。脑蛋白14-3-3的检出有较高的诊断价值。

2. 影像学　对晚期病例进行计算机断层扫描(CT)和核磁共振(MRI)检查，可发现脑皮质萎缩。

3. 脑电图　可出现特征性的周期性尖锐复合波，具有辅助诊断意义。

4. 组织病理学　尸检或活检脑组织切片观察，可发现空泡、淀粉样斑块、胶质细胞增生、神经元丢失等。

5. 免疫组织化学　通过免疫组织化学染色检查脑组织抗蛋白酶的PrRsc的存在，目前被认为是诊断朊粒病的金标准。

6. 分子生物学　从患者的外周血白细胞提取DNA来对PrP进行遗传学分析，通过检测PRNP基因突变，可以诊断家族性朊粒病。

七、诊断要点

朊粒病的确诊需依赖脑组织的病理检查，因此，生前诊断较为困难。

1. 流行病学资料 进食过疯牛病可疑动物来源的食品，接受过来自可能感染朊粒供体的器官移植或可能被朊粒污染的电极植入手术，使用过器官来源的人体激素以及有朊粒病家族史，均有助于本病的诊断。

2. 临床表现 虽然朊粒病大多表现为渐进性的痴呆、共济失调及肌阵挛等，但不同的朊粒病也有各自的特点，如散发性克雅病发病年龄较大，多先有痴呆后有共济失调，而新变异型克-雅病发病年龄较轻；库鲁病震颤显著，往往先有共济失调后出现痴呆；格斯特曼综合征多仅有共济失调等小脑受损表现，少见痴呆；致死性家族性失眠症以进行性加重的顽固失眠为特殊临床表现。

3. 实验室检查 脑组织的海绵样病理改变及 PrPsc 阳性的免疫学检测对确诊本病有重要意义。脑脊液中的脑蛋白 14-3-3 及脑电图 PSWCs 具有辅助诊断价值。PRNP 序列碱基突变的遗传学分析则有助于家族性朊粒病的诊断。预后极差，已知病例无一例外均告死亡。

八、治疗要点

目前对朊粒病尚无特效治疗，主要治疗措施为对症和支持治疗。

九、预防

鉴于朊粒病目前尚无特效治疗，预防尤为重要。目前尚无疫苗保护易感人群。

1. 控制传染源 屠宰朊粒病畜及可疑病畜，并对动物尸体进行妥善处理。有效地杀灭朊粒方法包括焚化，延长高压蒸汽灭菌法(121 ℃，1 kg/cm^2 压力，4.5 小时)，化学试剂有 1 mol/L NaOH 浸泡(30 分钟，重复 3 遍)或浓缩的异硫氰酸胍溶液均可完全灭活感染因子。限制或禁止在疫区从事血制品以及动物材料来源的医用品的生产；朊粒病及任何神经系统退行性疾病患者、曾接受器官提取人体激素治疗者、有朊粒病家族史者和在疫区居住过一定时间者，均不可作为器官、组织及体液的供体；对遗传性朊粒家族进行监测，提供遗传咨询和优生筛查。

2. 切断传播途径 去除食用人体组织的陋习，不食用朊粒病动物肉类及其制品，不以动物组织饲料喂养动物，医疗操作严格遵守消毒程序，提倡使用一次性神经外科器械。医务工作者应保持皮肤无破损，并严格遵守安全程序。

十、护理

(一)主要护理诊断

1. 躯体活动障碍 与脑组织被朊粒破坏有关。

2. 知识缺乏：缺乏朊粒病相关知识。

(二)护理措施

由于朊粒病是有朊粒感染脑组织引起的一种神经系统的退行性脑病，病程长，临床表现以神经系统症状多见。由于目前尚无治疗该病的方法，因此，护理该类患者时要注意特别防护。患者使用过的餐具、用物、床单等接触皮肤与床单元的物品，无须特别预处理；如果一旦沾染到患者的高度感染性的组织体液，如脑脊液、血液、体液、引流物的物品应视为感染性垃圾，须采用一次性锐器盒或黄色双层医用垃圾袋密封后进行焚烧处理。医护人员在接触患者时无需特殊呼吸道防护，须戴橡胶手套，皮肤有破损时不宜接触患者，一旦出现意外，立刻用大量清水冲洗。随着病程进展，患者神经系统损坏逐渐加重，因此，对患者的心理护理尤为重要。

十一、健康指导

普及朊粒病相关知识，特别是朊粒病高发地区。

1. 医护人员防护　尽量避免直接接触患者的血液、体液；避免在护理、检查和治疗时产生的直接贯通伤，一旦出现刺伤等意外应立即用大量清水冲洗；日常接触患者应戴手套。

2. 器械及患者用品处理　尽量使用一次性器械和用品，仅接触体表器械无须特殊消毒；接触组织且须重复使用的非一次性器械可经134～136 ℃高压蒸汽灭活不少于1小时；接触组织的一次性锐器可放入适当的容器内焚烧，患者死亡后进行焚烧；衣服、被褥等如污染有血液，则应进行焚烧处理。

目标检测

1. 寨卡病毒病最主要的传播途径是(　　)。
A. 带病毒的伊蚊叮咬　B. 母婴传播　C. 性传播
D. 血液传播　E. 呼吸道传播

2. 下列属于城市型黄热病主要传染源的是(　　)。
A. 潜伏感染者　B. 猴子及其他非人灵长类动物
C. 带黄热病病毒的犬类　D. 伊蚊　E. 患者

3. 下列寨卡病毒病的主要预防措施哪些不恰当？(　　)
A. 加强个人防护
B. 防止蚊虫叮咬，充分灭蚊并减少蚊虫与人的接触机会
C. 清除伊蚊滋生地
D. 接种疫苗进行预防
E. 建议准备妊娠及妊娠期女性谨慎前往寨卡病毒流行地区

4. 现阶段防控埃博拉出血热的关键措施是(　　)。
A. 及时发现并隔离患者、加强个人防护
B. 接种特异性疫苗　C. 禁止疫区人员入境
D. 做好呼吸道隔离　E. 以上都是

5. 埃博拉出血热的主要传染源是(　　)。
A. 野生动物，如大猩猩、黑猩猩、猴、羚羊、猪等
B. 家畜，如猪、牛等　C. 蚊虫，如伊蚊、库蚊等
D. 患者　E. 家禽，如鸡、鸭、鸽子等

6. 朊粒是(　　)。
A. 细菌　B. 病毒　C. 支原体
D真菌　E. 缺乏核酸的蛋白质感染因子

附　录

附录一　中华人民共和国传染病防治法

（1989 年 2 月 21 日第七届全国人民代表大会常务委员会
第六次会议通过　2004 年 8 月 28 日第十届全国人民
代表大会常务委员会第十一次会议修订）

第一章　总　　则

第一条　为了预防、控制和消除传染病的发生与流行，保障人体健康和公共卫生，制定本法。

第二条　国家对传染病防治实行预防为主的方针，防治结合、分类管理、依靠科学、依靠群众。

第三条　本法规定的传染病分为甲类、乙类和丙类。

甲类传染病是指：鼠疫、霍乱。

乙类传染病是指：传染性非典型肺炎、艾滋病、病毒性肝炎、脊髓灰质炎、人感染高致病性禽流感、麻疹、流行性出血热、狂犬病、流行性乙型脑炎、登革热、炭疽、细菌性和阿米巴性痢疾、肺结核、伤寒和副伤寒、流行性脑脊髓膜炎、百日咳、白喉、新生儿破伤风、猩红热、布鲁氏菌病、淋病、梅毒、钩端螺旋体病、血吸虫病、疟疾。

丙类传染病是指：流行性感冒、流行性腮腺炎、风疹、急性出血性结膜炎、麻风病、流行性和地方性斑疹伤寒、黑热病、包虫病、丝虫病，除霍乱、细菌性和阿米巴性痢疾、伤寒和副伤寒以外的感染性腹泻病。

上述规定以外的其他传染病，根据其暴发、流行情况和危害程度，需要列入乙类、丙类传染病的，由国务院卫生行政部门决定并予以公布。

第四条　对乙类传染病中传染性非典型肺炎、炭疽中的肺炭疽和人感染高致病性禽流感，采取本法所称甲类传染病的预防、控制措施的；其他乙类传染病和突发原因不明的传染病需要采取本法所称甲类传染病的预防、控制措施的，由国务院卫生行政部门及时报经国务院批准后予以公布、实施。

省、自治区、直辖市人民政府对本行政区域内常见、多发的其他地方性传染病，可以根据情况决定按照乙类或者丙类传染病管理并予以公布，报国务院卫生行政部门备案。

第五条　各级人民政府领导传染病防治工作。

县级以上人民政府制定传染病防治规划并组织实施，建立健全传染病防治的疾病预防控制、医疗救治和监督管理体系。

第六条 国务院卫生行政部门主管全国传染病防治及其监督管理工作。县级以上地方人民政府卫生行政部门负责本行政区域内的传染病防治及其监督管理工作。

县级以上人民政府其他部门在各自的职责范围内负责传染病防治工作。

军队的传染病防治工作，依照本法和国家有关规定办理，由中国人民解放军卫生主管部门实施监督管理。

第七条 各级疾病预防控制机构承担传染病监测、预测、流行病学调查、疫情报告以及其他预防、控制工作。

医疗机构承担与医疗救治有关的传染病防治工作和责任区域内的传染病预防工作。城市社区和农村基层医疗机构在疾病预防控制机构的指导下，承担城市社区、农村基层相应的传染病防治工作。

第八条 国家发展现代医学和中医药等传统医学，支持和鼓励开展传染病防治的科学研究，提高传染病防治的科学技术水平。

国家支持和鼓励开展传染病防治的国际合作。

第九条 国家支持和鼓励单位和个人参与传染病防治工作。各级人民政府应当完善有关制度，方便单位和个人参与防治传染病的宣传教育、疫情报告、志愿服务和捐赠活动。

居民委员会、村民委员会应当组织居民、村民参与社区、农村的传染病预防与控制活动。

第十条 国家开展预防传染病的健康指导。新闻媒体应当无偿开展传染病防治和公共卫生教育的公益宣传。

各级各类学校应当对学生进行健康知识和传染病预防知识的教育。

医学院校应当加强预防医学教育和科学研究，对在校学生以及其他与传染病防治相关人员进行预防医学教育和培训，为传染病防治工作提供技术支持。

疾病预防控制机构、医疗机构应当定期对其工作人员进行传染病防治知识、技能的培训。

第十一条 对在传染病防治工作中做出显著成绩和贡献的单位和个人，给予表彰和奖励。

对因参与传染病防治工作致病、致残、死亡的人员，按照有关规定给予补助、抚恤。

第十二条 在中华人民共和国领域内的一切单位和个人，必须接受疾病预防控制机构、医疗机构有关传染病的调查、检验、采集样本、隔离治疗等预防、控制措施，如实提供有关情况。疾病预防控制机构、医疗机构不得泄露涉及个人隐私的有关信息、资料。

卫生行政部门以及其他有关部门、疾病预防控制机构和医疗机构因违法实施行政管理或者预防、控制措施，侵犯单位和个人合法权益的，有关单位和个人可以依法申请行政复议或者提起诉讼。

第二章 传染病预防

第十三条 各级人民政府组织开展群众性卫生活动，进行预防传染病的健康指导，倡导文明健康的生活方式，提高公众对传染病的防治意识和应对能力，加强环境卫生建设，消除鼠害和蚊、蝇等病媒生物的危害。

各级人民政府农业、水利、林业行政部门按照职责分工负责指导和组织消除农田、湖区、河流、牧场、林区的鼠害与血吸虫危害，以及其他传播传染病的动物和病媒生物的危害。

铁路、交通、民用航空行政部门负责组织消除交通工具以及相关场所的鼠害和蚊、蝇等病媒生物的危害。

第十四条　地方各级人民政府应当有计划地建设和改造公共卫生设施，改善饮用水卫生条件，对污水、污物、粪便进行无害化处置。

第十五条　国家实行有计划的预防接种制度。国务院卫生行政部门和省、自治区、直辖市人民政府卫生行政部门，根据传染病预防、控制的需要，制定传染病预防接种规划并组织实施。用于预防接种的疫苗必须符合国家质量标准。

国家对儿童实行预防接种证制度。国家免疫规划项目的预防接种实行免费。医疗机构、疾病预防控制机构与儿童的监护人应当相互配合，保证儿童及时接受预防接种。具体办法由国务院制定。

第十六条　国家和社会应当关心、帮助传染病患者、病原携带者和疑似传染病患者，使其得到及时救治。任何单位和个人不得歧视传染病患者、病原携带者和疑似传染病患者。

传染病患者、病原携带者和疑似传染病患者，在治愈前或者在排除传染病嫌疑前，不得从事法律、行政法规和国务院卫生行政部门规定禁止从事的易使该传染病扩散的工作。

第十七条　国家建立传染病监测制度。

国务院卫生行政部门制定国家传染病监测规划和方案。省、自治区、直辖市人民政府卫生行政部门根据国家传染病监测规划和方案，制定本行政区域的传染病监测计划和工作方案。

各级疾病预防控制机构对传染病的发生、流行以及影响其发生、流行的因素，进行监测；对国外发生、国内尚未发生的传染病或者国内新发生的传染病，进行监测。

第十八条　各级疾病预防控制机构在传染病预防控制中履行下列职责：

（一）实施传染病预防控制规划、计划和方案；

（二）收集、分析和报告传染病监测信息，预测传染病的发生、流行趋势；

（三）开展对传染病疫情和突发公共卫生事件的流行病学调查、现场处理及其效果评价；

（四）开展传染病实验室检测、诊断、病原学鉴定；

（五）实施免疫规划，负责预防性生物制品的使用管理；

（六）开展健康指导、咨询，普及传染病防治知识；

（七）指导、培训下级疾病预防控制机构及其工作人员开展传染病监测工作；

（八）开展传染病防治应用性研究和卫生评价，提供技术咨询。

国家、省级疾病预防控制机构负责对传染病发生、流行以及分布进行监测，对重大传染病流行趋势进行预测，提出预防控制对策，参与并指导对暴发的疫情进行调查处理，开展传染病病原学鉴定，建立检测质量控制体系，开展应用性研究和卫生评价。

设区的市和县级疾病预防控制机构负责传染病预防控制规划、方案的落实，组织实施免疫、消毒、控制病媒生物的危害，普及传染病防治知识，负责本地区疫情和突发公共卫生事件监测、报告，开展流行病学调查和常见病原微生物检测。

第十九条 国家建立传染病预警制度。

国务院卫生行政部门和省、自治区、直辖市人民政府根据传染病发生、流行趋势的预测，及时发出传染病预警，根据情况予以公布。

第二十条 县级以上地方人民政府应当制定传染病预防、控制预案，报上一级人民政府备案。

传染病预防、控制预案应当包括以下主要内容：

(一)传染病预防控制指挥部的组成和相关部门的职责；

(二)传染病的监测、信息收集、分析、报告、通报制度；

(三)疾病预防控制机构、医疗机构在发生传染病疫情时的任务与职责；

(四)传染病暴发、流行情况的分级以及相应的应急工作方案；

(五)传染病预防、疫点疫区现场控制，应急设施、设备、救治药品和医疗器械以及其他物资和技术的储备与调用。

地方人民政府和疾病预防控制机构接到国务院卫生行政部门或者省、自治区、直辖市人民政府发出的传染病预警后，应当按照传染病预防、控制预案，采取相应的预防、控制措施。

第二十一条 医疗机构必须严格执行国务院卫生行政部门规定的管理制度、操作规范，防止传染病的医源性感染和医院感染。

医疗机构应当确定专门的部门或者人员，承担传染病疫情报告、本单位的传染病预防、控制以及责任区域内的传染病预防工作；承担医疗活动中与医院感染有关的危险因素监测、安全防护、消毒、隔离和医疗废物处置工作。

疾病预防控制机构应当指定专门人员负责对医疗机构内传染病预防工作进行指导、考核，开展流行病学调查。

第二十二条 疾病预防控制机构、医疗机构的实验室和从事病原微生物实验的单位，应当符合国家规定的条件和技术标准，建立严格的监督管理制度，对传染病病原体样本按照规定的措施实行严格监督管理，严防传染病病原体的实验室感染和病原微生物的扩散。

第二十三条 采供血机构、生物制品生产单位必须严格执行国家有关规定，保证血液、血液制品的质量。禁止非法采集血液或者组织他人出卖血液。

疾病预防控制机构、医疗机构使用血液和血液制品，必须遵守国家有关规定，防止因输入血液、使用血液制品引起经血液传播疾病的发生。

第二十四条 各级人民政府应当加强艾滋病的防治工作，采取预防、控制措施，防止艾滋病的传播。具体办法由国务院制定。

第二十五条 县级以上人民政府农业、林业行政部门以及其他有关部门，依据各自的职责负责与人畜共患传染病有关的动物传染病的防治管理工作。

与人畜共患传染病有关的野生动物、家畜家禽，经检疫合格后，方可出售、运输。

第二十六条 国家建立传染病菌种、毒种库。

对传染病菌种、毒种和传染病检测样本的采集、保藏、携带、运输和使用实行分类管理，建立健全严格的管理制度。

对可能导致甲类传染病传播的以及国务院卫生行政部门规定的菌种、毒种和传染病检测样本，确需采集、保藏、携带、运输和使用的，须经省级以上人民政府卫生行政部门批准。具体办法由国务院制定。

第二十七条 对被传染病病原体污染的污水、污物、场所和物品，有关单位和个人必须在疾病预防控制机构的指导下或者按照其提出的卫生要求，进行严格消毒处理；拒绝消毒处理的，由当地卫生行政部门或者疾病预防控制机构进行强制消毒处理。

第二十八条 在国家确认的自然疫源地计划兴建水利、交通、旅游、能源等大型建设项目的，应当事先由省级以上疾病预防控制机构对施工环境进行卫生调查。建设单位应当根据疾病预防控制机构的意见，采取必要的传染病预防、控制措施。施工期间，建设单位应当设专人负责工地上的卫生防疫工作。工程竣工后，疾病预防控制机构应当对可能发生的传染病进行监测。

第二十九条 用于传染病防治的消毒产品、饮用水供水单位供应的饮用水和涉及饮用水卫生安全的产品，应当符合国家卫生标准和卫生规范。

饮用水供水单位从事生产或者供应活动，应当依法取得卫生许可证。

生产用于传染病防治的消毒产品的单位和生产用于传染病防治的消毒产品，应当经省级以上人民政府卫生行政部门审批。具体办法由国务院制定。

第三章 疫情报告、通报和公布

第三十条 疾病预防控制机构、医疗机构和采供血机构及其执行职务的人员发现本法规定的传染病疫情或者发现其他传染病暴发、流行以及突发原因不明的传染病时，应当遵循疫情报告属地管理原则，按照国务院规定的或者国务院卫生行政部门规定的内容、程序、方式和时限报告。

军队医疗机构向社会公众提供医疗服务，发现前款规定的传染病疫情时，应当按照国务院卫生行政部门的规定报告。

第三十一条 任何单位和个人发现传染病患者或者疑似传染病患者时，应当及时向附近的疾病预防控制机构或者医疗机构报告。

第三十二条 港口、机场、铁路疾病预防控制机构以及国境卫生检疫机关发现甲类传染病患者、病原携带者、疑似传染病患者时，应当按照国家有关规定立即向国境口岸所在地的疾病预防控制机构或者所在地县级以上地方人民政府卫生行政部门报告并互相通报。

第三十三条 疾病预防控制机构应当主动收集、分析、调查、核实传染病疫情信息。接到甲类、乙类传染病疫情报告或者发现传染病暴发、流行时，应当立即报告当地卫生行政部门，由当地卫生行政部门立即报告当地人民政府，同时报告上级卫生行政部门和国务院卫生行政部门。

疾病预防控制机构应当设立或者指定专门的部门、人员负责传染病疫情信息管理工作，及时对疫情报告进行核实、分析。

第三十四条 县级以上地方人民政府卫生行政部门应当及时向本行政区域内的疾病预

防控制机构和医疗机构通报传染病疫情以及监测、预警的相关信息。接到通报的疾病预防控制机构和医疗机构应当及时告知本单位的有关人员。

第三十五条 国务院卫生行政部门应当及时向国务院其他有关部门和各省、自治区、直辖市人民政府卫生行政部门通报全国传染病疫情以及监测、预警的相关信息。

毗邻的以及相关的地方人民政府卫生行政部门，应当及时互相通报本行政区域的传染病疫情以及监测、预警的相关信息。

县级以上人民政府有关部门发现传染病疫情时，应当及时向同级人民政府卫生行政部门通报。

中国人民解放军卫生主管部门发现传染病疫情时，应当向国务院卫生行政部门通报。

第三十六条 动物防疫机构和疾病预防控制机构，应当及时互相通报动物间和人间发生的人畜共患传染病疫情以及相关信息。

第三十七条 依照本法的规定负有传染病疫情报告职责的人民政府有关部门、疾病预防控制机构、医疗机构、采供血机构及其工作人员，不得隐瞒、谎报、缓报传染病疫情。

第三十八条 国家建立传染病疫情信息公布制度。

国务院卫生行政部门定期公布全国传染病疫情信息。省、自治区、直辖市人民政府卫生行政部门定期公布本行政区域的传染病疫情信息。

传染病暴发、流行时，国务院卫生行政部门负责向社会公布传染病疫情信息，并可以授权省、自治区、直辖市人民政府卫生行政部门向社会公布本行政区域的传染病疫情信息。

公布传染病疫情信息应当及时、准确。

第四章　疫情控制

第三十九条 医疗机构发现甲类传染病时，应当及时采取下列措施：

(一)对患者、病原携带者，予以隔离治疗，隔离期限根据医学检查结果确定；

(二)对疑似患者，确诊前在指定场所单独隔离治疗；

(三)对医疗机构内的患者、病原携带者、疑似患者的密切接触者，在指定场所进行医学观察和采取其他必要的预防措施。

拒绝隔离治疗或者隔离期未满擅自脱离隔离治疗的，可以由公安机关协助医疗机构采取强制隔离治疗措施。

医疗机构发现乙类或者丙类传染病患者，应当根据病情采取必要的治疗和控制传播措施。

医疗机构对本单位内被传染病病原体污染的场所、物品以及医疗废物，必须依照法律、法规的规定实施消毒和无害化处置。

第四十条 疾病预防控制机构发现传染病疫情或者接到传染病疫情报告时，应当及时采取下列措施：

(一)对传染病疫情进行流行病学调查，根据调查情况提出划定疫点、疫区的建议，对被污染的场所进行卫生处理，对密切接触者，在指定场所进行医学观察和采取其他必要的预防措施，并向卫生行政部门提出疫情控制方案；

(二)传染病暴发、流行时，对疫点、疫区进行卫生处理，向卫生行政部门提出疫情控制方案，并按照卫生行政部门的要求采取措施；

(三)指导下级疾病预防控制机构实施传染病预防、控制措施，组织、指导有关单位对传染病疫情的处理。

第四十一条　对已经发生甲类传染病病例的场所或者该场所内的特定区域的人员，所在地的县级以上地方人民政府可以实施隔离措施，并同时向上一级人民政府报告；接到报告的上级人民政府应当即时作出是否批准的决定。上级人民政府作出不予批准决定的，实施隔离措施的人民政府应当立即解除隔离措施。

在隔离期间，实施隔离措施的人民政府应当对被隔离人员提供生活保障；被隔离人员有工作单位的，所在单位不得停止支付其隔离期间的工作报酬。

隔离措施的解除，由原决定机关决定并宣布。

第四十二条　传染病暴发、流行时，县级以上地方人民政府应当立即组织力量，按照预防、控制预案进行防治，切断传染病的传播途径，必要时，报经上一级人民政府决定，可以采取下列紧急措施并予以公告：

(一)限制或者停止集市、影剧院演出或者其他人群聚集的活动；

(二)停工、停业、停课；

(三)封闭或者封存被传染病病原体污染的公共饮用水源、食品以及相关物品；

(四)控制或者扑杀染疫野生动物、家畜家禽；

(五)封闭可能造成传染病扩散的场所。

上级人民政府接到下级人民政府关于采取前款所列紧急措施的报告时，应当即时作出决定。

紧急措施的解除，由原决定机关决定并宣布。

第四十三条　甲类、乙类传染病暴发、流行时，县级以上地方人民政府报经上一级人民政府决定，可以宣布本行政区域部分或者全部为疫区；国务院可以决定并宣布跨省、自治区、直辖市的疫区。县级以上地方人民政府可以在疫区内采取本法第四十二条规定的紧急措施，并可以对出入疫区的人员、物资和交通工具实施卫生检疫。

省、自治区、直辖市人民政府可以决定对本行政区域内的甲类传染病疫区实施封锁；但是，封锁大、中城市的疫区或者封锁跨省、自治区、直辖市的疫区，以及封锁疫区导致中断干线交通或者封锁国境的，由国务院决定。

疫区封锁的解除，由原决定机关决定并宣布。

第四十四条　发生甲类传染病时，为了防止该传染病通过交通工具及其乘运的人员、物资传播，可以实施交通卫生检疫。具体办法由国务院制定。

第四十五条　传染病暴发、流行时，根据传染病疫情控制的需要，国务院有权在全国范围或者跨省、自治区、直辖市范围内，县级以上地方人民政府有权在本行政区域内紧急调集人员或者调用储备物资，临时征用房屋、交通工具以及相关设施、设备。

紧急调集人员的，应当按照规定给予合理报酬。临时征用房屋、交通工具以及相关设施、设备的，应当依法给予补偿；能返还的，应当及时返还。

第四十六条　患甲类传染病、炭疽死亡的，应当将尸体立即进行卫生处理，就近火化。患其他传染病死亡的，必要时，应当将尸体进行卫生处理后火化或者按照规定深埋。

为了查找传染病病因，医疗机构在必要时可以按照国务院卫生行政部门的规定，对传染病患者尸体或者疑似传染病患者尸体进行解剖查验，并应当告知死者家属。

第四十七条 疫区中被传染病病原体污染或者可能被传染病病原体污染的物品，经消毒可以使用的，应当在当地疾病预防控制机构的指导下，进行消毒处理后，方可使用、出售和运输。

第四十八条 发生传染病疫情时，疾病预防控制机构和省级以上人民政府卫生行政部门指派的其他与传染病有关的专业技术机构，可以进入传染病疫点、疫区进行调查、采集样本、技术分析和检验。

第四十九条 传染病暴发、流行时，药品和医疗器械生产、供应单位应当及时生产、供应防治传染病的药品和医疗器械。铁路、交通、民用航空经营单位必须优先运送处理传染病疫情的人员以及防治传染病的药品和医疗器械。县级以上人民政府有关部门应当做好组织协调工作。

第五章 医疗救治

第五十条 县级以上人民政府应当加强和完善传染病医疗救治服务网络的建设，指定具备传染病救治条件和能力的医疗机构承担传染病救治任务，或者根据传染病救治需要设置传染病医院。

第五十一条 医疗机构的基本标准、建筑设计和服务流程，应当符合预防传染病医院感染的要求。

医疗机构应当按照规定对使用的医疗器械进行消毒；对按照规定一次使用的医疗器具，应当在使用后予以销毁。

医疗机构应当按照国务院卫生行政部门规定的传染病诊断标准和治疗要求，采取相应措施，提高传染病医疗救治能力。

第五十二条 医疗机构应当对传染病患者或者疑似传染病患者提供医疗救护、现场救援和接诊治疗，书写病历记录以及其他有关资料，并妥善保管。

医疗机构应当实行传染病预检、分诊制度；对传染病患者、疑似传染病患者，应当引导至相对隔离的分诊点进行初诊。医疗机构不具备相应救治能力的，应当将患者及其病历记录复印件一并转至具备相应救治能力的医疗机构。具体办法由国务院卫生行政部门规定。

第六章 监督管理

第五十三条 县级以上人民政府卫生行政部门对传染病防治工作履行下列监督检查职责：

(一)对下级人民政府卫生行政部门履行本法规定的传染病防治职责进行监督检查；

(二)对疾病预防控制机构、医疗机构的传染病防治工作进行监督检查；

(三)对采供血机构的采供血活动进行监督检查；

(四)对用于传染病防治的消毒产品及其生产单位进行监督检查，并对饮用水供水单位从事生产或者供应活动以及涉及饮用水卫生安全的产品进行监督检查；

(五)对传染病菌种、毒种和传染病检测样本的采集、保藏、携带、运输、使用进行监督检查；

（六）对公共场所和有关单位的卫生条件和传染病预防、控制措施进行监督检查。

省级以上人民政府卫生行政部门负责组织对传染病防治重大事项的处理。

第五十四条　县级以上人民政府卫生行政部门在履行监督检查职责时，有权进入被检查单位和传染病疫情发生现场调查取证，查阅或者复制有关的资料和采集样本。被检查单位应当予以配合，不得拒绝、阻挠。

第五十五条　县级以上地方人民政府卫生行政部门在履行监督检查职责时，发现被传染病病原体污染的公共饮用水源、食品以及相关物品，如不及时采取控制措施可能导致传染病传播、流行的，可以采取封闭公共饮用水源、封存食品以及相关物品或者暂停销售的临时控制措施，并予以检验或者进行消毒。经检验，属于被污染的食品，应当予以销毁；对未被污染的食品或者经消毒后可以使用的物品，应当解除控制措施。

第五十六条　卫生行政部门工作人员依法执行职务时，应当不少于两人，并出示执法证件，填写卫生执法文书。

卫生执法文书经核对无误后，应当由卫生执法人员和当事人签名。当事人拒绝签名的，卫生执法人员应当注明情况。

第五十七条　卫生行政部门应当依法建立健全内部监督制度，对其工作人员依据法定职权和程序履行职责的情况进行监督。

上级卫生行政部门发现下级卫生行政部门不及时处理职责范围内的事项或者不履行职责的，应当责令纠正或者直接予以处理。

第五十八条　卫生行政部门及其工作人员履行职责，应当自觉接受社会和公民的监督。单位和个人有权向上级人民政府及其卫生行政部门举报违反本法的行为。接到举报的有关人民政府或者其卫生行政部门，应当及时调查处理。

第七章　保障措施

第五十九条　国家将传染病防治工作纳入国民经济和社会发展计划，县级以上地方人民政府将传染病防治工作纳入本行政区域的国民经济和社会发展计划。

第六十条　县级以上地方人民政府按照本级政府职责负责本行政区域内传染病预防、控制、监督工作的日常经费。

国务院卫生行政部门会同国务院有关部门，根据传染病流行趋势，确定全国传染病预防、控制、救治、监测、预测、预警、监督检查等项目。中央财政对困难地区实施重大传染病防治项目给予补助。

省、自治区、直辖市人民政府根据本行政区域内传染病流行趋势，在国务院卫生行政部门确定的项目范围内，确定传染病预防、控制、监督等项目，并保障项目的实施经费。

第六十一条　国家加强基层传染病防治体系建设，扶持贫困地区和少数民族地区的传染病防治工作。

地方各级人民政府应当保障城市社区、农村基层传染病预防工作的经费。

第六十二条　国家对患有特定传染病的困难人群实行医疗救助，减免医疗费用。具体办法由国务院卫生行政部门会同国务院财政部门等部门制定。

第六十三条　县级以上人民政府负责储备防治传染病的药品、医疗器械和其他物资，以备调用。

第六十四条 对从事传染病预防、医疗、科研、教学、现场处理疫情的人员，以及在生产、工作中接触传染病病原体的其他人员，有关单位应当按照国家规定，采取有效的卫生防护措施和医疗保健措施，并给予适当的津贴。

第八章 法律责任

第六十五条 地方各级人民政府未依照本法的规定履行报告职责，或者隐瞒、谎报、缓报传染病疫情，或者在传染病暴发、流行时，未及时组织救治、采取控制措施的，由上级人民政府责令改正，通报批评；造成传染病传播、流行或者其他严重后果的，对负有责任的主管人员，依法给予行政处分；构成犯罪的，依法追究刑事责任。

第六十六条 县级以上人民政府卫生行政部门违反本法规定，有下列情形之一的，由本级人民政府、上级人民政府卫生行政部门责令改正，通报批评；造成传染病传播、流行或者其他严重后果的，对负有责任的主管人员和其他直接责任人员，依法给予行政处分；构成犯罪的，依法追究刑事责任：

（一）未依法履行传染病疫情通报、报告或者公布职责，或者隐瞒、谎报、缓报传染病疫情的；

（二）发生或者可能发生传染病传播时未及时采取预防、控制措施的；

（三）未依法履行监督检查职责，或者发现违法行为不及时查处的；

（四）未及时调查、处理单位和个人对下级卫生行政部门不履行传染病防治职责的举报的；

（五）违反本法的其他失职、渎职行为。

第六十七条 县级以上人民政府有关部门未依照本法的规定履行传染病防治和保障职责的，由本级人民政府或者上级人民政府有关部门责令改正，通报批评；造成传染病传播、流行或者其他严重后果的，对负有责任的主管人员和其他直接责任人员，依法给予行政处分；构成犯罪的，依法追究刑事责任。

第六十八条 疾病预防控制机构违反本法规定，有下列情形之一的，由县级以上人民政府卫生行政部门责令限期改正，通报批评，给予警告；对负有责任的主管人员和其他直接责任人员，依法给予降级、撤职、开除的处分，并可以依法吊销有关责任人员的执业证书；构成犯罪的，依法追究刑事责任：

（一）未依法履行传染病监测职责的；

（二）未依法履行传染病疫情报告、通报职责，或者隐瞒、谎报、缓报传染病疫情的；

（三）未主动收集传染病疫情信息，或者对传染病疫情信息和疫情报告未及时进行分析、调查、核实的；

（四）发现传染病疫情时，未依据职责及时采取本法规定的措施的；

（五）故意泄露传染病患者、病原携带者、疑似传染病患者、密切接触者涉及个人隐私的有关信息、资料的。

第六十九条 医疗机构违反本法规定，有下列情形之一的，由县级以上人民政府卫生行政部门责令改正，通报批评，给予警告；造成传染病传播、流行或者其他严重后果的，对负有责任的主管人员和其他直接责任人员，依法给予降级、撤职、开除的处分，并可以依法吊销有关责任人员的执业证书；构成犯罪的，依法追究刑事责任：

（一）未按照规定承担本单位的传染病预防、控制工作、医院感染控制任务和责任区域内的传染病预防工作的；

（二）未按照规定报告传染病疫情，或者隐瞒、谎报、缓报传染病疫情的；

（三）发现传染病疫情时，未按照规定对传染病患者、疑似传染病患者提供医疗救护、现场救援、接诊、转诊的，或者拒绝接受转诊的；

（四）未按照规定对本单位内被传染病病原体污染的场所、物品以及医疗废物实施消毒或者无害化处置的；

（五）未按照规定对医疗器械进行消毒，或者对按照规定一次使用的医疗器具未予销毁，再次使用的；

（六）在医疗救治过程中未按照规定保管医学记录资料的；

（七）故意泄露传染病患者、病原携带者、疑似传染病患者、密切接触者涉及个人隐私的有关信息、资料的。

第七十条　采供血机构未按照规定报告传染病疫情，或者隐瞒、谎报、缓报传染病疫情，或者未执行国家有关规定，导致因输入血液引起经血液传播疾病发生的，由县级以上人民政府卫生行政部门责令改正，通报批评，给予警告；造成传染病传播、流行或者其他严重后果的，对负有责任的主管人员和其他直接责任人员，依法给予降级、撤职、开除的处分，并可以依法吊销采供血机构的执业许可证；构成犯罪的，依法追究刑事责任。

非法采集血液或者组织他人出卖血液的，由县级以上人民政府卫生行政部门予以取缔，没收违法所得，可以并处十万元以下的罚款；构成犯罪的，依法追究刑事责任。

第七十一条　国境卫生检疫机关、动物防疫机构未依法履行传染病疫情通报职责的，由有关部门在各自职责范围内责令改正，通报批评；造成传染病传播、流行或者其他严重后果的，对负有责任的主管人员和其他直接责任人员，依法给予降级、撤职、开除的处分；构成犯罪的，依法追究刑事责任。

第七十二条　铁路、交通、民用航空经营单位未依照本法的规定优先运送处理传染病疫情的人员以及防治传染病的药品和医疗器械的，由有关部门责令限期改正，给予警告；造成严重后果的，对负有责任的主管人员和其他直接责任人员，依法给予降级、撤职、开除的处分。

第七十三条　违反本法规定，有下列情形之一，导致或者可能导致传染病传播、流行的，由县级以上人民政府卫生行政部门责令限期改正，没收违法所得，可以并处五万元以下的罚款；已取得许可证的，原发证部门可以依法暂扣或者吊销许可证；构成犯罪的，依法追究刑事责任：

（一）饮用水供水单位供应的饮用水不符合国家卫生标准和卫生规范的；

（二）涉及饮用水卫生安全的产品不符合国家卫生标准和卫生规范的；

（三）用于传染病防治的消毒产品不符合国家卫生标准和卫生规范的；

（四）出售、运输疫区中被传染病病原体污染或者可能被传染病病原体污染的物品，未进行消毒处理的；

（五）生物制品生产单位生产的血液制品不符合国家质量标准的。

第七十四条　违反本法规定，有下列情形之一的，由县级以上地方人民政府卫生行政部门责令改正，通报批评，给予警告，已取得许可证的，可以依法暂扣或者吊销许可证；造成传染病传播、流行以及其他严重后果的，对负有责任的主管人员和其他直接责任人员，依法给予降级、撤职、开除的处分，并可以依法吊销有关责任人员的执业证书；构成犯罪的，依法追究刑事责任：

(一)疾病预防控制机构、医疗机构和从事病原微生物实验的单位，不符合国家规定的条件和技术标准，对传染病病原体样本未按照规定进行严格管理，造成实验室感染和病原微生物扩散的；

(二)违反国家有关规定，采集、保藏、携带、运输和使用传染病菌种、毒种和传染病检测样本的；

(三)疾病预防控制机构、医疗机构未执行国家有关规定，导致因输入血液、使用血液制品引起经血液传播疾病发生的。

第七十五条 未经检疫出售、运输与人畜共患传染病有关的野生动物、家畜家禽的，由县级以上地方人民政府畜牧兽医行政部门责令停止违法行为，并依法给予行政处罚。

第七十六条 在国家确认的自然疫源地兴建水利、交通、旅游、能源等大型建设项目，未经卫生调查进行施工的，或者未按照疾病预防控制机构的意见采取必要的传染病预防、控制措施的，由县级以上人民政府卫生行政部门责令限期改正，给予警告，处五千元以上三万元以下的罚款；逾期不改正的，处三万元以上十万元以下的罚款，并可以提请有关人民政府依据职责权限，责令停建、关闭。

第七十七条 单位和个人违反本法规定，导致传染病传播、流行，给他人人身、财产造成损害的，应当依法承担民事责任。

第九章　附　　则

第七十八条 本法中下列用语的含义：

(一)传染病患者、疑似传染病患者：指根据国务院卫生行政部门发布的《中华人民共和国传染病防治法规定管理的传染病诊断标准》，符合传染病患者和疑似传染病患者诊断标准的人。

(二)病原携带者：指感染病原体无临床症状但能排出病原体的人。

(三)流行病学调查：指对人群中疾病或者健康状况的分布及其决定因素进行调查研究，提出疾病预防控制措施及保健对策。

(四)疫点：指病原体从传染源向周围播散的范围较小或者单个疫源地。

(五)疫区：指传染病在人群中暴发、流行，其病原体向周围播散时所能波及的地区。

(六)人畜共患传染病：指人与脊椎动物共同罹患的传染病，如鼠疫、狂犬病、血吸虫病等。

(七)自然疫源地：指某些可引起人类传染病的病原体在自然界的野生动物中长期存在和循环的地区。

(八)病媒生物：指能够将病原体从人或者其他动物传播给人的生物，如蚊、蝇、蚤类等。

(九)医源性感染：指在医学服务中，因病原体传播引起的感染。

(十)医院感染：指住院患者在医院内获得的感染，包括在住院期间发生的感染和在医院内获得出院后发生的感染，但不包括入院前已开始或者入院时已处于潜伏期的感染。医院工作人员在医院内获得的感染也属医院感染。

（十一）实验室感染：指从事实验室工作时，因接触病原体所致的感染。

（十二）菌种、毒种：指可能引起本法规定的传染病发生的细菌菌种、病毒毒种。

（十三）消毒：指用化学、物理、生物的方法杀灭或者消除环境中的病原微生物。

（十四）疾病预防控制机构：指从事疾病预防控制活动的疾病预防控制中心以及与上述机构业务活动相同的单位。

（十五）医疗机构：指按照《医疗机构管理条例》取得医疗机构执业许可证，从事疾病诊断、治疗活动的机构。

第七十九条　传染病防治中有关食品、药品、血液、水、医疗废物和病原微生物的管理以及动物防疫和国境卫生检疫，本法未规定的，分别适用其他有关法律、行政法规的规定。

第八十条　本法自 2004 年 12 月 1 日起施行。

附录二　传染病信息报告管理规范

（2015 年版）

根据传染病防控工作的新形势，为进一步加强全国传染病信息报告管理工作，提高报告质量，依据《中华人民共和国传染病防治法》《中华人民共和国电子签名法》等相关法律法规，制定本规范。

一、组织机构职责

遵循分级负责、属地管理的原则，各有关部门与机构在传染病信息报告管理工作中履行以下职责：

（一）卫生计生行政部门。

负责本辖区内传染病信息报告工作的管理。

1. 负责本辖区内传染病信息报告工作的管理，建设和完善本辖区内传染病信息网络报告系统，并为系统正常运行提供保障条件。

2. 依据相关法律法规规定，结合本辖区的具体情况，组织制定传染病信息报告工作实施方案，落实传染病信息报告工作。

3. 定期组织开展对各级医疗卫生机构传染病信息报告、管理等工作监督检查。

4. 国家卫生计生委及省级地方人民政府卫生计生行政部门根据全国或各省（区、市）疾病预防控制工作的需要，可调整传染病监测报告病种和内容。

（二）疾病预防控制机构。

负责本辖区内传染病信息报告工作的业务指导和技术支持。

1. 中国疾病预防控制中心。

（1）负责全国传染病信息报告业务管理、技术培训和工作指导，协助国家卫生计生委制定相关标准、技术规范和指导方案等。

(2)负责全国传染病信息的收集、分析、报告和反馈，预测重大传染病发生、流行趋势，开展传染病信息报告管理质量评价。

(3)动态监视全国传染病报告信息，对疫情变化态势进行分析，及时分析报告异常情况或甲类及按甲类管理的传染病疫情。

(4)负责国家信息报告网络系统的规划、建设、维护和应用性能的改进与完善，并为省级相关系统建设提供技术支持。

(5)负责对全国传染病信息报告数据备份，确保数据安全。

(6)开展全国传染病信息报告的考核和评估。

2. 地方各级疾病预防控制机构。

(1)负责本辖区的传染病信息报告业务管理、技术培训和工作指导，实施传染病信息报告管理规范和相关方案，建立健全传染病信息报告管理组织和制度。

(2)负责本辖区的传染病信息的收集、分析、报告和反馈，预测传染病发生、流行趋势，开展传染病信息报告管理质量评价。

(3)动态监视本辖区的传染病报告信息，对疫情变化态势进行分析，及时分析报告、调查核实异常情况或甲类及按甲类管理的传染病疫情。

(4)负责对本辖区信息报告网络系统的维护，提供技术支持。

(5)负责对本辖区的传染病信息分析相关数据备份，确保报告数据安全。

(6)开展对本辖区的传染病信息报告工作的考核和评估。

县级疾病预防控制机构履行以上职责的同时，负责对本辖区内医疗机构和其他责任报告单位报告传染病信息的审核；承担本辖区内不具备网络直报条件的责任报告单位报告的传染病信息的网络直报，或指导本辖区承担基本公共卫生服务项目任务的基层医疗卫生机构对不具备网络直报条件的责任报告单位报告的传染病信息进行网络报告。

(三)卫生监督机构。

配合卫生计生行政部门开展对传染病报告管理工作情况的监督检查，对不履行职责的单位或个人依法进行查处。

(四)医疗机构。

执行首诊负责制，依法依规及时报告法定传染病，负责传染病信息报告管理要求的落实。

1. 制定传染病报告工作程序，明确各相关科室在传染病信息报告管理工作中的职责。

2. 建立健全传染病诊断、登记、报告、培训、质量管理和自查等制度。

3. 确立或指定具体部门和专(兼)职人员负责传染病信息报告管理工作。二级及以上医疗机构必须配备2名或以上专(兼)职人员，二级以下医疗机构至少配备1名专(兼)职人员。

4. 一级及以上医疗机构应配备传染病信息报告专用计算机和相关网络设备，保障疫情报告及其管理工作。

5. 负责对本单位相关医务人员进行传染病诊断标准和信息报告管理技术等内容的培训。

6. 负责传染病信息报告的日常管理、审核检查、网络报告(数据交换)和质量控制，定期对本单位报告的传染病情况及报告质量进行分析汇总和通报。协助疾病预防控制机构开展传染病疫情调查和信息报告质量考核与评估。

承担基本公共卫生服务项目任务的基层医疗卫生机构履行以上职责的同时，负责收集和报告责任范围内的传染病信息，并在县级疾病预防控制机构指导下，承担本辖区内不具备网络直报条件的责任报告单位报告的传染病信息网络报告。

（五）采供血机构。

对献血人员进行登记。按《艾滋病和艾滋病病毒感染诊断标准》对最终检测结果为阳性病例进行网络报告。

二、传染病信息报告

（一）责任报告单位及报告人。

各级各类医疗卫生机构为责任报告单位；其执行职务的人员和乡村医生、个体开业医生均为责任疫情报告人。

（二）报告病种。

1. 法定传染病。

（1）甲类传染病：鼠疫、霍乱。

（2）乙类传染病：传染性非典型肺炎、艾滋病（艾滋病病毒感染者）、病毒性肝炎、脊髓灰质炎、人感染高致病性禽流感、麻疹、流行性出血热、狂犬病、流行性乙型脑炎、登革热、炭疽、细菌性和阿米巴性痢疾、肺结核、伤寒和副伤寒、流行性脑脊髓膜炎、百日咳、白喉、新生儿破伤风、猩红热、布鲁氏菌病、淋病、梅毒、钩端螺旋体病、血吸虫病、疟疾、人感染 H7N9 禽流感。

（3）丙类传染病：流行性感冒、流行性腮腺炎、风疹、急性出血性结膜炎、麻风病、流行性和地方性斑疹伤寒、黑热病、包虫病、丝虫病，除霍乱、细菌性和阿米巴性痢疾、伤寒和副伤寒以外的感染性腹泻病、手足口病。

（4）国家卫生计生委决定列入乙类、丙类传染病管理的其他传染病和按照甲类管理开展应急监测报告的其他传染病。

2. 其他传染病。

省级人民政府决定按照乙类、丙类管理的其他地方性传染病和其他暴发、流行或原因不明的传染病。

3. 不明原因肺炎病例和不明原因死亡病例等重点监测疾病。

（三）诊断与分类。

责任报告人应按照传染病诊断标准（卫生计生行业标准）及时对传染病患者或疑似患者进行诊断。根据不同传染病诊断分类，分为疑似病例、临床诊断病例、确诊病例和病原携带者四类。其中，需报告病原携带者的病种包括霍乱、脊髓灰质炎以及国家卫生计生委规定的其他传染病。

（四）登记与报告。

责任报告单位或责任报告人在诊疗过程中应规范填写或由电子病历、电子健康档案自动生成规范的门诊日志、入/出院登记、检测检验和放射登记。首诊医生在诊疗过程中发现传染病患者、疑似患者和规定报告的病原携带者后应按照要求填写《中华人民共和国传染病报告卡》（以下简称传染病报告卡）（见附件）或通过电子病历、电子健康档案自动抽取符合交换文档标准的电子传染病报告卡。

省级人民政府决定按照乙类、丙类管理的其他地方性传染病和其他暴发、流行或原因不明的传染病也应填报(或抽取)传染病报告卡信息。

(五)填报要求。

1. 传染病报告卡填写。

传染病报告卡统一格式，可采用纸质或电子形式填报，内容完整、准确，填报人签名。纸质报告卡要求用 A4 纸印刷，使用钢笔或签字笔填写，字迹清楚。电子交换文档应当使用符合国家统一认证标准的电子签名和时间戳。

传染病报告卡中须填报患者有效证件或居民健康卡、社会保障卡、新农合医疗卡等身份识别号码；患者为学生或幼托儿童须填报其所在学校/幼托机构全称及班级名称。

2. 传染病专项调查、监测信息报告。

国家根据传染病预防控制工作需要开展的专项调查、报告和监测的传染病，应在本规范基础上按照有关要求执行。

(六)报告程序与方式。

传染病报告实行属地化管理，首诊负责制。传染病报告卡由首诊医生或其他执行职务的人员负责填写。现场调查时发现的传染病病例，由属地医疗机构诊断并报告。采供血机构发现阳性病例也应填写报告卡。

1. 传染病疫情信息实行网络直报或直接数据交换。不具备网络直报条件的医疗机构，在规定的时限内将传染病报告卡信息报告属地乡镇卫生院、城市社区卫生服务中心或县级疾病预防控制机构进行网络报告，同时传真或寄送传染病报告卡至代报单位。

2. 区域信息平台或医疗机构的电子健康档案、电子病历系统应当具备传染病信息报告管理功能，已具备传染病信息报告管理功能的要逐步实现与传染病报告信息管理系统的数据自动交换功能。

3. 军队医疗卫生机构向社会公众提供医疗服务时，发现传染病疫情，应当按照本规定进行传染病网络报告或数据交换。

(七)报告时限。

责任报告单位和责任疫情报告人发现甲类传染病和乙类传染病中的肺炭疽、传染性非典型肺炎等按照甲类管理的传染患者或疑似患者时，或发现其他传染病和不明原因疾病暴发时，应于 2 小时内将传染病报告卡通过网络报告。

对其他乙类、丙类传染病患者、疑似患者和规定报告的传染病病原携带者在诊断后，应于 24 小时内进行网络报告。

不具备网络直报条件的医疗机构及时向属地乡镇卫生院、城市社区卫生服务中心或县级疾病预防控制机构报告，并于 24 小时内寄送出传染病报告卡至代报单位。

三、报告数据管理

(一)审核。

医疗机构传染病报告管理人员须对收到的纸质传染病报告卡或电子病历、电子健康档案系统中抽取的电子传染病报告卡的信息进行错项、漏项、逻辑错误等检查，对有疑问的报告卡必须及时向填卡人核实。

县级疾病预防控制机构疫情管理人员每天对辖区内报告或数据交换的传染病信息进行审核，对有疑问的报告信息及时反馈报告单位或向报告人核实。对误报、重报信息应及时删除。

对甲类传染病和乙类传染病中的肺炭疽、传染性非典型肺炎等按照甲类管理的患者或疑似患者以及其他传染病和不明原因疾病暴发的报告信息，应立即调查核实，于 2 小时内通过网络完成报告信息的三级确认审核。

对于其他乙类、丙类传染病报告卡，由县级疾病预防控制机构核对无误后，于 24 小时内通过网络完成确认审核。

(二)订正。

医疗卫生机构发生报告病例诊断变更、已报告病例因该病死亡或填卡错误时，应由该医疗卫生机构及时进行订正报告，并重新填写传染病报告卡或抽取电子传染病报告卡，卡片类别选择订正项，并注明原报告病名。对报告的疑似病例，应及时进行排除或确诊。

实行专病报告管理的传染病，由相应的专病管理机构或部门对报告的病例进行追踪调查，发现传染病报告卡信息有误或排除病例时应当在 24 小时内订正。已具备电子病历、电子健康档案数据自动抽取交换功能时，以唯一身份标识实现传染病个案报告与专病的数据动态管理。暂不具备条件的，应及时在传染病报告信息管理系统中完成相关信息的动态订正，保证数据的一致性。

(三)补报。

责任报告单位发现本年度内漏报的传染病病例，应及时补报。

(四)查重。

县级疾病预防控制机构及具备网络直报条件的医疗机构每天对报告信息进行查重，对重复报告信息进行删除。

四、传染病疫情分析与利用

(一)疫情分析所需的人口资料以国家统计部门数据为准。

(二)省级及以上卫生计生行政部门定期发布的本行政区域传染病疫情信息，对外公布的法定传染病发病、死亡数以传染病报告信息管理系统中按审核日期和现住址统计的数据为准。单病种疫情信息通报和对外发布时，报告发病数和死亡数应与传染病报告信息管理系统数据保持一致。

(三)各级疾病预防控制机构必须每天对通过网络报告的传染病疫情进行动态监控。省级及以上疾病预防控制机构须按周、月、年进行动态分析报告，市(地)和县级疾病预防控制机构须按月、年进行传染病疫情分析，二级及以上医疗机构按季、年进行传染病报告的汇总或分析。当有甲类或按照甲类管理及其他重大传染病疫情报告时，随时作出专题分析和报告。

(四)各级疾病预防控制机构要及时将疫情分析结果以信息、简报或报告等形式向上级疾病预防控制机构和同级卫生计生行政部门报告，并反馈到下一级疾病预防控制机构。

县级疾病预防控制机构应定期将辖区内疫情分析结果反馈到辖区内的医疗机构。

(五)各级疾病预防控制机构发现甲类传染病和乙类传染病中的肺炭疽、传染性非典型肺炎等按照甲类管理的传染病，以及其他传染病和不明原因疾病暴发等未治愈的传染病患者或疑似患者离开报告所在地时，应立即报告当地卫生计生行政部门，同时报告上级疾病预防控制机构，接到报告的卫生计生行政部门应当以最快的通讯方式向其到达地的卫生计生行政部门通报疫情。

(六)毗邻的以及相关地区的卫生计生行政部门，应当及时互相通报本行政区域的传染病疫情以及监测、预警的相关信息。

(七)信息利用实行分级分类管理。卫生计生行业内部实现互联共享，公民、法人或其他组织申请公开相关信息的，按照《政府信息公开条例》有关规定办理。

五、资料保存

(一)各级各类医疗卫生机构的纸质传染病报告卡及传染病报告记录保存3年。不具备网络直报条件的医疗机构，其传染病报告卡由代报单位保存，原报告单位必须进行登记备案。

(二)符合《中华人民共和国电子签名法》的电子传染病报告卡视为与纸质文本具有同等法律效力，须做好备份工作，备份保存时间至少与纸质传染病报告卡一致；暂不符合的须打印成纸质卡片由首诊医生签名后进行保存备案。

(三)各级疾病预防控制机构应将传染病信息资料按照国家有关规定纳入档案管理。

六、信息系统安全管理

(一)涉及对传染病信息报告管理系统发生需求变更和功能调整时，中国疾病预防控制中心应做好风险评估，报国家卫生计生委批准后实施。

(二)县级及以上疾病预防控制机构必须使用专网或虚拟专网进行网络报告，并逐步覆盖辖区内的各级各类医疗机构。

(三)各级疾病预防控制机构负责辖区内信息报告系统用户与权限的管理，应根据信息安全三级等级保护的要求，制定相应的制度，建立分级电子认证服务体系，加强对信息报告系统的账号安全管理。

(四)医疗机构的电子病历系统实施传染病报告功能时，应通过身份鉴别和授权控制加强用户管理，做到其行为可管理、可控制、可追溯。

(五)信息系统使用人员不得转让或泄露信息系统操作账号和密码。发现账号、密码已泄露或被盗用时，应立即采取措施，更改密码，同时向上级疾病预防控制机构报告。

(六)传染病信息报告、管理、使用部门和个人应建立传染病数据使用的登记和审核制度，不得利用传染病数据从事危害国家安全、社会公共利益和他人合法权益的活动，不得对外泄露传染病患者的个人隐私信息资料。

七、考核与评估

(一)各级卫生计生行政部门定期组织对本辖区内的传染病信息报告工作进行督导检查，对发现的问题予以通报并责令限期改正。

(二)各级疾病预防控制机构制定传染病信息报告工作考核方案，并定期对辖区内医疗机构和下级疾病预防控制机构进行指导与考核。

(三)各级各类医疗机构应将传染病信息报告管理工作纳入工作考核范围，定期进行自查。

附件

中华人民共和国传染病报告卡

卡片编号：________　　报卡类别：　1. 初次报告　　2. 订正报告

姓名＊：________（患儿家长姓名：________）

有效证件号＊：□□□□□□□□□□□□□□□□□□性别＊：□男；□女

出生日期＊：____年____月____日（如出生日期不详，实足年龄____：　年龄单位：□岁□月□天）

工作单位（学校）：________________联系电话：________

患者属于＊：□本县区　□本市其他县区　□本省其他地市　□外省　□港澳台　□外籍

现住址（详填）＊：____省____市____县（区）____乡（镇、街道）____村____（门牌号）

人群分类＊：

□幼托儿童、□散居儿童、□学生（大中小学）、□教师、□保育员及保姆、□餐饮食品业、

□商业服务、□医务人员、　□工人、□民工、□农民、□牧民、□渔（船）民、□干部职员、

□离退人员、□家务及待业、

□其他（）、□不详

病例分类＊：（1）□疑似病例、□临床诊断病例、□确诊病例、□病原携带者

（2）□急性、□慢性（乙型肝炎＊、血吸虫病＊、丙肝）

____发病日期＊：____年____月____日

____诊断日期＊：____年____月____日____时

____死亡日期　：____年____月____日

甲类传染病＊：

□鼠疫、□霍乱

乙类传染病＊：

□传染性非典型肺炎、艾滋病（□艾滋病患者□HIV）、病毒性肝炎（□甲型□乙型□丙型□丁型□戊型□未分型）、□脊髓灰质炎、□人感染高致病性禽流感、□麻疹、□流行性出血热、□狂犬病、□流行性乙型脑炎、□登革热、炭疽（□肺炭疽□皮肤炭疽□未分型）、痢疾（□细菌性□阿米巴性）、肺结核（□涂阳□仅培阳□菌阴□未痰检）、伤寒（□伤寒□副伤寒）、□流行性脑脊髓膜炎、□百日咳、□白喉、□新生儿破伤风、□猩红热、□布鲁氏菌病、□淋病、梅毒（□Ⅰ期□Ⅱ期□Ⅲ期□胎传□隐性）、□钩端螺旋体病、□血吸虫病、疟疾（□间日疟□恶性疟□未分型）□人感染 H7N9 禽流感

续表

丙类传染病 *： □流行性感冒、□流行性腮腺炎、□风疹、□急性出血性结膜炎、□麻风病、□流行性和地方性斑疹伤寒、□黑热病、□包虫病、□丝虫病、□霍乱、□细菌性和阿米巴性痢疾、□伤寒和副伤寒以外的感染性腹泻病、□手足口病
其他法定管理以及重点监测传染病：
订正病名：________　　退卡原因：________ 报告单位：________　　联系电话：________ 填卡医生 *：________　　填卡日期 *：____年____月____日
备注：

注：报告卡带“ * ”部分为必填项目。

《中华人民共和国传染病报告卡》填卡说明

卡片编码：由报告单位自行编制填写。

姓名：填写患者或献血员的名字，姓名应该和身份证上的姓名一致。

家长姓名：14 岁及以下的患儿要求填写患者家长姓名。

有效证件号：必须填写有效证件号，包括居民身份证号、护照、军官证、居民健康卡、社会保障卡、新农合医疗卡。尚未获得身份识别号码的人员用特定编码标识。

性别：在相应的性别前打√。

出生日期：出生日期与年龄栏只要选择一栏填写即可，不必同时填报出生日期和年龄。

实足年龄：对出生日期不详的用户填写年龄。

年龄单位：对于新生儿和只有月龄的儿童，注意选择年龄单位为天或月。

工作单位(学校)：填写患者的工作单位。学生、幼托儿童须详细填写所在学校及班级名称。

联系电话：填写患者的联系方式。

病例属于：在相应的类别前打√。用于标识患者现住地址与就诊医院所在地区的关系。

现住地址：至少须详细填写到乡镇(街道)。现住址的填写，原则是指患者发病时的居住地，不是户籍所在地址。如患者不能提供本人现住地址，则填写报告单位地址。

职业：在相应的职业名前打√。

病例分类：在相应的类别前打√。

发病日期：本次发病日期；病原携带者填初检日期或就诊时间；采供血机构报告填写献血者献血日期。

诊断日期：本次诊断日期，需填写至小时；采供血机构填写确认实验日期。

死亡日期：病例的死亡时间。

疾病名称：在做出诊断的病名前打√。

其他法定管理以及重点监测传染病：填写纳入报告管理的其他传染病病种名称。

订正病名：订正报告填写订正前的病名。

退卡原因：填写卡片填报不合格的原因。

报告单位：填写报告传染病的单位。

填卡医生：填写传染病报告卡的医生姓名。

填卡日期：填写本卡日期。

备注：用户可填写文字信息，如最终确诊非法定报告的传染病的病名等。诊断为耐多药肺结核或订正诊断为耐多药肺结核的患者在此栏补充填写“MDRTB”。

附录三　各类传染病的潜伏期、隔离期与观察期

传染病的潜伏期、隔离期与观察期

<table>
<tr><th colspan="2" rowspan="2">疾病名称</th><th colspan="2">潜伏期</th><th rowspan="2">隔离期</th><th rowspan="2">观察期</th></tr>
<tr><th>常见</th><th>最短至最长</th></tr>
<tr><td rowspan="5">病毒性肝炎</td><td>甲型</td><td>30 天</td><td>5～45 天</td><td>自发病日起隔离 4 周</td><td rowspan="5">甲型、戊型、急性乙型、丙型肝炎密切接触者医学观察 6 周</td></tr>
<tr><td>乙型</td><td>70 天</td><td>30～180 天</td><td rowspan="3">隔离至肝功能正常，并且 HBV DNA、HCV RNA、HDV RNA 转阴</td></tr>
<tr><td>丙型</td><td>50 天</td><td>15～150 天</td></tr>
<tr><td>丁型</td><td>42～84 天</td><td>28～140 天</td></tr>
<tr><td>戊型</td><td>40 天</td><td>10～70 天</td><td>自发病日起隔离 4 周</td></tr>
<tr><td colspan="2">麻疹</td><td>10 天</td><td>6～21 天</td><td>自发病日起至出疹后 5 天，伴呼吸道并发症者应延长到出疹后 10 天</td><td>医学观察 21 天</td></tr>
<tr><td colspan="2">流行性腮腺炎</td><td>18 天</td><td>14～25 天</td><td>自发病日起至腮腺消肿为止</td><td>医学观察 21 天</td></tr>
<tr><td colspan="2">脊髓灰质炎</td><td>5～14 天</td><td>3～35 天</td><td>自发病日起至少隔离 40 天，第 1 周呼吸、消化道隔离，1 周后消化道隔离</td><td>医学观察 20 天</td></tr>
<tr><td colspan="2">流行性出血热</td><td>7～14 天</td><td>4～46 天</td><td>至症状消失</td><td>-</td></tr>
<tr><td colspan="2">狂犬病</td><td>1～3 月</td><td>5 天到 19 年</td><td>至症状消失</td><td>-</td></tr>
<tr><td colspan="2">伤寒</td><td>7～14 天</td><td>3～60 天</td><td rowspan="2">体温正常后 15 天或症状消失后 5 天、10 天便培养 2 次阴性</td><td rowspan="2">医学观察 21 天</td></tr>
<tr><td colspan="2">副伤寒</td><td>8～10 天</td><td>2～15 天</td></tr>
<tr><td colspan="2">细菌性痢疾</td><td>1～4 天</td><td>数小时到 7 天</td><td>症状消失后隔日 1 次便培养，连续 2 次阴性</td><td>医学观察 7 天</td></tr>
</table>

续表

疾病名称		潜伏期		隔离期	观察期
		常见	最短至最长		
霍乱		1～3 天	数小时到 7 天	症状消失后 6 天并隔日 1 次便培养，连续 3 次阴性	医学观察 5 天，便培养 3 次阴性并服药预防
猩红热		2～5 天	1～7 天	自治疗日起不少于 7 天，且咽拭子培养 3 次阴性	医学观察 7 天
百日咳		7～10 天	2～21 天	自发病起 40 天或痉咳后 30 天	医学观察 21 天
流行性脑脊髓膜炎		2～3 天	1～7 天	症状消失后 3 天，不少于病后 7 天	医学观察 7 天
鼠疫	肺鼠疫	1～3 天	数小时到 12 天	症状消失后痰培养 6 次阴性	接触者医学观察 9 天，预防接种者观察 12 天
	腺鼠疫	2～5 天	1～8 天	淋巴肿大完全消散后再观察 7 天	
流行性感冒		1～3 天	数小时到 4 天	体温正常 2 天或病后 7 天	医学观察 4 天
疾病名称		潜伏期(d)		隔离期	观察期
		常见	最短至最长		
肺结核		14～70 天	隐形感染可持续终生	症状消失后连续 3 次痰培养结核菌阴性	医学观察 70 天
SARS		4～5 天	2～14 天	症状消失后 5～7 天	医学观察 14 天
HIV 感染		2 天到 10 年	数月到 15 年	终生采取血液隔离	医学观察 6 个月
手足口病		2～7 天	—	治愈	医学观察 7 天
梅毒		2 天到 3 周	10～90 天	完全治愈	医学观察 90 天，90 天内有过性接触的，予以青霉素治疗
淋病		2～5 天	1～14 天	感染的新生儿、青春期前儿童隔离至有效抗生素治疗后 24 小时；成人治愈	医学观察 14 天
人感染高致病性禽流感		2～4 天	1～7 天	目前尚无人传染人	医学观察 21 天

附录四　国家儿童免疫规划疫苗接种程序

国家儿童免疫规划疫苗接种程序

疫苗名称	接种对象月(年)龄	接种剂次	接种部位	接种途径	每剂次接种剂量	备注
乙肝疫苗	0、1、6月龄	3	上臂外侧三角肌或大腿前外侧中部	肌内注射	10 μg/0.5 ml 或 20 μg/1 ml	出生后24小时接种第1剂次，第1、2剂次间隔≥28天
卡介苗	出生时	1	上臂三角肌中部略下处	皮内注射	0.1 ml	
脊髓灰质炎减毒活疫苗	3、4月龄，4周岁	3		口服	0.1 ml	
脊髓灰质炎灭活疫苗	2月龄	1	上臂外侧三角肌或大腿前外侧中部	肌内注射	0.5 ml	
百白破疫苗	3、4、5月龄，18月龄	4	上臂外侧三角肌	肌内注射	0.5 ml	前3剂次，每剂次间隔≥28天
白破疫苗	6周岁	1	上臂三角肌或臂部	肌内注射	0.5 ml	
麻疹(麻风、麻腮疫苗)	8月龄	1	上臂外侧三角肌下缘	皮下注射	0.5 ml	
麻腮风疫苗	18月龄	1	上臂外侧三角肌下缘	皮下注射	0.5 ml	
乙型脑炎减毒活疫苗	8月龄，2周岁	2	上臂外侧三角肌下缘	皮下注射	0.5 ml	
乙型脑炎灭活疫苗	8月龄(2剂次)，2周岁，6周岁	4	上臂外侧三角肌下缘	皮下注射	0.5 ml	1、2剂间隔7～10天
A群流行性脑脊髓膜炎疫苗	6、9月龄	2	上臂外侧三角肌下缘	皮下注射	0.5 ml	
A+C群流行性脑脊髓膜炎疫苗	3周岁，6周岁	2	上臂外侧三角肌下缘	皮下注射	0.5 ml	
甲肝减毒活疫苗	18月龄	1	上臂外侧三角肌下缘	皮下注射	1 ml或0.5 ml	
甲肝灭活疫苗	18月龄，2周岁	2	上臂外侧三角肌下缘	肌内注射	0.5 ml	2剂次间隔≥6个月

参考文献

[1] 吴光煜．传染病护理学(第三版)[M]. 北京：北京大学医学出版社，2015.
[2] 陈璇．传染病护理学[M]. 北京：人民卫生出版社，2016.
[3] 钟锋．传染病护理学[M]. 北京：人民卫生出版社，2013.
[4] 张静平，王宏运．内科护理学[M]. 北京：人民卫生出版社，2016.
[5] 王绍锋，彭宏伟．传染病护理学[M]. 北京：科学出版社，2015.
[6] 葛均波，徐永健．内科学[M]. 北京：人民卫生出版社，2014.
[7] 尤黎明，吴瑛．内科护理学(第四版)[M]. 北京：人民卫生出版社，2006.
[8] 尤黎明，吴瑛．内科护理学(第五版)[M]. 北京：人民卫生出版社，2012.
[9] 何平先，袁杰，冯晓敏．成人健康护理学(下册)[M]. 北京：人民卫生出版社，2013.
[10] 吴晓莲，陈东林．传染病护理学[M]. 南京：南京大学出版社，2014.
[11] 杨绍基，任红．传染病学(第七版)[M]. 北京：人民卫生出版社，2010.
[12] 王颖，宋锦平，冯萍．传染科护理手册[M]. 北京：科学出版社，2011.
[13] 李兰娟，任红．传染病学(第八版)[M]. 北京：人民卫生出版社，2013.
[14] 王宇明．感染病学(第二版)[M]. 北京：人民卫生出版社，2010.
[15] 手足口病诊疗指南(2010 年版).
[16] 中国疾病预防控制中心．http：//www.chinacdc.cn.
[17]国家卫生计生委疾病预防控制局．http：//www.nhfpc.gov.cn/jkj/new_index.shtmL.